远程医疗技术
医学与数字健康信息技术

Telemedicine Technologies

Information Technologies in Medicine and Digital Health

第 2 版

原著者　Bernard Fong　　A.C.M. Fong　　C.K. Li

主　审　胡建平

主　译　葛　毅　梁紫岩

副主译　张以维

译　者　（以姓氏笔画为序）

　　　　孙　培　吴　豪　余宏峰

　　　　张黎黎　高　盛

中原出版传媒集团

中原传媒股份公司

河南科学技术出版社

·郑州·

内容提要

本书介绍远程医疗服务所需的信息技术,主要涵盖传感器、网络、设备、系统等领域。以通俗的语言阐述了网络技术的概念和发展,结合实例介绍了家庭护理、疾病康复、现场急救、心电监护等各种应用场景,对传感器应用、网络部署、数据传输等信息技术进行了深入浅出的论述,对当前大家关注的隐私保护、数据安全存储、按权限访问等问题也进行了阐述,并展望了 AI、5G 等新技术在远程医疗服务中的应用。本书适用于医学专业人士、生物医学工程相关人员,以及相关专业的医学院校师生阅读参考,也可作为设计和实施远程医疗系统的参考书。

图书在版编目(CIP)数据

远程医疗技术: 医学与数字健康信息技术 / (美) 伯纳德 冯 (Bernard Fong) 等著; 葛毅, 梁紫岩主译. —2 版. —郑州: 河南科学技术出版社, 2022.4
ISBN 978-7-5725-0759-5

Ⅰ.①远… Ⅱ.①伯…②葛…③梁… Ⅲ.①远程医学-医疗卫生服务-研究 Ⅳ.①R-058

中国版本图书馆 CIP 数据核字(2022)第 043038 号

Information Technologies in Medicine and Digital Health, 2nd Edition
This edition first published 2020
© 2020 by John Wiley & Sons, Ltd
All Rights Reserved. Authorised translation from the English language edition published by John Wiley & Sons Limited. Responsibility for the accuracy of the translation rests solely with Henan Science & Technology Press and is not the responsibility of John Wiley & Sons Limited. No part of this book may be reproduced in any form without the written permission of the original copyright holder, John Wiley & Sons Limited.

John Wiley & Sons, Inc. 授权河南科学技术出版社独家发行本书中文简体字版本。
版权所有,翻印必究
备案号:豫著许可备字 -2022-A-0021

出版发行:河南科学技术出版社
　　　　　北京名医世纪文化传媒有限公司
　　　　　地址:北京市丰台区万丰路 316 号万开基地 B 座 115 室　　邮编:100161
　　　　　电话:010-63863168　010-63863186
策划编辑:杨磊石
文字编辑:杨永岐
责任审读:周晓洲
责任校对:张　娟
封面设计:吴朝洪
版式设计:吴朝洪
责任印制:程晋荣
印　　刷:河南瑞之光印刷股份有限公司
经　　销:全国新华书店、医学书店、网店
开　　本:720mm×1020mm　1/16　　印张:20.5　　字数:364 千字
版　　次:2022 年 4 月第 2 版　　2022 年 4 月第 1 次印刷
定　　价:148.00 元

如发现印、装质量问题,影响阅读,请与出版社联系并调换

主译简介

葛 毅

医学（卫生统计学）博士。主要从事卫生信息化建设顶层设计、电子健康档案、网络医疗、医疗区域一体化卫生信息化建设 10 余年。主持完成多项卫生勤务数据规划及建设项目。以第一作者发表卫生信息化、卫生统计学术论文 20 余篇，主编及参编卫生信息化相关专著 10 余部。

梁紫岩

医学硕士。曾就职于解放军总医院、美国哥伦比亚大学医学中心。以第一作者发表论文 10 余篇，参编（译）《眼外伤——理论与实践》《实用眼科诊断》（第 2 版）等。

原著序

自从 2011 年本书的第 1 版出版以来，技术取得了长足进步，远程医疗系统的能力随着信息和通信技术进步得到了极大的提升。

如果没有强大可靠的通信网络，大部分医疗保健服务不可能向医院和诊所延伸。过去的几十年里，在为全球各地的患者提供便捷可靠的服务方面数字健康和信息技术的发展发挥了巨大的优势。例如，外科医师现在可以在手术室之外进行远程手术；医学生可以运用增强现实（AR）和虚拟现实（VR）技术反复练习手术技能，而不会对实际患者造成任何伤害；理疗师可以随时随地监控患者术后康复情况。信息技术的应用不仅有助于医师对患者的各类医疗服务，也有助于健康人从各类健康监测方案中大受裨益。这些解决方案确保人们保持最佳的健康状态，并通过预防性的医疗护理检查在早期就发现各类异常情况。

本书第 2 版中包含了许多新内容，主要是通过介绍远程医疗及其相关技术，为读者提供了多种潜在的应用可能。本书由远程医疗、多媒体和知识管理领域的三位专家撰写，全面涵盖了远程医疗应用的大部分领域，这些应用对医务人员和患者都有帮助。本书提供数据通信方面的基础知识及很多应用领域中不同医疗实践的案例研究，不需要读者具备大量的数学知识，具有广泛的普适性。

新泽西理工学院杰出教授

Nirwan Ansari

中文版序

"十四五"时期是我国全面建成小康社会、实现第一个百年奋斗目标之后，乘势而上开启全面建设社会主义现代化国家新征程、向第二个百年奋斗目标进军的第一个五年。《国民经济和社会发展第十四个五年规划和2035年远景目标纲要》提出要聚焦教育、医疗、养老、抚幼、就业、文体、助残等重点领域，提供智慧便捷的公共服务。针对卫生健康领域，要求要推进医院、养老院等公共服务机构资源数字化，加大开放共享和应用力度；推进线上线下医疗服务共同发展、深度融合，积极发展互联网医院等，支持高水平医疗机构对接基层、边远和欠发达地区，扩大优质医疗资源辐射覆盖范围。在数字化应用场景方面，针对智慧医疗，特别强调要推广远程医疗，推进医学影像辅助判读、临床辅助诊断等应用。

当前，智慧区域、智慧医疗、智慧社区、智慧医药等新场景的产生正在驱动医疗信息化向医院之外延伸，逐步面向社区、家庭及每一位居民个体提供服务，这将是未来医疗信息化建设的目标之一，而这一切都离不开先进的通信网络支撑，离不开远程医学的建设和发展。我国人口正在进入老龄化阶段，可预见未来医疗的需求会逐步增加，如何将现有的卫生资源进行优化配置、提高效率将成为我们当前需要思考和解决的重要问题，而远程医学的建设和发展将会在其中发挥不可或缺的重要作用。

近年来，各地积极开展远程医疗服务体系建设，建立基于区域卫生健康信息平台的远程医疗服务平台，利用信息化手段促进医疗资源纵向流动，提高优质医疗资源可及性和医疗服务整体效率。根据《全民健康信息化调查报告——区域卫生信息化与医院信息化（2021）》，全国三级、二级和其他医疗机构连接下级服务医院开展远程医疗工作的比例分别为72.1%、41.8%和22.4%，开展较多的项目主要是信息技术支撑手段相对比较成熟、开展时间比较早的远程会诊、远程影像诊断和远程心电诊断。将来随着技术与业务融合的不断深入，远程医疗的服务一定会越来越丰富。

由葛毅博士等译著的《远程医疗技术——医学与数字健康信息技术》（第 2 版）一书正是基于提高医疗资源使用效率和优质医疗资源的可获得性，对充分运用信息技术广泛改善健康水平进行了论述。本书对于远程医疗所涉及的网络技术理论进行了简化和科普性描述，使用大量篇幅结合实例介绍了远程医疗技术如何在家庭护理、疾病康复、现场急救、心电监护等各种场景下应用，对关键技术环节，包括传感器应用、网络部署和数据传输等进行了深入浅出的论述，对在实际运用中需要关注的隐私保护、数据安全、权限控制等重要问题也进行了适当的阐述。阅读此书并不需要具备大量的数理基础知识，对于广大医务人员、医疗管理人员及医学相关从业者了解医学信息化技术、了解远程医疗应用将是一部非常实用、重要的入门级专著。同时，本书介绍的应用案例操作性强，对于专门从事信息技术的人员了解如何在医学、医疗应用中发掘需求，设计使用信息技术会有更大的启发作用。

本书是一本以远程医疗为核心，连接医疗需求和技术应用的"桥梁"。本书内容结构与逻辑清晰严谨、内容阐述科学翔实，全书的译者及其团队均是多年从事远程医学和卫生信息化建设的资深专家和学者，相信引进并编译出版本书会让广大读者对远程医学、医疗信息化有一个更加深刻的认识，对于推进我国远程医疗建设将会产生较大的促进作用。

国家卫生健康委统计信息中心副主任

中国卫生信息与健康医疗大数据学会副会长 胡建平

2021 年 9 月 22 日

原著前言

从广义上讲，远程医疗可描述为运用信息技术手段为医疗保健提供各类服务。主要涵盖控制、多媒体、模式识别、知识管理、图像和信号处理等领域的信息和通信技术（ICT），为数字健康和医疗应用提供了支持。

从近年来影响年轻人的慢性病和肥胖相关的并发症发生趋势可以看出，全球人口增长和大多数发达国家人口老龄化的综合影响，使对公共卫生系统的需求激增；生活方式的改变和环境污染进一步加剧了对许多国家卫生系统的影响。这些因素使卫生系统的有限资源的服务能力达到了极限。许多人现在所享受的经济繁荣是上一代人辛勤工作和过度消耗自然资源的直接结果，这将会给子孙后代带来一系列问题。为此，我们应该尽力照顾那些为今天的繁荣贡献了几十年辛劳的老年人。同样，我们正在努力改进医疗技术，以改善我们的健康状况，并为下一代提供可持续发展的医疗保健系统，为所有年龄段的人提供各类医疗解决方案。远程医疗技术就是我们全面履行职责使命的基础骨干支撑技术之一。

以上现象引起了国家政府、医疗保健服务提供商界、学术界、医学专业人士、设备制造商和供应商的浓厚兴趣，他们迫切希望在成本和时间方面为各种医疗需求提供优质的服务和效率。远程医疗和相关技术的作用主要体现在以下方面。

- 支持更多类型的医疗服务。
- 为更多地区更多人提供医疗服务。
- 使穷人和老年人能够负担得起医疗保健。
- 提升所有人群的健康状况。
- 运用移动技术开展现场治疗。
- 对非急诊疾病患者提供预防性护理。
- 实施远程康复实时监测。
- 缓解慢性病，提升护理水平。
- 提升医疗服务的可靠性，减少人为错误。
- 保护患者隐私。

为了应对世界各地城市和农村地区日益增长的远程医疗需求，本书主要对远程医疗技术应用及其实施所面临的挑战进行了论述。本书还着眼于如何获取和处理人体的各种体征信息，对支持治疗和健康监测进行探讨。不同于传统医学书倾向于根据症状寻求治疗方法，本书侧重于探索如何在非传统医学中运用信息技术广泛的改善健康水平，从根本上破解许多疾病的成因。

中文版前言

"数字健康"是"十四五"期间国家卫生信息化建设主要方向，是新时代卫生健康事业建设的重要支撑，数字医疗健康服务创新将是未来一个时期的热点。我作为一名从事卫生信息化建设近 20 年的工作人员，深深体会到卫生信息化建设单机模式—网络模式—"云"模式—智慧医疗模式的不断发展和技术革新。在这一过程中，网络的发展发挥了至关重要的作用，从有线、无线、卫星通信到目前与我们每一个人息息相关的 4G、5G、蓝牙，无论是患者还是健康群体都将享受到医疗健康数据便利和效益。

回想当年，医院信息系统最早是从医院财务管理起步，远程医学网最初也只是开展医院间的远程会诊。随着技术的发展和激增的医疗需求，2010 年前后，医疗信息系统和远程医学有机地结合起来，随之接入系统的是各类医疗设备，如影像、化验等。"云"技术及 4G、5G 技术的应用将医院的数据向上拓展到区域平台，向下深入到每一名患者的病房和卧室。区域医疗、互联网医院、健康管理、远程急救、远程医学监督等新应用领域不断涌现。我们的医疗健康需求越来越需要高效化、精确化的信息服务。

然而，放眼全国，我们的医疗资源依旧很紧缺，先进的设备和优秀的医师依然无法克服地域带来的差异，最为现实的是大医院总是人满为患。异地就医、排队等候、预约困难等因素已占了医疗成本的相当比例。我们始终认为通过远程医疗技术可以大大缓解这些困难。

该书的理念与我们卫生信息人高度一致，其中的技术与案例完美结合深深地吸引了我们。该书对远程医疗各个领域的理解和认识进行了总结，特别是让读者能够了解医师和信息技术的结合可以使我们无论是在医院还是在家里都可以充分享受更好的医疗服务。

该书对网络技术的概念和发展用通俗的语言进行了描述和科普，并结合实例对各种场景的应用进行了阐述，尤其对家庭护理、疾病康复如何应用远程医疗技术进行了详细论述。在技术上对网络部署方案、数据采集手段、实时传输技术等进行了深入研究，无论是大众还是专业人员都可以找到与自己相关的案例与定位。书中还对各种技术进行了比较，为大家提供技术参考。

此外，该书还对信息安全进行了论述，从隐私保护、数据安全存储、按权限访问等方面列举案例，供大家参考。

最后，还对未来远程医疗技术的发展趋势进行了探究。

通读此书，感到作者具有深厚的技术背景，将医疗和信息技术紧密结合，语言通俗易懂，无论是对信息技术人员还是医务人员都具有很好的参考价值。对于大众来讲，理解当前的医疗信息技术，并用好这些技术是很有帮助的。对于当前国家应对人口老龄化，实施共享优化卫生资源的战略目标也具有重大意义。为此，我和我的团队将此书译成中文分享给广大同仁及大众，希望更多的人了解、应用、拓展远程医疗服务，共同促进我国卫生信息化建设与发展。

葛　毅

2021 年 7 月 23 日于北京

致　谢

首先，感谢所有读者花时间、精力学习许多关于远程医疗技术的知识。本书将有助于读者拓展自己的专业知识，进一步增强他们的医疗技术水平，使更多的患者受益。远程医疗技术的主要目标是将医疗服务拓展到更多的领域，为更多的人提供更好的医疗服务，使人们享受无处不在的医疗服务，从而更加健康长寿。

在过去的几年里，作者看到了许多人无法获得医疗保健的案例，要么是因为负担不起，要么是由于各种原因使医疗服务无法扩展到他们所在地区。不断发展的远程医疗技术，能够打破优质医疗服务的地理障碍，这促使我们迫切希望撰写一部书，分享我们对那些能够使数百万人，甚至数十亿人认知受益的技术。这些年来，我们学到的很多东西与我们退休的父母和我们可爱的孩子有关，他们都以独特的方式激励着我们，并潜在的为推动远程医疗技术让所有年龄的人受益做出了巨大的贡献。

感谢约翰·威利的编辑团队，他们的耐心、才干和出色的工作使本书水平有了很大提升。

作者已尽最大努力列出与本书内容相关的版权持有人。如有遗漏，请告知作者，我们很乐意尽早做出相关补充和安排。

本书概述

第 1 章是综述章节，概述了远程医疗，以及医疗各领域借助远程医疗技术提供高质量医疗保健的重要性。对远程医疗各领域相关概念进行了总结，大部分内容将在本书后续章节中进行更深入详细的阐述。涉及个人应用的相关技术将取决于技术的可用性和国家的管理规定。读者能更好的理解医学和信息技术（IT）是如何通过技术发展进步紧密联系在一起。本章介绍了这两者之间如何相互配合，以及广大民众如何通过这些技术享受更好的健康和医疗服务。

第 2 章介绍了有关信息技术更好地应用于医疗保健的全部内容。尽管本章主要介绍信息技术理论，但由于本书主要考虑医疗和保健应用相关的技术，因此没有深入探讨工程和数学方面的知识，只说明医疗保健必备的通信技术。本章讨论了当前可用的解决方案，以及怎样选择最适合特定远程医疗应用的网络类型，并举例说明了每种技术的相关应用。我们还将研究恶劣室外环境下影响无线通信系统的各种因素。本章不仅研究了技术的局限性，还讨论了技术上的可行性和不可行性。

第 3 章主要介绍在紧急救援中新技术的发展如何拯救生命，还研究了无线通信系统在远程患者监测方面的应用。这对于农村地区和老年人服务非常重要。这种技术也适用于康复治疗。这样可以使患者出院后在家里康复时也能得到适当的照顾。此外，本章还对体域网（BANs）的相关问题进行了讨论，主要包括各类可穿戴监测设备、人体传感器、设备之间的数据通信及所面临的实际困难。

第 4 章讨论了数字医学成功运用背后的信息理论。先介绍从患者身上获取数据的不同方法，然后介绍了不同应用所需获取的不同类型数据。例如，测量一个人的心率和心电图（ECG）可能需要完全不同的设备。此外，本章还探讨了医疗数据传输和存储应当注意的问题和所需采取的应对措施，以及日益重要的人工智能（AI）技术在医学培训、预防保健等方面的应用。

第 5 章主要以无线远程医疗系统开发为例探讨了系统连接部署方面的问题。它涉及很多质量保证和可靠性方法，这对实施生命急救尤为重要。此外，还讨论了通过物联网（IoT）与云健康管理进行连接的概念。

第 6 章介绍了信息安全的概念，以及远程医疗系统如何实现安全性应用。首先，必须尊重患者隐私，从收集到分析，以及后续存储的整个过程中，都需要保护所收集的患者信息。据报道称，医务人员曾经丢失包含患者信息的可移动存储设备，如 USB（通用串行总线）和存储卡等。运用远程医学技术，通过向医院工作人员提供安全的远程访问，可以有效阻止这些意外行为发生。用于统计分析的数据必须确保无法通过这些数据识别个人身份，因此，这类信息必须是匿名的。确保数据准确性和匿名性，对某些数据在医疗机构和政府机构之间实现共享是至关重要的。最后，本章介绍了生物识别相关技术的发展。

第 7 章介绍了与某些医疗专业人员可能没有太大关系的替代医学，但它日益被认为是治疗如感冒和哮喘等慢病的有效方法。因此，本章旨在为读者提供一些背景知识，说明替代医学的含义，以及如何应用信息技术，通过实践替代医学，并与主流方法相结合，从而更好地服务于社区。本章还提到了将生物医学数据库应用于草药和穴位按摩的示例，旨在治疗慢病患者。本章随后讨论了应用相关技术来优化健康服务的示例，例如，在健身房进行实时监控或在晨跑时应用智能手机 APP，以及足疗和按摩椅等消费者保健产品。这些在全球越来越受欢迎的产品，具有许多新颖的功能，包括与现有的视听系统和其他家用电器的集成。

第 8 章从用户角度说明了电子医疗保健服务的相关问题。之所以认为这很重要，是因为随着人口老龄化在大多数发达国家中越来越成为日益严重的问题，预计对这些服务的需求在未来几十年中将大大增长。通过使用信息技术，将会减少去诊所和医院的次数，并且能够得到更好的医疗服务。由于并非所有的偏远小镇都有随时可用的医疗设施，这些服务对于在农村生活的人们特别有用。远程监护是远程医疗为有特殊需要的人提供便捷医疗服务的重要应用。信息技术的应用并不总是会减少发生事故的风险，因此需要建立必要的机制来关注需要照顾的人员，一旦有突发情况，可以立即采取必要的措施。除了关注老年人和有特殊需要的人外，我们还将研究新技术的应用，从而帮助人们从运动伤中康复。一些锻炼有助于迅速康复，但不科学的运动会使患处恶化。因此，康复进度监控技术对受伤人员康复非常有用。

第 9 章深入研究了众多可穿戴设备清单中的衍生产品，这些设备、电路和系统为数字健康的应用提供了诸多可能。本章对医疗保健和医疗设备的支付方式和有效应用进行了全方位讨论，并介绍了利用经皮神经电刺激（TENS）和肌肉电刺激（EMS）进行康复治疗的新课题。

第 10 章概述了基于远程医疗整体框架的智能和辅助技术。本章从患者的角度考虑了一些部署实例，包括智能家庭医疗保健和智能服装。本章还使用优化药物传送链的示例来说明改善治疗状况，这些内容通过脱发治疗和智能药丸等媒介传送为例进行详细介绍。

本书以第 11 章结束，并简要总结了远程医疗在可预见的未来的发展趋势。本章探讨了一些远程培训的案例，如支持医学和护理专业学生学习，从而使受培训的专业人员更便于学习。我们还探索了提升远程医疗的其他新兴技术，如通过触摸来感知，远程医疗和数字健康技术未来能够提供哪些服务，从 4G 到 5G 移动通信技术的转变，这些促进了以患者为中心的健康服务模式改变，并通过远程医疗使各个年龄段的人受益。

目　录

1 绪论

1.1 信息技术与医护人员

现代远程医疗的历史可以追溯到约一个世纪前的传统电话时代，医师们通过电话给患者提供医疗建议。"远程医疗"一词非常简单地描述了使用通信技术来支持医疗服务。"telemedicine"前缀 tele 来自希腊语，意为"远方"，因此，"telemedicine"的字面意思是远距离提供医疗服务。医疗服务使用的通信可以归类为在一对发射器和接收器之间发送医疗信息。"医疗信息"可以认为是医师根据采集的人体复杂数据提供咨询。"无线电医师"最早出现在《无线电新闻》期刊（约 1924 年）上，这可能是最早有文献记载的利用通信技术进行医疗服务的案例。尽管从那时起信息技术（IT）就已应用于医疗保健中，但这是正式出现的第一本科学文献，它记录了相关科学技术在医学中的应用（Moore 等，1975）。

过去数十年来，IT 的发展意味着可以支持更广泛的医疗健康服务。的确，由于可以支持的服务种类非常多，以至于任何一部想全面覆盖所有应用领域的专著都需要数千页，用多个分卷来描述。本书旨在深入探讨无线通信及相关技术在医疗服务中的应用，我们还将考虑当前医疗信息系统相关技术应用面临的挑战和瓶颈。

我们先看看简单的无线通信网络的功能及远程医疗系统的构成。本书有很多的例子，都是关于简单信息系统支持医疗服务的内容。贯穿本书的主线是对更复杂的系统进行更详细的描述。

本章主要是让读者在不需要深入了解技术理论的情况下，对 IT 如何被广泛地用于协助医疗服务有一个总体认识。在讨论前，我们重新审视"信息技术"一词，它通常与计算机科学相关。从本质上讲，它通常被解释为计算和通信技术的结合。因此，"Information and communications technology"，缩写为 ICT，也可简称为 "infocomm"。所有这些仅仅可描述为使用信息技术在两个或多个实体之间安全可靠地传输信息。IT 被广泛用于影响我们日常生活的许多领域，如银行、运输、制造业等，但还远不止这些。当看到信息技术广泛地应用于我们日常生活中，我们就不难理解它也能够广泛应用于医疗保健服务。

自 2000 年"网络泡沫"破灭以来，数年间 IT 行业失去了很多价值，一直没能完全恢复过来。2008—2009 年，次贷市场崩溃引发的金融危机也同样打击了 IT 行业。简单地说，尽管 IT 技术在日常生活中广泛应用，但该行业仍然与全球经济市场紧密相连，因此市场经济的任何变化都会对其产生影响。相比之下，卫生和医疗服务是少数两个需求一直旺盛的领域，这主要缘于疾病不是由市场主导的，这个星球上的每个人或多或少地都会患病。因此，医疗保健自然成为人们日常生活中必不可少的一部分，未来医疗保健的需求将会保持在较高水平。

在认识到医疗保健的重要性之后，我们将进一步探讨如何将信息技术应用于医疗保健和医疗服务。早在信息技术发展之前，几千年前的医师就已经在使用最原始的信息交换机制来传递医疗信息。Wang 等在 1999 年的文献中提到，早在公元前 2735 年神农就借助交换信息来治疗呼吸综合征。这可能不是第一例，但可以肯定的是，医学和通信相互联系已存在 4000 多年的历史。随着信息技术变得越来越复杂，可以支持更加多样的医疗服务，如药物处方、流行病传播模型、患者监测、远程手术、医学数据库等。远不止这些，本书除了涵盖了这些方面，还论述了其他许多应用。

显然，医护人员可以在不同领域充分利用 IT 技术。IT 带来的优势主要有可靠性、高效、精确、简便的信息检索、远程，以及更好的组织等。因此，医疗保健服务变得更易获取和更加高效。本书在写作时，假设读者对信息技术了解很少，甚至一无所知，在此基础上，着重研究信息技术如何使医护人员受益。

1.2 为患者提供医疗保健

信息技术除了方便医师救治外，为患者提供服务也是一个重要的问题，因为他们是最终用户，必须对所接受的治疗感到舒适。在实施医疗救治时提供技术上可行的解决方案并不是需要解决的唯一问题，还必须考虑到患者的接受程度和可及性。我们努力从技术提供方和患者的角度，研讨使用 IT 技术为患者提供医疗服务的方式。儿童和老年人可能不太喜欢应用这些技术作为康复手段。因此，可能需要就责任、安全性和隐私问题说服患者信任 IT 对医疗服务的优势。例如，在监视或跟踪患者家中康复的情况下，必须向患者确保安全地保存个人信息，并且未经同意不得以任何方式访问此类信息。

在过去的几十年里，随着老年人口数量稳步增长，健康老龄化护理的需求也在增长（Colby and Ortman，2014）。开展辅助护理为应用智能家居以支持老年人的独立生活提供了许多机会（Bonaccorsi 等，2015 年）。因此，运用信息技术和数字健康为老年人护理提供全面解决方案成为可能。

在结束为老年人提供护理服务的讨论之前，我们有必要简要指出远程医疗技术给这类用户带来的益处。人口老龄化在许多国家日益受到关注，人们普遍认识到老年人需要更多的护理和监测。在过去几年中，无线通信技术在老年人护理中的应用显著增加，而且日趋成熟。在这些应用中，成本变得更加实惠，便携式设备变得更小、更方便使用。随着计算机技术应用的普及和发展，在未来的几年里，老龄化人口将获得更加全面的和更加智能的服务（斯坦福大学，2002）。患者身上的各类设备与传感器之间的连接既要不显眼又要能舒适佩戴。此外，还要求传感器无论如何穿戴，都不会限制用户移动或影响可靠性。用户友好性是另一个重要的设计因素，特别是对儿童和老年人，最低的学习成本十分必要。这些应该是真正的即插即用设备。由此，患者家中的医疗保健系统只在初始安装时需要技术人员实施。此后，几乎所有的事情，除了如电池更换和校准等必需的维护外，都应该是全自动的。

让我们从患者的视角再详细阐述一下。远程医疗的主要目标是远程提供医疗服务。在远程医疗为患者带来的众多优势中，最突出的是减少了就诊的次数。运用 IT 技术，患者可以一边在家中休息，一边享受医疗服务。回顾过去二三十年来的医疗状况，IT 无疑为公众带来了巨大利益。计算机和网络带宽的提升使更多种类的医疗服务惠及更多用户。例如，几十年前，可以通过固定电话拨到诊所进行简单的医疗咨询。有了基于 Internet 协议的移动语音（VoIP）后，人们可以方便地用手机向医师拨打视频电话，医师不一定非得在诊所内才能看病。这只是 IT 技术的发展提升医疗服务水平的众多例子之一。本书中还提供了更多此类示例。

虽然远程医学对患者的益处非常明显，但在为患者服务过程中，各方都面临着各种各样的挑战。这些挑战涉及开发人员、从业者、医疗管理部门的人员。下面将着重介绍不同人员面临的挑战，涵盖规划、推广、持续维护等不同阶段的挑战。

从 IT 角度看，技术的可行性是基础。首要考虑的是当前的技术是否有用；其次是实用性和成本效益。我们先看一个例子，学龄儿童参加一个项目，调查他们的书包是否符合人体工学，确保不会产生背痛的问题。这对参加调查的儿童是很有益的，因为该项目能使他们不会有背痛的问题。然而，整个计划的可行性如何？为了回答这个看似简单的问题，我们需要更多地了解所涉及的技术。

在这个例子中，我们主要考虑以下几个方面：开发监测系统的工程师、分析采集数据的临床人员、提供必要资源的资助机构、参与研究的儿童，以及参与者的父母要同意其子女参与。下面，我们将从各参与方的立场来分析这个案例相关的利益和关注点。

1.2.1　技术观点

生物医学工程师按照临床医师的需求开发系统，如图 1.1 所示，并配备相应的传感器和数据通信网络。这个系统的众多传感器形成一个传感器网络，用于捕获与患者有关的各类信息。这些信息以电子病历（EPR）的形式存储，并通过医师工作站连接到系统中进行处理，此外，还需要系统和网络管理工具进行监控。在不深入讨论技术细节的前提下，我们继续看一下这个系统。工程师评估技术可行性和实用性。深入研究技术难点，其中很重要的一个难点问题是如何确保获取有用的数据。影响数据有效性的因素，值得注意的首先是传感器感知的结果，其次是发送的结果，再次是接收的结果。因此，传感器必须牢固准确地安装在参与者身体上，并且每个传感器必须足够灵敏以感知身体的任何细微倾斜，同时又不能过度灵敏以至于其他来源的振动都被感知到并记录。解决了这些问题之后，接下来我们必须关注传感器是否合适（如尺寸可能太大而无法安装到儿童身上）和是否会引起不适。感知数据时是否受到孩子与背包之间任何物理障碍（如衣服）的影响？如何将捕获的数据发

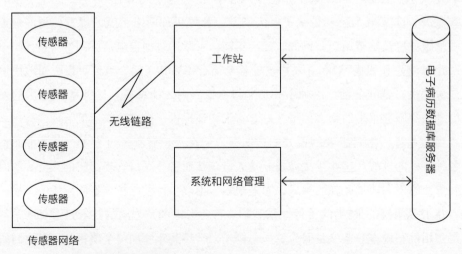

图 1.1　一个简单的远程医疗系统

送出去进行处理和分析？传感器放置太近会互相干扰吗？以上只是一些需要解决的与传感器有关的问题。

下面，假设传感器设计合理，上述问题都已解决。我们可以获取一组有效数据，这些数据可以告诉儿童背书包时的行为信息。现在，我们简要介绍一下在生物传感器网络中如何利用远程医疗系统，更详细的介绍将在本书 3.5 节中进行阐述。前面，我们提出了有关如何发送感知数据的问题。对此，我们有两种选择：一种是使用无线通信，另一种是将传感器与传输线直接连接。如何根据这两种方式的优点选择对应的监控系统，这也是本书所涉及的一个主要主题。

总之，我们已经认识到了这种看似简单的健康监控系统需要解决的问题。尽管该系统对患者来说看起来可能很简单，但其设计和实现并不那么简单，并且会面临许多限制。

1.2.2　医疗保健提供者

医护人员应该清楚，信息技术可以使他们的日常工作更轻松、更安全，其中的许多人仍然喜欢传统的方法，就像很多人仍旧喜欢用纸笔记本一样。也有不少人会发现，当使用个人数字助理（PDA）或平板电脑来达到同样的目的时，会更加方便。当然，这需要用户熟悉操作界面。另一个需要重视的问题是，如果将数据备份到云服务器上，可能会因为故障或未经授权访问而丢失数据。因此，习惯于传统方式执行任务的人需要对信息技术应用树立信心，以促使他们学习并使用这些技术。因此，作为一个专业人员，简单易用的界面是一个基本的设计要求。负责用户体验（UX）的开发人员应该让医疗专业人员参与整个设计过程。该过程应尽可能自动化，同时具有极高的可靠性。不同应用的要求差别很大。例如，远程手术需要超高精度的控制和清晰的成像细节，还不能有时间延迟，而远程会诊的要求可能要低得多。

虽然信息技术的发展已经实现并将继续发挥其高效、稳定的优势，能够使许多任务更快、更可靠地完成，但这需要应用者深入了解如何正确使用它们，否则使用的动力将不会很强。因此，对新技术应用的适应，特别是对执行关键任务将是一个重要的考验。在所有应用领域都采用新技术，对使用好新技术是至关重要的。

1.2.3　最终用户

患者是系统的最终用户。这里所说的"患者"是指接受医疗或医疗服务的人，其中包括例行检查。需要说明的是被定义为患者的人不一定是身体不适，完全健康的人在此种场景也可能被称为患者。在前面的案例中，我们有一群患者参加了对儿童书包的研究。他们在后背戴着传感器，背着重量不同的书包，为研究提供帮助。图 1.2 中显示了如何将传感器连接到患者背部的示意图。我们在图 1.2 中，是从患者的角度讨论案例研究。如 1.2 图所示，许多传感器安装在儿童背部，每个传感器通过传输线连接到数据采集设备。这里，传输线在某种程度上影响了活动，因此就患者而言，可以看到无线传感器的优势。那么，为什么不无线呢？此示例列出了 3 个难以去掉传输线的技术难题。首先，附着在儿童背部的传感器必须很小，传感器的供电是一个问题，在传感器上安装内部电池将会增加体积；另外，波传播问题是阻碍其在身体和书包之间使用的重要原因，最后，鉴于单个传感器的物理间隔和移动量，用无线手段将不能实现精确测量。因此，患者在参加实验时摆脱不掉周围的传输线。

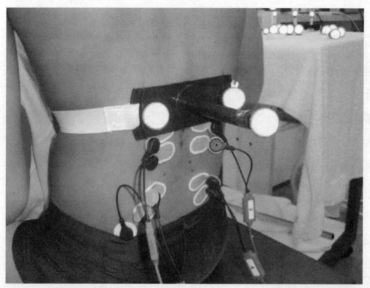

图 1.2　连接在患者背部的传感器连接导线，会严重限制患者的活动

1.2.4　主管部门

主管部门和资助机构最关心信息技术应用的成本效益。信息技术的应用必须为社区带来明显的长期利益。在儿童书包案例研究中，尽管说明其研究的优点，但得到资助仍然很难。这主要取决于体现其益处时间的长短，只有在达到明显的减轻背痛的统计趋势时，才能看到这一效果。至于资助政策细节远远超出了本书的范围，我们将不进行讨论。通常情况下，申请技术资助的人需要花大力气说明其效益能够很快实现。这就是使用创新技术的医疗保健方案缺乏财政支持的原因。

1.3 卫生信息化的发展

在本节中，我们简要介绍一下卫生信息化在过去几十年里的发展情况。医学已经历了数千年的发展，而信息技术无疑是一个全新的主题，实际上它是从 Konrad Zuse（1936）的第一台计算机出现才真正开始的。计算机诞生后不久，信息存储设备也出现了。但仅当多个计算机连接在一起以形成网络，即计算机网络时，卫生信息化才得以出现。第二次世界大战后，各种信息技术的广泛应用和发展，卫生信息化的思想才真正开始。通过互联网架构，能够将多个医院连接在一起。近几年，计算智能广泛应用的同时，多媒体和信息技术的结合使医疗保健的效能极大地增强。如图 1.3 所示，信息技术可以支持各种卫生服务。

自《无线电医生》问世以来的 80 年中，几乎在所有医学领域都见证了技术与医学的融合。之前，我们非常简要地介绍了卫生信息化是如何从第一台计算机演变而来；尔后，我们将更加关注能直接在未来应用的最新进展。所面临的第一个挑战就是许多人常谈论的安全和隐私问题。泄露患者信息有多种原因，从违反安全规定到存储设备丢失都有可能。因此，卫生信息化的一个重要内容就是确保数据的安全性。这包括防止盗窃信息或更改信息，以及确保不会滥用授权访问患者记录的法规政策。本书第 6 章将对信息的安全性和隐私进行详尽的讨论。除了保证医疗数据和

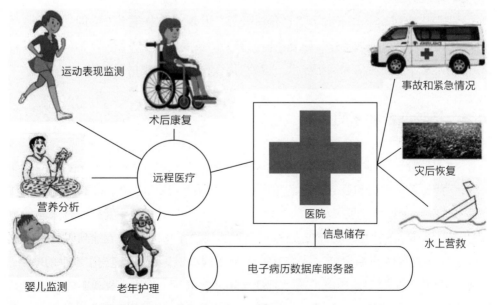

图 1.3　一些由远程医疗支持的数字健康应用示例

隐私的安全性外，鉴于卫生信息化涉及一系列非常广泛的话题，这些话题把人、资源、设备连接到一起，还有许多其他问题需要研究，其中许多都是随着时间独立发展的。美国现代卫生信息化相关的第一个案例是在 20 世纪 50 年代左右，由 Robert Ledley 为国家标准局（现在是国家标准和技术研究所）发起的一个牙科项目（Ledley and Wilson, 1965）。在接下来的几年中，美国各地开发了很多医疗信息系统，并且大多都彼此独立运行。因此，实际上不可能为卫生信息系统制订标准。由此，于 1967 年，成立了国际医学信息协会（IMIA），主要目标是协调卫生信息化和相关技术进步的发展。在协会成立不久，就出现了用于研发医疗信息系统的编程语言 MUMPS（马萨诸塞州总医院实用多程序设计系统），至今仍在电子病例系统中使用。很快就出现了不同编程语言在不同计算机平台上运行的需求，由此，1974 年推出了一个标准。它现在发展为"缓存（Caché）"，用于不同计算机平台医疗系统开发。尽管目前 Caché 仍在使用，但有很多电子病历系统都使用关系型数据库进行开发。

低成本的航空旅行和大量的廉价航空公司与全球电子商务之间共同作用，使得国际旅客和货物的运输量有了很大的增长（Bigne 等, 2018）。这促进了致病微生物在各国之间的流动（To 等, 2015）。旅客和动物产品国际流动的增加可以迅速将新出现或再发的传染病输入到一个区域，接着又输出到世界其他地区。尤其是人口密度巨大的城市，为繁育和传播新的传染病及抗生素的耐药性提供了条件。因此，应通过制订和实施国际卫生信息战略来控制和监测日益严重的传染病及新发或再发的病原微生物。

我们快速回顾了一下卫生信息化的发展，发现它涉及很多方面的主题，包括与预防性护理、咨询、治疗、康复和监测有关的技术的各个方面。下面，我们将集中讨论医疗保健的通信和网络技术。相关的其他技术也将视情况介绍。

1.4　远程医疗的不同定义

远程医疗是将信息通信技术、多媒体技术和计算机网络技术相结合来提供和支持广泛的医学应用和服务。这里有几个被大家接受的定义。Wiki 给出的定义是："远程医疗是一种快速发展的临床医学应用，医学信息通过电话、互联网或其他网络传输，主要是进行医疗咨询，还可以远程开展治疗及检查。"这个定义是对下文 1.5 节所述内容的简单概括。还有其他定义。例如，远程医疗信息交换（Brown, 2005）将其定义为"利用电子信号通过互联网、电话、个人计算机、卫星或视频会议设备将医疗数据从一个地点传送到另一个地点，以方便获取医疗保健服务。此外，Reid（1996）将远程医疗定义为"利用先进的通信技术来交换医疗信息并提供跨越地理、时间、社会和文化界限的医疗保健服务"。

远程医疗的定义还在不断发展变化。提交给美国国会的远程医疗报告（Kantor and Irving，1997）指出："远程医疗这种方式意味着为以前没有医疗资源的地方提供医疗保健。在紧急情况下，可以改变生死。特别是在紧急情况下需要快速的专科急救和护理，远程医疗的应用是至关重要的。例如，北卡罗来纳大学医院的一名专家通过远程医疗视频成像系统能够为远距离的农村患者诊断出细微的脊柱骨折，从而挽救了患者的生命。因为明确诊断后，对患者在现场进行了治疗，而没有将其转移到距离很远的医疗专家那里。"

在这些不同的定义中，有些共同点，包括它们都是在 20 世纪 90 年代中期给出的，并且都与利用某种通信技术远距离提供各种医疗服务密切相关。

本书开头提到的远程医疗，简而言之，它是使用通信和网络技术来传输与医疗和保健相关的信息。在现代通信手段中，信息可以多种形式、跨多种类型的网络进行传输。按照定义，远程医疗可以像两位医师通过电话谈论患者病情一样简单，也可以像综合的全球化医院企业网络一样复杂，该网络支持实时的远程手术，世界各地的外科医师如同在一所医院中一样，都可以控制手术的进展。为了详细介绍远程医疗，图 1.4 列举了远程医疗能够开展的服务。这不是完整的服务列表，主要是当前医疗界所开展的主要服务。当我们研究这些应用时，不难发现它们有一个共同点：都是将医疗信息从一个实体传递到另一个实体。再次强调，这是一个介绍性的章节，因此不必担心技术、术语和细节，因为我们将在后面全面介绍它们。显然，

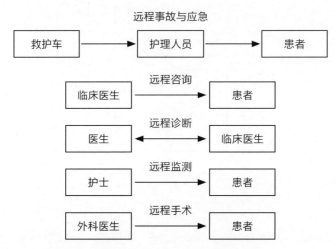

图 1.4 远程医疗的服务子集，将患者与医疗专业人员连接起来

每个应用都需要不同类型的信息。通过这些例子，我们了解远程医疗到底是怎么做的。像电话咨询这样的简单应用涉及传递的建议，通常是由专家口头向需要的患者传达。近年来，这种方式已扩展到使用移动设备开展。远程诊断可以让专家通过医疗器械从一个遥远的地方进行诊断，只需在两个地点之间提供一个通信链路。远程医疗远比这复杂得多，如相对复杂的远程急救（tele-A&E）将需要远程采集高分辨率的数字图像及患者生命体征，必须快速准确地将数据传输到医院。

一些系统会提供别的功能，如视频会议功能和对历史病历记录的实时检索。同样，远程监控系统可以监控在家中康复或不在医院的患者，传输不同的数据。针对特定的应用，远程患者监控系统将小型无线生物传感器连接到患者身上，组成体域网（BAN），先由 BAN 内的单个传感器捕获数据，然后集体发送以进行后续处理。因此，远程医疗系统可能包括不同类型的通信网络。在本书的第 2 章中，我们会更深入地介绍互联网，并在 2.4 节中重点讨论远程医疗应用，在此，我们将参照图 1.5 中的示例来了解如何将三个不同的网络体系互连，构建远程医疗系统。患者被其走动时携带的 BAN 设备包围，将捕获的数据发送到附近的局域网（LAN），并在局域网中存储和处理数据。局域网（LAN）则充当了城域网（MAN）所服务的医院与患者家里之间的桥梁。LAN 很简单，就是一个安装在患者家中的普通家庭网络。它通过相关的设备与 BAN 相连，并通过 MAN 建立与医院的连接，这样就可以建立执行远程监控的远程医疗系统。

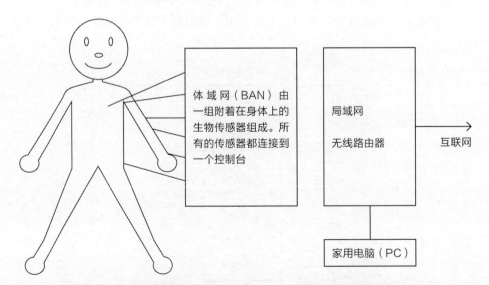

图 1.5　简单的网络，从患者身体连接到外部世界，可以提供广泛的数字健康服务，从一般的健康评估到远程诊断和疾病管理

远程手术可能是最复杂的应用，主要是涉及精度问题。为了远程执行外科手术操作，各类手术设备必须在所有方向上都具有非常高的运动精度，并且必须有高清晰的视图传递给手术医师。因此，即便执行简单的手术，也需要有以下几个基本要求。

- 传感器能够以极高的精度实时捕获手术医师手的最细微的动作。
- 摄像机要能可靠无阻碍地传输清晰度极高的图像。考虑到外科手术器械的移动，这特别具有挑战性。需要保持对患者的良好视野，这非常重要。
- 可以实时精确地将手术动作传输到三维手部动作操作设备。
- 一个快速精确的双向通信网络。

截至目前，我们应该确信，远程医疗所涉及的技术远超两名医师口头共享信息所需的老式电话系统（POTS）。在后面的章节中，我们将介绍更多的远程医疗应用及相关的基础技术。特别是，我们将深入研究人工智能（AI）和增强现实（AR）技术是如何应用到远程机器人手术，以此改变外科医师的操作方式。

将人和设备联系在一起进而优化医疗服务的示例还有很多。我们已经介绍了普通大众在远程医疗中受益的示例。其他的应用，比如将世界各地的疾控部门连接起来，以监测追踪疾病的传播，这种方法在近几十年中证实，可以有效地控制重症急性呼吸道综合征（SARS）和禽流感的流行，在最近几年控制寨卡病毒（Chan 等，2016）传播也是有效的。在社区预防方面，另一个不太明显的应用是远程精神病学，精神病医师使用远程医疗系统监视严重焦虑的患者，从而能够预防主动暴力犯罪。

远程医疗几乎涵盖了日常生活的各个方面，如我们可以通过触摸 4G 手机轻松读取医疗信息，外出就餐时可以随时查询营养信息来指导用餐。在本书中，我们将看到远程医疗通过便携式设备（如智能手机、平板电脑或笔记本电脑）在日常生活中为消费者提供了医疗服务的全方位支持。

1.5 电子医疗向移动医疗的发展

至此，我们都知道了互联网是什么，显而易见，我们每天都在访问互联网。众所周知，互联网具有发送电子邮件、召开视频会议、检索网站信息、剪辑音乐和视频、下载图片等功能。互联网应用实现了覆盖全球的信息共享。从本质上讲，二进制位 1 和 0 构成的长序列以每秒数万亿的速度在世界各地传输。尽管在数字世界中仅发送 0 或 1 两种状态，但是这些数字的组合可以表示人们能够想象的任何事物。互联网就是将设备和信息整合在一起。在网络世界中，信息可以在不到 1 秒的时间内传输到世界任何地方。为了更好地了解互联网技术如何支持远程医疗，我们必须首先看看互联网诞生之初的发展，以及它为远程医疗提供了什么。

1.5.1 从互联网演变而来

互联网的起源很可能是 Galactic 网络（Licklider and Clark ，1962）。我们可以看到，远程医疗比互联网有着更悠久的历史，然而互联网的发展对远程医疗产生了非常重要的影响。这体现在将计算机和设备连接在一起，形成用于交换的数据包（Kleinrock，1961），网络最终演化为通过一种传输介质携带、传送不同类型的数据。有了这种能力，通信网络可以支持许多远程医疗应用。

- 可靠性：确保服务质量（QoS）；
- 信息共享：在线医疗网页；
- 音频：远程会诊、呼吸、心脏和肺音等领域；
- 静态图像：X 射线、扫描、医学图像；
- 视频图像：远程会议、远程心理学、医学教育；
- 数据库：电子病历、电子药房、替代医学；
- 生命体征：心电图（ECG）、脑电图（EEG）分析和存储。

在早期，互联网最初可以进行诸如 BBS（公告板系统）和电子邮件等服务。这些服务功能对于远程会诊服务来说已经足够了。直到 1984 年，因特网才使用了支持多媒体数据通信的 TCP/IP 协议（传输控制协议和互联网协议）。

今天的"现代"互联网能够支持上述所有的远程医疗服务，但它并没有消除远程医疗发展中面临的所有挑战。有趣的是，在互联网上传播的计算机病毒可能在某些方面类似于我们在上一节提到的流行病控制。计算机病毒被定义为干扰计算机正常运行的程序。病毒能够以多种方式在互联网上传播。通常，它们以电子邮件附件的形式传输。病毒还可以以各种形式伪装嵌入其他程序或文件（如图片和视频剪辑）中。它们也可以隐藏在非法软件中，就像携带肝炎病毒的人从外表看和健康人一样。众所周知，防病毒工具可以安装在计算机上，以保护计算机免受病毒攻击。远程医疗可以应用信号处理技术主动跟踪并阻止计算机病毒的传播，实际上就像预防细菌和病毒感染所做的事情一样。

1.5.2 移动中的数字健康

无线通信技术的发展为远程医疗技术的部署提供了更灵活的支撑。近来，随着电池和天线等相关技术的发展，可穿戴设备已广泛应用于医疗和消费领域。这为提供治疗和预防保健的新型远程医疗服务提供了许多机会，因为在患者移动过程中几乎可以在任何地方获得数据。此外，设备的内存可以离线存储所收集的数据，这样监视设备就不必一直保持连接来进行连续的健康监测。

现在我们已经了解了一些远程医疗在互联网条件下不同应用类型的例子，我们需要知道远程医疗真正需要什么来支撑。要充分发挥远程医疗的潜力，就必须对从信息通信到医学的各种技术有透彻的了解。互联网似乎确实可以支持无限数据传播到世界任何地方。当然，这也不是绝对的，当太多数据被倾倒到互联网上时，互联网或存储设施就会饱和。此外，从大型数据集中提取相关信息的处理要求也对计算资源提出了挑战。

这种对存储性能挑战的一个很好的例子就是当我们在 2000 年前对 DVD 带给我们的视频质量感到满意时，很快就出现了高清（HD，720p，其中"p"代表逐行扫描）和全高清（1080p 的 FHD）。4K 超高清（UHD）格式已经商业化多年了，我们正进入 8K 时代，预计将在 2021 年东京奥运会期间推出（Miki 等，2015）。从视频的角度来看，图像分辨率一直在提高，而每次迭代都需要更高的数据吞吐量、更多的数据存储空间、更高效的数据压缩和解压缩算法。这就不难理解，为什么到 2019 年，价格实惠的 4K 超高清电视已很多，但要找到一款不错的 4K 视频却并非易事。我们在视频市场上看到的是，我们能实际和经济地接收到的信息量，可能会受到提高质量的众多因素中的一个或两个的限制。在同样的背景下，只是理论上可以连续监测患者的各种健康参数。我们要考虑哪些数据对患者有用，有用数据的准确性如何，保持所需精度的难度有多大，读取的频率是多少，以及捕获、分析、传输和存储有用数据所需的时间。所以，关键是需要了解我们收集信息的极限和如何处理数据。

1.5.3 数据以"数据包"序列形式发送

首先，远程医疗与全世界的医疗保健有关。这并不一定意味着它提供所有医学知识。而且网络中的信息"泛滥"将导致其速度降低和故障，最终导致数据丢失。由于 Internet 是共享媒体，因此必须规范使用 Internet。因此，最小网络资源消耗是远程医疗系统开发人员的重要任务。确定应发送哪种信息需要了解数据的构成。数据变为"数据包"通过 Internet 发送，数据包是从源头发送到目标的二进制位的单元。图 1.6 说明了通过 Internet 发送典型数据包的简化结构（Mullins，2001）。它表明，数据包只有一部分包含需要传输的有用信息。其余的都是有助于信息传输的额外"开销"。与通过邮政系统发送信件非常相似，我们将包含实际信息的纸放入信封，信封中包含基本信息，如发件人的地址（源位置），目的地地址（收件

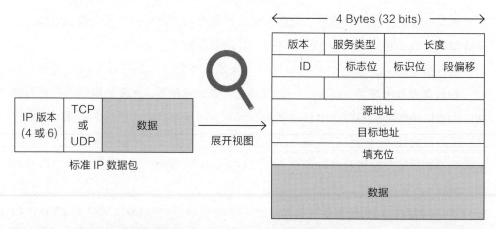

图 1.6　一个典型数据包的简化结构，其中包含与健康相关的真实信息，以及额外信息，如源 / 目标地址、时间和其他数据校验码

人位置）、航空邮件标签（递送方式）和邮票（服务等级）。协议定义了传递方法，服务的类型标记了服务的等级。最后，我们还有真实信息，对它还要进行校验和接收后数据的完整性检查，并且在数字网络世界中还提供类似于注册或快递的附加服务。特定的通信协议为信息传递的通畅提供了保证，并且可以设置不同的服务质量保证（QoS）方案来确定网络中数据传输的优先级。

　　因此，我们看到一个数据包包含的信息远远超过其本身的信息。但是，需要记住，我们无法更改数据的结构，因为数据必须遵守适用于跨网络（IPv4 和 IPv6）传输数据的标准。我们需要做的是确保远程医疗服务，尤其是在使用 Internet 时，应承担最小的开销。在第 2 章中，我们将讨论传输效率的问题。总而言之，在本节中看到的是互联网的发展为我们提供了一个平台，可以普及远程医疗服务，实现更复杂的应用。这需要认真选择通过互联网发送的内容。

1.6　人与设备的互联世界

　　设备和机器是为人类工作而制造的。而物联网（IoT）是指通过互联网高度的移动性地将"事物"连接在一起（Sun and Ansari，2016）。"这里所讲的'事物'基本上涵盖了能连接在一起的所有事物"，如传感器、设备、系统、消费者、患者、医疗和技术专业人员等。物联网具有连接和处理功能，它为远程医疗系统提供了一个将患者与他们周围的环境和数字健康记录连接起来的平台，并且医务人员随时可以使用。诸如智能手机和智能手表之类的普通消费电子设备可以无线连接到各种传感器和 IoT 网络，以获取患者各方面的健康信息，包括生理、日常活动、环境和潜在危害等信息。将患者和设备通过物联网集成在一起，可以辅助制订治疗方案和提出预防保健建议。

物联网是整个医疗行业数字化健康转型的核心驱动力。诸如传感器和射频识别（RFID）标签之类的低成本配件在患者护理管理和药材库存管理中大量使用（Manzoor，2018）。物联网的最新进展为个性化的健康管理、辅助家庭护理、智能发药和药物管理系统提供了新的机会。

"雾"计算是一种新兴技术，可将处理负载分配到网络边缘（Fan and Ansari，2018）。使用雾计算的优势主要是最小化延迟（数据传输的延迟），节省网络带宽（效率）及具有更好的分析和挖掘患者健康状况数据的功能，所有这些都通过物联网集成实现。

在结束本介绍性章节之前，我们暂时回到数据安全性。由于互联网是共享媒体，任何人都可以访问，因此应该考虑安全隐患问题。就信息准确性和患者隐私而言，远程医疗应具有最高的数据安全标准。这将在第 6 章中介绍。

参考文献

Bigne, E., Andreu, L., Hernandez, B., and Ruiz, C. (2018). The impact of social media and offline influences on consumer behaviour. An analysis of the low-cost airline industry. *Current Issues in Tourism* 21 (9): 1014–1032.

Bonaccorsi, M., Fiorini, L., Cavallo, F. et al. (2015). Design of cloud robotic services for senior citizens to improve independent living and personal health management. In: *Ambient Assisted Living* (eds. B. Andò, P. Siciliano, V. Marletta and A. Monteriù), 465–475. Cham, Switzerland: Springer.

Brown, N.A. (2005). The telemedicine information exchange: 10 years' experience. *Journal of Telemedicine and Telecare* 11 (2 suppl): 7–11.

Chan, J.F., Choi, G.K., Yip, C.C. et al. (2016). Zika fever and congenital Zika syndrome: an unexpected emerging arboviral disease. *Journal of Infection* 72 (5): 507–524.

Colby, S.L. and Ortman, J.M. (2014). *The Baby Boom Cohort in the United States: 2012 to 2060: Population estimates and projections,* 1–16. US Census Bureau.

Fan, Q. and Ansari, N. (2018). Towards workload balancing in fog computing empowered IoT. IEEE Transactions on Network Science and Engineering. https://web.njit.edu/~ansari/papers/18TNSE.pdf (accessed 13 January 2020).

Kantor, M. and Irving, L. (1997). Telemedicine Report to Congress. http://www.ntia.doc.gov/reports/telemed/index.htm (accessed 13 January 2020).

Kleinrock, L. (1961). Information flow in large communication nets. PhD thesis. Massachusetts Institute of Technology. https://www.lk.cs.ucla.edu/data/files/Kleinrock/Information%20Flow%20in%20 Large%20Communication%20Nets.pdf (accessed 13 January 2020).

Ledley, R.S. and Wilson, J.B. (1965). *Use of Computers in Biology and Medicine. New York:* McGraw-Hill.

Licklider, J.C.R. and Clark, W.E. (1962). On-line man-computer communication. In: *Proceedings of the Spring Joint Computer Conference,* 113–128. ACM.

Manzoor, A. (2018). RFID in Health Care-Building Smart Hospitals for Quality Healthcare. In: Health Care Delivery and Clinical Science: Concepts, *Methodologies, Tools, and Applications,* 839–867. IGI Global.

Miki, Y., Sakiyama, T., Ichikawa, K. et al. (2015). Ready for 8K UHDTV broadcasting in Japan. IBC 2015, Amsterdam (10–14 September 2015).

Moore, G.T., Willemain, T.R., Bonanno, R. et al. (1975). Comparison of television and telephone for remote medical consultation. *New England Journal of Medicine* 292 (14): 729–732.

Mullins, M. (2001). Exploring the anatomy of a data packet. *TechRepublic.* http://articles.techrepublic .com.com/5100-10878_11-1041907.html (accessed 13 January 2020).

Reid, J. (1996). *A Telemedicine Primer: Understanding the Issues.* Billings, MT: Innovative Medical Communications.

Stanford, V. (2002). Using pervasive computing to deliver elder care. *IEEE Pervasive Computing* 1 (1): 10–13.

Sun, X. and Ansari, N. (2016). EdgeIoT: Mobile edge computing for the Internet of things. *IEEE Communications Magazine* 54 (12): 22–29.

To, K.K.W., Zhou, J., Chan, J.F.W., and Yuen, K.Y. (2015). Host genes and influenza pathogenesis in humans: an emerging paradigm. *Current Opinion in Virology* 14: 7–15.

Wang, C.K., Wang, Z., Chen, P. et al. (1999). *History and Development of Traditional Chinese Medicine.* IOS Press.

Zuse, K. (1936). *Konrad Zuse's First Computer: The Z1.* Germany.

2 通信网络和服务

通信网络为各种类型的医疗保健和医疗服务提供支撑。远程医疗使用各种类型的网络，医师可以共享各自的想法，无论手术室在哪里，世界各地的外科医师都可以一起执行同一台手术，护理人员可以随时随地查看患者记录。医院和诊所将网络用于患者护理、行政和库存管理的所有工作。在本章中，我们将学习通信技术的基础知识，重点是无线网络，因为大多数远程医疗应用都需要灵活的无线网络的支持。

2.1 无线通信的基础知识

要了解远程医疗的工作原理，我们还须学习基本的通信理论。通信是不同对象之间信息的传递或交换。最简单的通信示例是两个人互相交谈，语音传达信息是通过空气传播到达听者的耳朵。任何一个通信系统都将由一个发送器（发送方），一个接收器（接收方）和一个信道（信息经过的路径）组成，如图 2.1 所示。其原理如下：发送器发出信号 $s(t)$。$s(t)$ 是时间的函数，表示信息内容随时间变化。

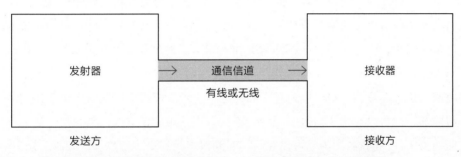

图 2.1　基本通信系统的结构图，包括发送方、接收方和信道三个关键功能

简单起见，我们可以将其解释为在给定的"时间"内"已发送"信号。它通过该信道的接收器接收的信息用 $r(t)$ 表示，表示在给定时间"已接收"信号。这听起来很简单。理论上讲 $s(t)$ 和 $r(t)$ 是相同的。但是，实际上并非总是如此。

在信号传输过程中，附加噪声、失真、衰减等因素会导致传输质量降低。"附加噪声"是被引入信号的某种东西，并最终成为信息的一部分。在某种程度上，附加噪声会夹杂在发送的原始信息中，从而导致信息被污染。例如，当两个人讲话时，听者会听到来自不同来源的背景噪声。失真是指信号在传输过程中与原有信号或标准相比发生的偏差。需要注意的是，信号失真通常被认为是某种形式的噪声。信号"衰减"是指经过长距离传输的信号减弱。信号传播强度随着它与发送者距离的增大而降低，最终可能完全消失。还有很多降低信号质量的因素将在本章讨论。在知道了接收到的信号与发送的信号极有可能不相同后，通信系统可以重新表示为图 2.2 所示。该图表明，噪声伴随着信道产生。这并不一定意味着在发射器或接收器处不会产生噪声。在这里，我们可以编写一个简单的表达式来描述通信过程：

$$r(t) = s(t) + n(t) \tag{2.1}$$

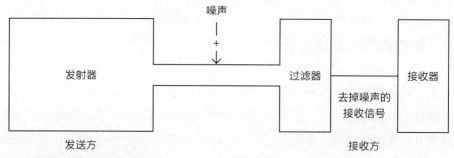

图 2.2　噪声影响下的通信系统

$n(t)$ 有许多不同的形式，但它们的共同之处是将降低接收到的信息质量。严重时将使接收者无法正确解释信号。为了使信号完整不受损失，可以添加一个滤波器以消除噪声，但是其效果在不同情况和不同系统中会有很大不同。

在远程医疗系统中，信息传输的距离可以短至设备内的几毫米，甚至是在集成电路（IC）芯片内，也可以跨越大洲的数千千米。信道可以采用铜线连接发射器和接收器，也可以在空中通过"无线"连接。不管用什么方式，最大化传输速率始终是需要关注的问题，因为它可以在给定时间段内传递更多信息。这类似于公交车，公交公司希望通过拥有尽可能多的乘客来使其利用率最大化，因为载运 5 名和 50

名乘客在运行上都一样。同样,给定的信道应携带尽可能多的信号。香农(Shannon)(1948)描述了噪声如何影响信道的最大传输速率。我们不打算深入研究香农的信息理论,但应透过他的这项里程碑工作来了解远程医疗性能所受的影响。

在结束通信系统概述之前,还要介绍一下"收发器"一词,它将在整本书中频繁出现。"收发器"是一种可以同时充当发送器和接收器的设备,组合在一起就形成了"收发器"一词。单词"发射器"和"接收器"通常分别缩写为 Tx 和 Rx。

2.1.1　有线与无线

技术进步使无线网络得到普及,且已有效解决了大量的无线网络可靠性和安全性问题,从而不再使其被局限在传统的高成本关键应用。移动性和便利性无疑是选择无线的驱动因素。尽管有线和无线通信已广泛应用于世界,但本节还是要对两者进行一定的比较。

有线通信已经被使用了一个多世纪。在 19 世纪中叶出现电报之后,电话技术发明了,当时 A.G. Bell 和 E. Gray 发明了第一部用麦克风来获取人的声音并使用扬声器来再现声音的电话。获取的音频信号通过在连接两个电话间的电线进行传输。这构成了将电线用于通信的基础。早在 1794 年就出现了有线通信,当时 C.Chappe 开始通过视距(LOS)信道发送电报。"LOS"的含义表示接收器可以"无障碍地"看到发射器,这意味着,如果您坐在接收天线上,根据发射器和接收器之间的距离,用肉眼或双筒望远镜能看到发射器的天线。但是,无线电 LOS 比视觉 LOS 更宽一些,因为无线电波在大气中沿着略微弯曲的路径传播时,无线电波的视野水平已延伸到光学视野水平之外。

结合这两个先导性的工作,当 J.Tindall 在 1870 年前后发现光线随水流弯曲地从水箱的一个小孔倾泻而出时,便引发了光通信。这就启发了一个想法,即将行进的光保持在弯曲的玻璃纤维中(Hecht,2004)。这项发明创立了一个世纪以来发展并广泛应用的有线通信技术基础。当前,光纤技术非常可靠,可以轻松提供至少99.999%的可靠性,也就是说,其故障率不超过0.001%或每年少于5.5min。在第2.1.2节中,我们比较了通信的两种主要线路,即电缆和光缆。

几乎与第一部电话一样,无线技术的起源可以追溯到 1887 年(Garratt,1994),是在 D.H.Hughes 和 H.Hertz 开始使用火花隙发射器产生无线电波时就产生了。这项技术成为 19 世纪末期先驱者 M. Faraday 和 G. Marconi 进行无线电广播的基础。在第一个收音机出现后的 30 年里,也就是 20 世纪 30 年代,电视广播出现了,紧接着 1941 年宾夕法尼亚和纽约就有了获得商业许可的电视台,这离 1929 年德国出现第一台机电式电视已经很久了（Sogo，1994）。到目前为止，广播和电视广播都是单向通信系统，称为"单工"通信。

在第一次世界大战期间使用了双向无线电通信，但是直到第二次世界大战之后，商业用途才开始普及。虽然 N.B. Stubblefield 的无线电话在 1908 年获得了美国专利，但直到 20 世纪 80 年代早期，联邦通信委员会（FCC）批准了高级移动电话系统（AMPS）后，蜂窝电话才被广泛使用。到现在为止，对于最终用户而言，无线通信的直观优势并不明显，因为只是让用户进行口头交谈，没有任何附加功能。"2G" GSM（全球移动通信系统）于 1991 年在欧洲推出，1993 年能够支持文本消息。不久之后，2.5G 和 3G 带来了一系列新功能，如 MMS（多媒体消息服务）、视频通话、上网冲浪等。由此，我们看到在过去十年的时间里无线技术的发展是多么的迅速。这全都与"速率"有关。在第 2.1.3 节将讨论传输速率问题。

通信技术一直在不断演进，已经引入 Li-Fi[光保真度（Light Fidlity）]，不要与流行的 Wi-Fi 混淆）和电力线通信（PLC）技术。前者利用可见光通信（VLC），直接以光速传输，而后者则通过现有的电力电缆发送数据，无须额外布线。Li-Fi 是无线的，PLC 是有线的，尽管它们在基础上不同，但它们两者都具备的主要优点是可以通过现有的基础架构实施，因为照明设备和电源线已经成为日常生活的重要组成部分。

有线和无线技术已经发展了一个多世纪，并且都很成熟。有趣的一点是有线和无线可被分为"引导"和"非引导"媒体。图 2.3 解释了这两种类型。可以看到，通过电缆传输的信息是通过固定线路（即电缆本身）"引导"的，而无线通信不存在信息传输的固定引导，因此描述为"非引导"的。在远程医疗中两者的优缺点可简要概括，对于短距离部署，有线通信更可靠、更便宜，而无线通信则提供了高移动性和部署灵活性。由于对移动性的要求，在大多数远程医疗应用中，无线通信是首选的选择，即没有人希望在整个身体上都缠上成束的电线！

2.1.2 电缆与光缆

尽管我们已经说过可移动性是远程医疗应用中以无线通信为主的决定性因素，但了解金属电缆和光缆的基本属性仍然很重要，因为在某些领域仍是必需的，如网络骨干或者连接固定设备。在本节中，我们将研究这些电缆如何传递信息，并比较使其适合某些应用的特性。

我们通过研究"双绞线"电缆来简要讨论金属电缆的工作原理，如图 2.4 所示。图上显示了两条绝缘线以螺旋结构缠绕在一起。这是计算机和电话网络中常用的一

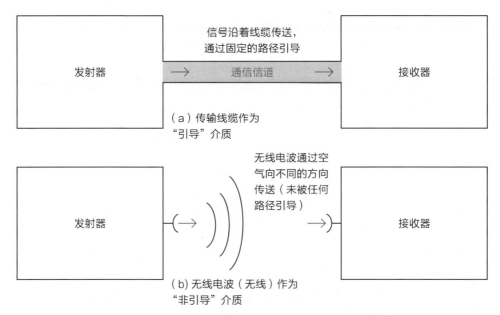

图 2.3 引导传输介质与非引导传输介质的对比，这里描述数据传输的路径是否局限于某个"信道"

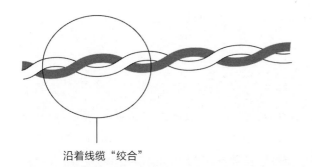

图 2.4 在双绞线中，一对线缆被整齐的缠绕绞合在一起

种铜电缆。它们传递信息的方式非常简单，即某个电压值代表逻辑"1"，另一个电压值代表逻辑"0"。确切的表示形式取决于所使用的编码机制，但是为了便于讨论，我们可以假设正电压表示"1"，而无电压（0V）表示"0"。在这种情况下，携带信息就很容易，即电缆简单地承载电压，其值在正电压和0V之间交替变化，也就表示传输了"0"、"1"序列。

光通信的工作原理非常相似。如图 2.5 所示，当发射"1"时，光束穿过中间的缆芯。相反，没有光照时表示"0"。因此，从光缆末端发出的光束将是连续不断的亮和暗。当然，这种转换太快了，肉眼是看不见的，因此看上去像一直亮着。电缆可以弯曲，因此必须有某种机制将光线保持在光缆芯中。图 2.5 显示了围绕中间缆芯的包层。它是一种可以高度反射的材料，可以将光线反射回缆芯，防止光线逸散。

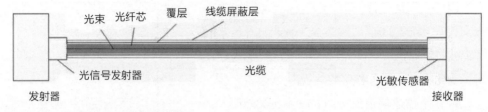

图 2.5　一种简单的光纤通信系统

　　使用这两种介质，根据信号的有无在线缆中传输 1 和 0。值得注意的是，信号背后的事情并不那么简单，但上面的讨论阐明了信息传输是如何完成的。在结束对电缆和光缆讨论之前，还应该了解一下远程医疗有线网络中常用的几种主要线缆。另一种金属导电电缆是同轴电缆。它在远程医疗应用中已不再流行，但值得一提的是，这种类型的电缆应用在许多地方，尤其是电视天线和解码盒。它的主要特点是中心芯导线的结构与光缆基本相同，在中心导体四周有一组金属导线束，两者由绝缘体隔开。这种电缆的主要缺点是体积大。还有其他类型的电缆，比如并行的导线对。光纤有两种类型，玻璃光纤和塑料光纤，主要区别在于性能和成本不同。一般来说，前者支持更高的传输速率，也更可靠，而后者通常更为便宜。

2.1.3　数据传输速率

　　"带宽"可以决定一个给定信道传输信息的数量，该名词对于理解通信的各个方面至关重要。任何一个信道的带宽都是固定的。一般来说，高带宽支持更高的数据速率。由于给定传输信道的带宽都是固定的，一种能增加数据传输速率的方法是填充更多的比特到一个"波特"中。"波特率"被定义为每秒电信号状态变化的次数。例如，1K 波特的铜缆表示每秒改变电压 1000 次。值得注意的是，它并不一定意味着它每秒只携带 1000 个数据位。为了说明这一点，我们将了解一些这方面的数学知识，但我们不打算深入地证明这些概念。

　　每波特中，或者在一次信号状态变化中，都用某种数字表示不同的信号电平层级 L。下面的例子，将用电压在 0.5~1.0V 之间示例说明。二进制位的组合数可以用来表示这些不同的电平，例如，每个电压用两位表示，因此用 0.5V 代表 "01"，而 1.0V 代表 "11"。每波特含有的比特数 n 有一个简单的关系：

$$n = \log_2 L \tag{2.2}$$

或：

$$L = Z^n \tag{2.3}$$

因此，在这个特例中，我们用两个比特（$n=2$），并且用四个不同层级（$L=4$），分别代表"00""01""10"和"11"。通过应用更多不同的携带信号的电平层级，每个波特可以携带更多比特，因此，在给定的固定波特率下，可以提高数据传输速率（或比特率，用每秒比特数或 bps 度量）。

带宽是描述信道所能支持的数据传输速率的一个非常重要的术语。它是指在信道上传输数据时电子信号所占用的频率段。因此，信道的带宽以赫兹（Hz）为单位测量，通常是使用的最大频率和最小频率之间的差。例如，传输语音数据的电话信道在 300Hz（最小频率）和 3400Hz（最大频率）之间，其带宽为 3.1kHz。那么，信道带宽和数据传输速度之间的关系是什么呢？

奈奎斯特定理表明带宽为 H 的信道的比特率 R_b 为：

$$R_b = 2 \cdot H \log_2 L \tag{2.4}$$

当然，这是理论上信道可达到的最大传输速率。但有许多因素会造成实际信道的比特率低于此。

切记，前面我们说过，通过使用更多不同的信号等级，每一次状态的变化都可以用来传输更多的比特位，从而提高传输效率。然而，更多的不同的层级意味着携带信号的电平被挤得更近。例如，在上面的例子中，步进是 0.5V。如果不是两位，而是用 8 个电平层级，每个电平层级表示 4 位。这样层级之间的间隔将从 0.5V 减小到 0.25V。这里最重要的一个问题是噪声，它可能导致不同等级的信号重叠。噪声级 N 对应的两个等级之间的最小间隔，这里的最小是指噪声引起的误差会越过相邻等级的边界。L 的最大数量由下式给出：

$$L = \sqrt{\frac{S}{N} + 1} \tag{2.5}$$

其中 S 是波峰信号功率。通常情况下，最大数据传输速率 R_b 与最大信号功率 S 成正比，与信道噪声 N 成反比。通信系统应在最小噪声下以尽可能低的功率提供最高的传输速率。以上为我们提供了有关数据传输速率的一些理论背景。

2.1.4 电磁干扰

无线通信的一个主要缺点是电磁干扰（EMI），因为 EMI 的影响相比导电线缆带来的问题更大。这在医疗保健应用中是很危险的，因为无线传输设备会严重影响某些精密医疗设备的运行。Tikkanen（2005）论述了在医疗应用中对抗 EMI 影响的各种方法。在这些方案中，通过使用适当的医疗设备外壳材料进行屏蔽，可以有效地保护设备免受干扰。可以应用许多复合材料，如金属化塑料材料适用于做许多类型装置的外壳，因为它们可以加热成形成各种形状，并且比大多数金属合金轻得多，同时提供的屏蔽效果与金属相当。造成 EMI 的潜在问题有三个：源辐射噪声、接收器获取的噪声、源与接收器之间耦合的通道。

所有无线传输设备都容易受到来自附近辐射源的电磁干扰。其中包括在周围使用的笔记本电脑和手机。这种干扰通常引起电容耦合来影响电路，这意味着电路内部被充电，从而产生一个变化的电场，进而电容耦合到附近的设备上。电磁干扰主要有两种类型，即连续干扰和瞬态干扰。前者是由邻近的辐射源，如其他电子设备或医疗设备持续发射辐射引起的。后者是间歇性的，是由辐射源发射出短时间的能量。这种干扰可以是由雷电引发的电磁脉冲（LEMP）或大电流电路切换引起的电磁脉冲。有关电磁干扰规范的标准主要由国际电工委员会（IEC）负责，而国际无线电干扰特别委员会（CISPR）则处理与无线电干扰有关的问题。顺便说一句，"CE"标志通常出现在电子产品中，包括各类医疗保健设备。"CE"表示欧洲标准。带有 CE 标志的产品表示符合欧洲指引标准，该标准要求进行电磁兼容性（EMC）测试，以确保给定的产品在欧盟任何成员国销售之前符合欧盟（EU）标准 2004/108/CE（针对医疗器械的是 93/42/EEC）。

2.1.5 调制

在结束对通信基本原理的讨论之前，我们应该再看一下"调制"一词。它指的是一个过程，这里"载波信号"为要传送给接收器的信号提供了必要的能量，并根据信息传输要求进行过程改变。这本质上是将传输数据填入到信号中的过程。通过改变载波信号的某些参数的方法来表示数据。例如，在频率调制（FM）广播中，载波信号的频率根据语音信息而改变。这种频率变化将被接收器（收音机）解释为语音信息。改变参数据的基本形式包括改变振幅（信号强度）、频率（每秒振荡次数）或相位（信号时间上的相对位置）。在更复杂的调制方案中，可以同时改变一个以上的参数，以便每波特可以表示更多的信息，从而提高传输效率。一般来说，频谱利用率（SUE）越高，接收器的电路结构越复杂，因为信号状态之间的分辨更加困难。SUE 是衡量调制方案在固定带宽内传输一定数量数据效率指标。

2.2 无线网络的类型

无线通信已经发展到有很多种选择的程度，可以为不同的应用选择最优的网络类型，而覆盖范围能从几米到数千千米。在本节，我们将介绍一些在远程医疗应用中常用的网络，并解释为什么它们适合于特定的情况。表 2.1 总结了它们的主要特性。

表 2.1 常见无线通信系统的特性

网络类型	工作频率	速率	频段	最大距离
蓝牙	2.4~2.485GHz	3Mbps	免授权的 ISM 频段	300m
红外线	100~200THz	16Mbps	红外线频段	5m
无线 Wi-Fi	2.4~5GHz	108Mbps	ISM 和 U-NII 频段	100m
无线个域网 ZigBee	900MHz	256Kbps		10m
蜂窝网络	850~1900MHz	20Mbps		5km
全球微波互联接入 WiMAX	10~66GHz	75Mbps		40km
本地多点分发服务 LMDS	10~40GHz	512Mbps		5km

2.2.1 蓝牙

蓝牙技术支持短距离覆盖的通信，主要用于室内网络中移动设备的连接，称为"微微网"。主要特点是成本低、电路简单和功耗低。它在近距离设备之间连接的灵活性可能会造成计算机病毒传播。蓝牙采用自适应跳频（AFH）技术降低电磁干扰（EMI），检测频谱中的其他设备，并以 1MHz 的间隔在 79 个频率之间跳频，从而避免使用附近设备在用的频率。蓝牙技术由蓝牙技术联盟（SIG）监督，目前共有三个等级，覆盖 3m、30m 和 300m。

尽管它在移动电话免提装置中常见，但由于功率低（3 级，3m 或 10ft 的情况为 1mW）和结构简单、成本低的收发器，适用小型可穿戴生物传感器。

2.2.2 红外（IR）

红外线在光谱中位于微波和可见红光之间。太阳会发出大量与热量有关的红外辐射。实际上，太阳照射到地球表面的红外线和可见光大致相当。那么，它与通信和医疗保健有什么关系呢？红外检测技术被广泛用于夜视，在搜索和救援中不可或缺。再有就是家用电器的远程控制是靠红外。当我们拿起遥控器来调整立体音响的音量时，控制器发出一个红外信号，携带指令发送给立体音响的传感器。

国际照明委员会（CIE）将红外线分为三类，其中近红外（IR-A）用于夜视，无线通信通常使用短波红外（IR-B）。值得注意的是，IR-B已广泛用于远程光通信，这里不过多讨论细节，我们聚焦于无线网络。红外无线标准由红外数据协会（IrDA）管理，相关设备用红外发光二极管（LED）连续的"开"和"关"进行通信。在接收器处，硅光电二极管接收IR脉冲，将"开"和"关"序列转换为电流。尽管它没有穿透墙的能力，但这是使用了数十年的成熟技术，并且非常易于实施，几乎不存在干扰问题。另一个主要问题是，它需要在视距范围内直连（LOS），红外发射器必须接近对准传感器的中心，偏移得在 ±15° 范围内。尽管当前兼容红外的设备仅支持最高 16 Mbps 的传输速度，但是千兆红外（Giga-IR）已推出，理论速率最高 1 Gbps。它通常用于小型心电图（ECG）片段的传输。

2.2.3　无线局域网（WLAN）和 Wi-Fi

IEEE 802.11 标准广泛应用于无线家庭网络，提供了一种低成本且方便的 Internet 接入方式。与蓝牙和红外（IR）不同，WLAN 在建立通信链路之前需要做一些初始配置工作。流行的 IEEE 802.11 标准包括 a / b / g / n；这些标准定义了物理层规范（"PHY"，定义了原始数据如何在空气中传输）和 WLAN 的介质访问控制层（MAC），提供了寻址和信道访问控制程序，允许多个设备通过一个接入点通信。这些标准对各层定义非常详细，各类设备可按要求设计确保可操作性。除了 802.11a 标准运行频率为 5GHz，其余三个标准都是 2.4GHz。在此频带中，使用近似频率的设备，如无绳电话、微波炉和蓝牙设备，可引起明显干扰。它的覆盖范围与室内用、室外用有关，分别从 50m 到 300m 不等。

一个基本的 WLAN 至少由一个接入点（AP）和移动客户端（MC）组成。各 MC 本质上是通过寻找 AP 维持无线连接的任意移动设备。AP 安装在整个覆盖区域的各个位置，形成无线网络基础架构。最简单的形式是在中心有一个 AP，在其周围有一个或多个 MC 工作。网络覆盖范围可以通过安装多个 AP 来增加。还可以安装无线中继器进一步扩大范围。当邻近区域中有多个 AP 时，MC 会选择信号强度最强最近的 AP 进行通信。信息安全一直是大问题，因为它应用广泛，共享着不需要授权的 ISM 频段。这部分内容将在第 6 章中介绍。

Wi-Fi 采用的统一标准派生自 IEEE 802.11 WLAN 标准，后者由无线以太网兼容性联盟（WECA）定义，适用不同类型的无线设备。Wi-Fi 有时被称为"无线互联网"。无线设备使用接入端口，也称"热点"。Wi-Fi 和蓝牙都有许多相似之处，也有许多不同之处，要在覆盖范围、数据速度、功耗、设备尺寸、成本之间进行权衡。由于 Wi-Fi 技术在家庭网络中普及，因而广泛用于居家康复患者的非现场监测，现有家庭网络稍加改动就可利用。

2.2.4　ZigBee 通信技术

ZigBee 技术是一种短距离、低功耗的无线通信技术。主要用于符合 IEEE 802.15.4 标准的无线个人区域网（WPAN）的小型数字设备。它们易于实现而且功耗极低，但由于传输速度较慢，因此不适合用于大数据传输，主要用于无线控制和监视。当前，ZigBee 技术没有全球统一标准频率，只有欧洲为 868MHz、美国为 915MHz，日本为 950MHz 的频率，世界上其他大部分地区为 2.4GHz。从某种意义上讲，它可以看作是蓝牙技术的简化版本，通常用于芯片系统（SoC）的控制实施。很便宜，每个收发器的单价不到 1 美元，通常用于安全防范控制，如烟雾探测器和空调控制。这种技术也用于体域传感器网络（有关详细内容，请参阅第 3.1 节）。整个网络通信依托 Zigbee 协调器（ZC）实施，并通过 Zigbee 路由器（ZR）进行访问，该路由器可在设备之间有效中继相应数据。

2.2.5　Li-Fi 技术

可见光用于数据通信时，普通 LED 灯泡就可以作为发射器。这类似于光通信，光源用来发出数据。Li-Fi 和传统光纤通信的主要区别是没有线缆，它是无线的。Li-Fi 和 Wi-Fi 的相似之处在于两者都是通过电磁方式传输数据。主要区别在于 Wi-Fi 通过无线电波承载数据，而 Li-Fi 将数据置于可见光。在接收端，光探测器通过相应的信号处理系统获取光信号，并提取数据。

Li-Fi 的运行非常简单，数据流被送到一个 LED 灯泡进行发送，只是简单加载在我们看到的照亮四周的光束中。被发送的信息用 0 和 1 序列表示，通过 LED 灯泡的快速调光来呈现。使用可见光意味着 Li-Fi 信号不会穿透墙壁，因此仅适合室内环境应用。

2.2.6　蜂窝网络

移动手机网络通常称为"蜂窝网络"，因为覆盖区域是由收发器（BTS）基站服务的无线蜂窝（Cell）组成的。BTS 的功能会根据服务运营商和蜂窝技术不同而有所差异。可以通过增加蜂窝数量来增加覆盖区域。除了增加覆盖范围之外，蜂窝单元组合还可以满足扩充容量和降低传输功率的需求。用户能够在跨蜂窝移动过程中保持连接是蜂窝网络的关键特性之一，这要通过"切换算法"来实现。当前在世界不同地区使用的技术也不尽相同。我们将简要介绍一下当前仍然广泛使用的技术，忽略已过时的系统，如 20 世纪 80 年代初的"第一代"模拟 AMPS，以及随后的数字时分多址（TDMA）蜂窝技术。

CDMA1900（1.9GHz）：码分多址技术使用 1.9GHz 的频率。一种旧的数字蜂窝通信系统仍在美国使用，由于在 FCC（联邦通信委员会）批准 1.9GHz 之前，一些运营商已获得使用 800 MHz 频率的合法许可。CDMA 在同一频道上可以同时支持多个基站。

2.5G（900MHz）：该技术是由欧洲电信标准协会（ETSI）定义的 GSM Phase 2+。这是一种在世界上大部分地区广泛使用的系统，可以用一部手机轻松跨国漫游。GPRS（通用分组无线服务）技术是 2.5G 的扩展，它以最高 114Kbps 的慢速率来支持各种多媒体服务。所支持的服务类型由定义服务的接入点名称（APN）控制，比如无线应用协议（WAP）访问、短消息服务（SMS）、彩信、点对点（PTP）以及 Internet 访问。

3G（1.8GHz）：第三代通信技术（3G）在 2.5G 技术上的改进，最大传输速度为 14.4Mbps。3G 的主要功能包括视频通话和移动电视广播。在 IMT-2000 标准 3G 网络中，ITU（国际电信联盟）定义了不同的接口系统。最重要的是 Mobile WiMAX 和 UMTS（通用移动电信系统），也称为 W-CDMA，其中"W"表示"宽带"。前者名字的意思是"全球微波接入（WiMAX）"，由 IEEE 802.16 宽带无线接入（BWA）标准发展而来（请参阅下文），而后者则是一种更为成熟和广泛使用的技术，是 2.5G 的直接后继产品，从之前的移动技术演化而来。一种广泛称为 3.5G 技术的升级版本，于 2006 年推出，是高速下行分组接入技术（HSDPA），支持超过 20Mbps 的速率。

在 2.5G 和 3G 之间，还有一些常用的技术，被归类为"2.75G"，这是一个不常见的术语，但读者应该非常熟悉以下表达方式：CDMA2000 和 EDGE（GSM 演进的增强数据速率）。这些是从 CDMA1900 和 GSM Phase 2+ 发展来的。有学者错误地认为上述技术被归为 3G 技术，是因为它们比 2.5G 系统的传输速率更高。

PHS（1.9GHz）：日本专用的手持电话系统，具有很高的便携性，主要是功耗低和不需要 SIM 卡。该系统主要用于语音呼叫，支持数据传输最高为 256Kbps。PHS 正逐渐被 3G 网络取代。

4G（ISM 频带范围从 700 MHz 到 2.6GHz，取决于国家法律规定）：长期演进技术（LTE）项目是国际电信联盟在 2008 年的 IMT-A（新一代国际移动通信系统）

标准中定义的。与 3G 的分组交换和电路交换两个并行基础架构不同（为了向后兼容），4G 仅支持分组交换，同时还支持 IPv6。

5G 技术（2019–2020 年推出）：基于国际电信联盟的 IMT-2020 规范。与前几代技术一样，5G 将增加带宽并且减少延迟。5G 分为三个不同的服务类别，即增强型移动宽带（eMBB）、超高可靠的低时延通信（URLLC）和海量机器类通信（MMTC）（Lien 等，2017）。eMBB 仅用于智能手机和平板电脑等消费电子设备；URLLC 适用于工业应用，如智能救护车和灾后恢复，而 MMTC 主要用于传感器，如智能药丸、健康监测用的智能手表和智能服装。为了支持远高于现有 4G 蜂窝网络的传输速率，5G 将利用 24~86GHz 范围的更高的载波频率，并使用微蜂窝技术，因为该频率范围容易受到降雨影响而衰减（Fong 等，2003c）。这也说明，在高频下无线电信号将因降雨而大为减弱，传输距离因此将缩短。

2.2.7　宽带无线接入（BWA）

BWA 支持多种服务，缘于其超高的传输速度。通常用作中远距分发的介质，载波频率根据当地的规定可在几 GHz 到 40GHz。BWA 的发展由相应的 IEEE 802.16 工作组管理。需要注意的是，IEEE 802.16 没有指定频段或设备认证要求。在 2.4~5GHz ISM 频段运行的固定或移动 WiMAX 符合 IEEE 802.16e 和 ETSI HiperMAN 无线城域网（MAN）标准，后者覆盖范围有数十千米。WiMAX 近年来以其互操作性强而普及。还有一种常见的 BWA 部署是本地多点分发服务（LMDS），主要用于固定网络，对移动性的支持非常有限。固定 WiMAX 和 LMDS 的主要区别在于工作频率，这会导致信道带宽显著增加。LMDS 能够支持 512Mbps 以上的速率来传输大量数据。由于无线电波的范围为 90°，可以设置四个无线电波实现 360° 的覆盖范围。

LMDS 的特性使其特别适用于远程医疗骨干网。"骨干"一词是指作为主干线的介质，可将不同的局域网（LAN）和设备跨越广阔的区域连接在一起。例如，一家医院可能有几栋楼，这些楼通过一个网络骨干相互连接在一起，如图 2.6 所示。

与 LTE 一样，移动 WiMAX 也被视为 4G 蜂窝通信。作为 BWA 的子集，它是对 IEEE 802.16 标准的扩展，因此在 2.2.6 节中未涉及。预计 5G 的下一代将进一步整合蜂窝和 BWA 网络，并且已经提出了将 5G 微蜂窝网与卫星链路集成的框架，这样世界上几乎任何地方都可以进行连接（Liang 等，2018）。

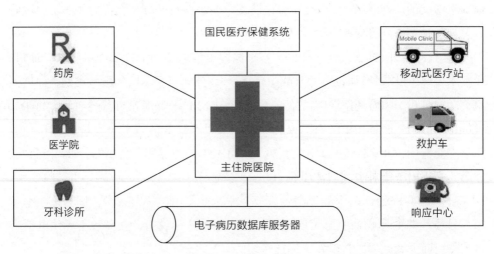

图 2.6 将医院与许多职能机构相连接的网络基础设施，同时支持固定服务和移动服务

2.2.8 卫星网络

卫星网是一个复杂且昂贵的网络，因为将卫星精确地放置在地球上空的成本非常昂贵。然而，它的工作原理非常简单。通信卫星被发射到地球上方的预定轨道上，轨道的选择取决于所要覆盖的区域。通信卫星可以用作 PTP 微波无线电中继，可为地球上的两个基站之间提供无线电链路。卫星经常在广域网（WAN）中使用。尽管易受太阳风暴等环境因素的干扰，但它非常可靠，链路速度非常快。这个特性应该适合远程机器人手术，但由于需要传输大量数据，其固有的长传播延迟会影响实时手术。由此，卫星网络主要用于远程康复。

2.2.9 授权和未授权频段

从上面的讨论中我们了解到，有些网络运行在授权频段内，而有些频段则不需要授权，由许多用户进行共享。那么，这两种方式对远程医疗手术的影响有何不同？有授权和无授权的设备都可以为远程医疗应用服务，选择哪一种设备取决于不同的应用情况（Dekleva 等，2007）。首先，网络使用不需授权的频段，没有获取许可证而产生的延误和成本，可以快速地建立连接，所使用的无线设备类型也没有限制。但是，任何人都可以访问，意味着设备有安全漏洞和干扰的风险。使用授权频道的网络是在指定频段内运行，具有专用性，因此可以根据具体需求对设备进行灵活的个性化定制。干扰保护（无法保证一个无干扰的环境）和有保证的带宽是使用授权频段的关键特性。因此，一般来说，需要在成本、便利性、安全性和运行环境之间进行综合考虑。

到目前为止，我们已经研究了几种不同类型的无线网络，这些网络广泛应用于远程医疗。它们各有利弊，应根据它们的性能和属性进行精心选择，以便可以确保服务类型尽可能多。通常，使用现有网络是一个理想选择，主要是低成本，且缩短了安装时间。随着通信技术的进步，在不久的将来会有更多的选择，远程医疗将变得更加可靠和便捷，满足人们的不同需求。

2.3 移动健康和远程医疗应用

自从几十年前第一台移动设备问世以来，功耗一直是限制便携和操作时长的永恒话题。近年来，电池小型化和片上系统（SoC）的最新进展使得超便携和可穿戴设备变得唾手可得。SoC 将电路的所有组件集成到一个集成电路（IC）芯片中，如图 2.7 所示，其中可穿戴设备的原型全部封装在一个芯片中进行制造。显然，原型一般不适合患者佩戴，而芯片可以嵌入到一个小腕带，发挥同样的健康监测功能。除了具有尺寸优势外，由于电子器件都集成在一个电子基板上，SoC 的功耗要小得多。

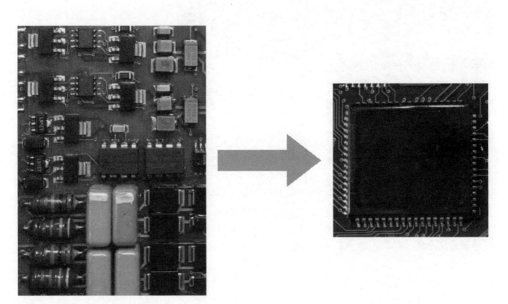

图 2.7　实现移动健康监控的片上系统（SoC）

移动健康（m-health）是由监测各种健康参数的传感器支持，从一般的运动心率监测到更复杂的康复措施支持，如膝关节康复，或者慢性疾病管理，如血糖测量。运用合适的传感器，有广泛发展潜能。如图 1.3 中所示，通过远程医疗可以收集健康信息进行监测和诊断，一个常见的问题是使用适当的外壳材料将健康数据从传感器成功地传输到外界（Li 等，2018）。外壳必须为电子元件提供强力的保护，还要尽量减少对无线电波的吸收，并能承受设备磨损时的冲击和振动。

确保接收患者健康状况数据的正确性在远程医疗应用中至关重要。运动伪影对传感器性能产生的影响，是移动健康面临的一个重大挑战（Goverdovsky 等，2015）。患者日常活动造成设备移动，将显著影响所采集的数据，因此在采集数据时所有传感器测量时的相对位置应是固定的，或者必须对接收到的数据进行适当的修正，以尽量减少设备移动对测量数据的影响。不同类型的传感器受到各种不可控因素的影响，如皮肤阻抗会受出汗的影响，而光学传感器则会受到环境光线的影响。如图 2.8 所示，血氧饱和度计的设计使患者的手指被放在测量夹中，光学传感器周围的泡沫既起到了遮光的作用，又能减轻施加在手指上的压力。

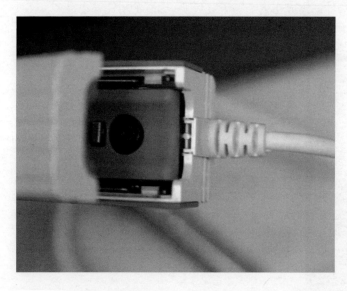

图 2.8　一种小型氧饱和度计，它利用成对的光源和传感器测量血液中的含氧量，基于光在穿透患者手指时被吸收的量

2.4　室外运行环境

信号强度随着传播距离增加而减弱（衰减），附近设备辐射出的噪声也会对信号产生很大的影响。当噪声严重时，可导致发射信号丢失或损坏，使接收到的数据无效。除噪声和信号衰减外，用金属导体传输时，信号失真也是一个问题。信道不同，

失真的形式也不同，但总的来说，失真信号的形状是畸变的，如方形波不再保持平滑的脉冲。

尽管这些信号传播问题在室内也存在，但在室外环境中还有更多不可控制的因素，它们使信号衰减变得更加严重。

在传输链路中信号损失的测量基准是其自由空间损失的期望值，即在没有任何吸收或反射信号能量的路径上所发生的损失。当无线电波碰到物体阻碍时，它产生以下现象，如图 2.9 所示。

- 衍射：是指信号被分解成次级波。当信号传播遇到具有尖锐边缘的表面时会发生这种情况。该表面使次级波散布于整个空间，并且部分波可以穿透到障碍物的后面从而导致能量损耗，并使障碍物周围的波形发生弯曲。
- 反射：信号反射回发射天线，就像光被镜子反射一样。碰到比载波波长大得多的物体时，就会发生反射。
- 散射：信号以不同方向反射，就像在碰到障碍物时扩散一样。与衍射相反，当波传播遇到的物体与波长相比较小时（如粗糙的表面、灰尘、空气污染物颗粒或通道中的其他不规则部分），就会发生散射。当信号发生散射时，它会产生额外能量让接收器感知。这将导致实际接收的信号要强于受反射或衍射影响的信号。

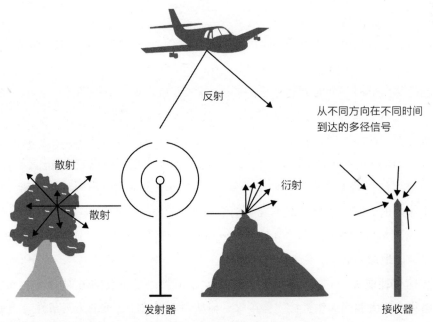

图 2.9　由于不同的现象，传播中的无线信号质量下降

所有这些导致的信号强度损失，统称为信号"衰落"。这些影响可以通过使用多个天线来获取同一信号不同方向的信号分量进行补偿，这种技术被称为"空间分集"。它的工作原理非常简单，因为信号的不同分量受到不同的时间延迟、相移和衰减的影响。当使用一根天线时，可能会因信号的严重衰减而无法有效获取，而使用多根天线将增加获取更好信号的机会。

在室外传播中，信号要克服较大障碍物的影响，如建筑物和树木。要记住的一件事是，观察到的视觉上的 LOS，当从一个天线的位置看向另一个天线，并不一定意味着必须存在无线电 LOS，特别是在远程通信。这取决于"菲涅尔区"是否清除，这是因为无线电波需要一定的空间才能到达接收端，很明显，无线电波无法"挤压"穿过墙上的小孔。菲涅尔区定义为在两个天线之间延伸的长椭圆形。菲涅尔区标记了有向信号传播的区域。物理障碍物（如图 2.9 中所示的飞机）可能在菲涅尔区之外飞过，同时导致天线辐射的信号（除了如图所示的反射之外）发生散射。这导致其他信号分量到达接收器，而没有改变直向视线（LOS）信号。相反，如果障碍物在菲涅尔区内移动，则直线 LOS 信号不再是（不受影响的）自由空间的信号。总之，菲涅尔区是沿着辐射信号到达接收器的给定路径的区域定位的量度。这是波向着以天线之间的直线路径为中心向接收天线传播的球体空间。例如，假设信号频率为 30GHz，通过应用熟悉的中学物理知识（2.6）：

$$v = f \cdot \lambda \; ; \quad \lambda = v / f \qquad\qquad (2.6)$$

假设无线电波在自由空间中传播的速度约为 3×10^8m/s，则波长 λ 将为 $3 \times 10^8/30 \times 10^9 = 0.01$m 或 1cm。因此，半波长为 5mm。也就是说，当波通过直线路径到达接收器时，同时到达那里的 5mm 球体区域。据说第一菲涅尔区至少 60% 应该清除任何物理障碍，以实现与自由空间相当的传播特性。另外，需要考虑球体区域周围的地形轮廓以估算路径损耗，或使用完善的模型，如 Longley-Rice 模型（Hufford，1999）进行估算，中值传输损耗的预测需要用到地形轮廓的路径几何图形和对流层的折射率。由于接收天线簇拥环绕的城市杂波，导致城市因素（UF）造成了额外的衰减。该模型对不规则地形模型（ITS）十分有效。但是，它没有考虑建筑物和树叶的影响。在优化传播路径以进行远程通信时，通常超过 5~8km，还需要考虑地球的曲率。

传输损耗取决于到达接收天线的功率。衰减始终是重要的考虑因素，因为信号最终将变得太弱而无法被接收器接收。诸如雨、雾或雪之类的天气条件会严重影响无线系统的范围和可靠性。降雨引起的衰减的影响可能非常严重，特别是在热带地区，那里持续不断超过 100mm/h 的倾盆大雨可能会持续数小时。衰减的度量 dB/km 表示每千米传播距离的功率损耗（以 dB 为单位）。实际影响取决于几个因素，主要是降雨率和载波频率。通常，雨越多和（或）频率越高，每千米损失的功率就越大。作为一般准则，对于在 10GHz 以下运行的系统，或者当降雨 <20mm/h 时，雨水引起的衰减不是大问题。

为了了解这个问题的严重性，我们看一下图 2.10，它比较了 10GHz 和 50GHz 的衰减。顺便提一下，这些图评估的是垂直极化的信号。在相同条件下，水平极化信号总是比垂直极化经历更高的衰减程度。如图 2.11 所示，两个极化之间的差异也随着降雨速度和（或）频率的增加而增加。大雨对无线电传播路径的影响降低了系统的可用性，因为雨水会引起交叉极化干扰，在信号通过雨水传播时会减小垂直和水平极化信号之间的极化间隔。无线电链路性能下降的程度由交叉极化分集（XPD）来衡量，它由正交极化信号之间的耦合程度确定（Fong 等，2003a）。山田等（2019）给出了 XPD 的综合定义，作为对天线交叉极化接收的同极化发射信号的强度与所接收的同极化信号的强度之比的度量，它通常会由于蜂窝间干扰而导致覆盖范围减少 10%。不使用水平极化信号避免过多的功率损耗是合乎逻辑的，但我们将在 3.2 节中看到为什么在许多系统中同时使用这两种极化信号。

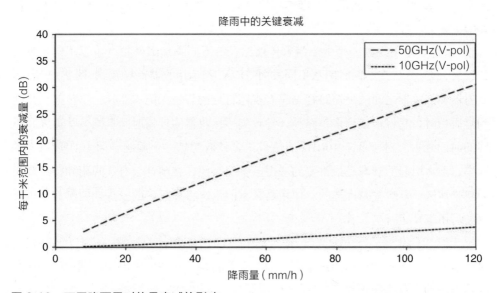

图 2.10 不同降雨量对信号衰减的影响

随着降雨变大，信号衰减的很明显。此外，相同的降雨量和传输距离下，较高的载波频率会导致更严重的衰减。

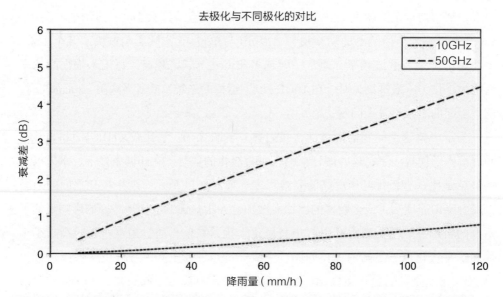

图 2.11 当降雨量和传输距离相同时，水平极化信号比垂直极化信号经历更严重的衰减

在远程医疗中必须彻底解决由于降雨造成的信道降级问题，因为暴雨直接导致很多事故的发生。因此，协助紧急救援行动的远程医疗系统必须保持适当的质量水平。在这种情况下，优化适当的系统余量需要最大化无线链路的可用度（Fong 等，2003b）。

"多径衰落"现象，是由于沿着传播路径的不同物理障碍物产生了不同延迟量的反射，信号分量在不同时间从不同方向（DOA）到达接收器而导致，如图 2.12 所示。发射器和接收器之间的最短路径是具有视距特点的直线无障碍路径。当传播信号遇到障碍物时，它将传播到多条路径，导致到达接收器的传播时间不同，从而导致不同的时间延迟。对于低于 10GHz 的信号，多径通常是一个问题，而 10GHz 以上的频率，雨水引起的衰减是最重要的考虑因素。因此，在预计会有强降雨和持续降雨的热带地区，低频率是优选的。使用高频率的系统将在频谱的较少拥塞部分中以更大的可用带宽运行。

无线通信中另一个可能引起延迟的潜在问题是多普勒频移，这是由发射器、接收器或它们之间的物体的运动引起的。多普勒频移在车辆通信中特别重要，快速移动会严重影响信号接收。

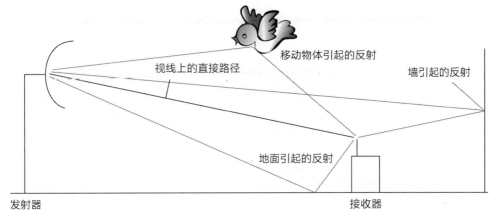

图 2.12 同一信号的不同分量通过不同的传播路径在不同时间到达所引起的多路径衰减

有些路径比其他路径更长，因此需要更长的时间才能到达接收器。

2.5 远程医疗中的 RFID

RFID（射频识别）是一种古老的技术，早在第二次世界大战时就出现了，但在过去的十几年里，才被广泛应用于日常生活。顾名思义，RFID 就是利用射频信号识别物体。因此，它通常被认为是一个"电子条形码"系统。目前世界上有许多不同形式的 RFID。从本质上讲，RFID 包括标识对象的"标签"和读取、识别标签的"阅读器"。它们以各种形式出现，便携式或固定"阅读器"；主动或被动标签，这意味着是否需要内部电池来为标签供电，以响应阅读器。电池的唯一用途是提供更远的读取范围，允许从更远的距离读取主动标签。那么，无源标签没有任何电源，它在没有电池的情况下如何响应呢？答案其实很简单，因为它在接收"阅读器"的读信号时，从"阅读器"获得必要的能量。这样的信号携带一定量的能量，击中标签内的螺旋天线，从而诱导磁场，该磁场激励包含嵌入信息（有唯一识别号）的标签内的电路。

无源标签的优势显而易见，即它们非常小巧、便宜且耐用。这些标签的制造成本每个不到 10 美分，可以批量生产，因为标签仅由印刷天线和包裹在纸中的小芯片组成。图 2.13 概述了 RFID 标签的典型布局结构。但是，在远程医疗应用中，短的读取范围可能不是唯一的问题。如果将一个生物传感器连接到标签上，它将无法为其供电。

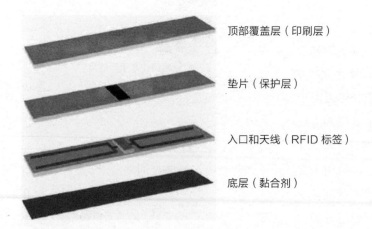

顶部覆盖层（印刷层）

垫片（保护层）

入口和天线（RFID 标签）

底层（黏合剂）

图 2.13　一个 RFID 标签

　　RFID 可靠性的主要问题是标签冲突和读取器冲突。当多个标签为单个阅读器供电激励时，标签同时响应导致读取失败，标签冲突就会发生；"阅读器冲突"是指一个 RFID 阅读器的覆盖范围与附近阅读器的覆盖范围重叠的情况。另一个主要问题是缺乏安全性，因为标签信号可以被范围内的任何阅读器获取。

　　RFID 系统在许多不同的频率范围内运行。它们的传播特性会严重影响不同远程医疗应用中的操作。如图 2.10 所示，在 LF（低频：135KHz）和 HF（高频：13MHz）系统中，信号反射会严重降低传输的信号功率。UHF（超高频：900MHz）系统会受到水吸收信号的影响，使其不适用于涉及在人体上放置标签的应用。

　　RFID 被用于许多医疗应用中，例如它在药房中使用非常广泛，将患者与受限或受控药物联系起来。追踪婴儿和其他患者，以及医疗设备，是 RFID 使用的另一个关键领域。应用程序列表似乎无穷无尽。需要进行更深入讨论的另一个领域是在人体中置入医疗设备。诸如双心室起搏器和血糖仪设备，这是具有挑战性但重要的应用。由于人体组织中水的成分，UHF 不适合。由于缺乏安全功能和读取器的高昂费用，HF 是外科手术植入的明确选择。为了置入双心室起搏器，需通过静脉将导线置入心室和冠状窦静脉以调节心室。由于它旨在为患有严重心力衰竭症状的患者提供服务，因此，必须通过远程医疗网络可靠地报告任何异常情况，而不能拖延，以最大限度地降低突发性心脏问题的风险。此外，心室喷血比例不足的患者可能需要与起搏器结合使用置入式心脏复律除颤器（ICD），以确保每次搏动都保持足够的心脏泵。由于 ICD 通过节律检测和电击心脏来发挥作用，因此这种动作会影响相关 RFID 标签。而且，与置入装置相关联的每个标签由于彼此之间紧密地放置，可能会面临标签冲突的风险。信号传播路径上的障碍包括肺的下舌叶段的前外侧表面，其次是肋骨，在穿过皮肤的过程还有表皮、真皮和皮下脂肪，在胸部离开人体，有很多障碍会影响信号传输路径。

标签与其外壳之间的电容会严重影响天线的调谐。为了解决这个问题，必须调整标签，使其不以阅读器的频率共振，以减少与其他标签的相互耦合。因此，可以通过使用带有可调天线的 RFID 标签来提高读取范围。

上述案例研究听起来可能很复杂。让我们看一下克里斯蒂安森（Christiansen）等（2018）记录的用于监测糖尿病的置入式血糖仪的要求不高的示例。在通信失败的情况下，没有任何威胁生命的后果。RFID 标签将负责把血糖仪数据传输到人体之外，以进行后续分析。由于标签的数据存储容量与任何典型的被动标签一样，不超过 2KB，因此，一旦从血糖仪接收到数据，数据就需要在存储饱和之前发送出去。在此，RFID 标签与通过 USB（通用串行总线）线缆连接到笔记本电脑作为无线调制解调器的蜂窝电话非常相似。相类似的是，手机向外界发送数据。

了解了标签的功能后，我们需要更深入地研究所涉及的机制。作为无线传输设备，它从外部阅读器辐射的入射波中获取必要的能量；接收到的能量必须足够强才能为芯片加电。从标签的天线发送回信号时，信号必须足够有效，以确保具有足够的传输功率。因此，这就是挑战所在：一方面，我们需要确保将标签置入尽可能靠近人的皮肤的位置，以最大限度地减少信号传播距离。另一方面，我们还需要避免天线与任何可能严重屏蔽信号的内部组织之间的直接接触。任何标签的将其密封以避免与组织直接接触的外壳都会对信号的穿透性产生影响。因此，在这种情况下，材料的选择成为关键问题。Friedman（2001）描述了适合置入的各种材料。建议使用约 10 μm 的聚氯乙烯（PVC）绝缘体作为最佳包装材料，在标签和周围组织之间提供合理的隔离，而又不会对信号传播产生重大影响。

因此，通信问题或多或少已得到解决，但是与血糖仪的集成怎么样呢？该系统似乎没有很多组件，但是技术问题可能极具挑战性，因为它需要生物兼容的接口，葡萄糖感测及将捕获的读数转换为电信号的设备，该设备将其写入 RFID 标签以完成后续的使命，从人体传送到阅读器。我们还提到，必须有适当的机制来确保先前存储的数据被发送出去，并在下一组读数进入之前清空标签的内存内容。因此，连接血糖仪和 RFID 标签的设备除了从捕获的读数生成信号外，还能对标签的存储器进行编程。而且，该设备必须非常小，并且功耗必须非常低，阅读器的一次激励活动可以产生并存储足够的能量以持续到下一次激励，即下一次读取操作。最终，需要实现的是下载收集的数据以进行后续分析和存储。这主要取决于芯片的高效天线和相关电路的优化设计，以便数据可以从体内到达外界。

RFID 不仅可以充当标识，它还是一种非常小巧且经济的可植入对象，用以支持短距离无线通信。它是如此通用，以至于其应用领域几乎是无限的，无疑是远程医疗的重要选择。RFID 的另一个重要应用是患者跟踪（Cao 等，2014）。医院工作人员可以从标签位置获取各个患者的实时位置信息。这些廉价的 RFID 标签可以由患者作为腕带佩戴或嵌入衣服中。医院实施的主要问题之一是密闭区域内标签数量增加，"标签冲突"的可能性增加（Xiao 等，2018）。当已存在其他用于医疗资源管理的 RFID 系统时，这尤其成为问题。主流的防冲突方法包括随机 Aloha、二分法检索、混合法等，其共同目标是协调标签传输以避免冲突（Zhu and Yum，2011）。这些方法每一个都使用不同的机制来实现在不同的时间读取标签。但是，当同时标记许多患者时，由于要大量时间执行，二分法检索不适合临床部署（Ullah 等，2012）。

参考文献

Cao, Q., Jones, D.R., and Sheng, H. (2014). Contained nomadic information environments: technology, organization, and environment influences on adoption of hospital RFID patient tracking. *Information & Management* 51 (2): 225–239.

Christiansen, M.P., Klaff, L.J., Brazg, R. et al. (2018). A prospective multicenter evaluation of the accuracy of a novel implanted continuous glucose sensor: PRECISE II. *Diabetes Technology & Therapeutics* 20 (3): 197–206.

Dekleva, S., Shim, J.P., Varshney, U., and Knoerzer, G. (2007). Evolution and emerging issues in mobile wireless networks. *Communications of the ACM* 50 (6): 38–43.

Fong, B., Rapajic, P.B., Hong, G.Y., and Fong, A.C.M. (2003a). Factors causing uncertainties in outdoor wireless wearable communications. *IEEE Pervasive Computing* 2 (2): 16–19.

Fong, B., Rapajic, P.B., Fong, A.C.M., and Hong, G.Y. (2003b). Polarization of received signals for wideband wireless communications in a heavy rainfall region. *IEEE Communications Letters* 7 (1): 13–14.

Fong, B., Rapajic, P.B., Hong, G.Y., and Fong, A.C.M. (2003c). The effect of rain attenuation on orthogonally polarized LMDS systems in tropical rain regions. *IEEE Antennas and Wireless Propagation Letters* 2 (1): 66–67.

Friedman, C.D. (2001). Future directions in biomaterial implants and tissue engineering. *Archives of Facial Plastic Surgery* 3 (2): 136–137.

Garratt, G.R.M. (1994). *The Early History of Radio: From Faraday to Marconi.* London: The Institution of Engineering and Technology.

Goverdovsky, V., Looney, D., Kidmose, P. et al. (2015). Co-located multimodal sensing: a next generation solution for wearable health. *IEEE Sensors Journal* 15 (1): 138–145.

Hecht, J. (2004). City of Light: The Story of Fiber Optics. Oxford University Press on Demand.

Hufford, G. (1999). *The ITS Irregular Terrain Model.* Boulder, CO: National Telecommunications and Information Administration.

Li, C., Kang, Y., Wu, T. et al. (2018). Numerical analysis for human perception of temperature rise on the fingertips during usage of a mobile device. *Bioelectromagnetics* 39 (2): 164–169.

Liang, X., Jiao, J., Wu, S., and Zhang, Q. (2018). Outage analysis of multirelay multiuser hybrid satellite-terrestrial millimeter-wave networks. *IEEE Wireless Communications Letters* 7 (6): 1046–1049.

Lien, S.Y., Shieh, S.L., Huang, Y. et al. (2017). 5G new radio: waveform, frame structure, multiple access, and initial access. *IEEE Communications Magazine* 55 (6): 64–71.

Shannon, C.E. (1948). A mathematical theory of communication. *Bell System Technical Journal* 27 (3): 379–423.

Sogo, O. (1994). History of Electron Tubes. IOS Press.

Tikkanen, J. (2005). *Wireless Electromagnetic Interference (EMI) in Healthcare Facilities.* BlackBerry Research White Paper.

Ullah, S., Alsalih,W., Alsehaim, A., and Alsadhan, N. (2012). A review of tags anti-collision and localization protocols in RFID networks. *Journal of Medical Systems* 36 (6): 4037–4050.

Xiao, F., Miao, Q., Xie, X. et al. (2018). Indoor anti-collision alarm system based on wearable internet of things for smart healthcare. *IEEE Communications Magazine* 56 (4): 53–59.

Yamada, S., Choudhury, D., Thakkar, C. et al. (2019). Cross-polarization discrimination and port-to-port isolation enhancement of dual-polarized antenna structures enabling polarization MIMO. *IEEE Antennas and Wireless Propagation Letters* 18 (11): 2409–2413.

Zhu, L. and Yum, T.S.P. (2011). A critical survey and analysis of RFID anti-collision mechanisms. *IEEE Communications Magazine* 49 (5): 2–9.

3 健康监测中的信息和通信技术

在第 2 章中，我们了解到目前有许多类型的无线网络可用于远程医疗服务。这些网络有完全不同的属性，并可根据不同的情况进行设计。不能简单地回答远程医疗中选择哪种类型的网络最合适，因为不同的应用网络需求完全不一样。在研究了各种技术之后，我们已经将传输视为所有无线网络面临的主要问题。我们已经讨论了为什么远程医疗用无线技术比有线更受欢迎。无线网络是使医务人员和资源方建立连接的基础技术。数十年来的技术进步使网络更加安全可靠，能够为生死攸关的服务业务提供支撑。在本章中，我们将探讨无线远程医疗技术帮助患者康复和康复治疗的各种情况，还将了解如何实现这些目标，以及存在哪些技术挑战。在过去的 10 年中，射频识别（RFID）已被广泛用于患者管理，以及从药品到消耗品的供应链管理（LeMaster and Reed，2016）。最近，物联网（IoT）及其相关设备在各种健康管理应用中的普及，为在云环境下轻松跟踪和监测人员和医疗资源铺平了道路（Darshan and Anandakumar，2015）。

特定的网络设计是由它所支撑的应用驱动的，它要能够对相关信息进行可靠传输。例如，要监测室性心动过速（VT），需要定期传送心电图（ECG）和心率信息，以确保及时检测到任意室性颤动发生的风险；这要求至少在 0.05s 内解释 QRS 的复合分形。在所有远程医疗系统中，我们必须确保所使用的通信网络能够支持所需的数据传输速率。

本章中，我们将着眼建立用于监测患者和医疗专业人员应用的体域网（BAN）技术和挑战。然后，我们将介绍利用无线通信技术进行远程患者监测的一些主要应用。需提醒的是，所给出的示例可能还有其他解决方案，绝不是唯一的选项。医疗保健和医疗行业的技术快速发展，不可能对每种可用方法都进行深入分析。这些例子主要是帮助读者，对远程医疗技术如何在不同情况下支持救援任务，以及可能面临的挑战有一个深入的理解。

3.1 体域网

BAN，也被称为体域网（PAN），近年来已经成为可能，主要是在技术上实现将微小的无线电发射设备安全地安装在人体上。除了在医疗行业中日益流行外，由于其可灵活部署的特点，BAN 还被用于许多计算和电子消费方面。这些设备非常小，甚至可以置入体内。它可以监视人体各种迹象并在检测到异常行为时自动发出警报。它还可以记录日常活动并确保用户在连续活动期间便捷地判断是否达到锻炼预定目标。因此，它可以为需要医疗照顾及希望监控自己的健康水平的人提供支持。生物传感器连接到用户的身体上，用于远程健康监测，具有极高的移动性。BAN 通常包含两个主要组件：一是"Intra-BAN"，用于身体内部通信，其中传感器和处理器连接到能进行数据处理的移动基本单元（MBU）。MBU 可以是我们日常携带的任何消费类电子设备，如蜂窝电话、车载免提套件或用于笔记本电脑连接到 Internet 的无线调制解调器。二是"extra-BAN"，用于身体上的组件与外界之间进行通信。通常，这是一个远程医疗系统，传送收集数据，并进行处理和分析。

通常，BAN 设备具有非常低的功耗（通常低于 10mW）和低数据吞吐量（约 10Kbps）。BAN 有许多需注意的事项。数据安全是一个首要问题，因为在大多数情况下都没有采取数据保护措施。单个设备必须有 QoS（服务质量）保证，以确保所有设备保持联系。覆盖范围不能很大，通常基本匹配单元（BMU）应用在 2m 内的范围。天线设计作为可穿戴式传感器的一部分是一项非常具有挑战性的任务，因为它需要提供全方位的覆盖，以保证高度的移动性；还需要深入研究人体吸收对信号传播的影响（Hirata 等，2010）。置入设备是一项特别苛刻的要求。

尽管目前尚无用于 BAN 实现的标准，但负责无线个人区域网（WPAN）的 IEEE 802.15 工作组一直对允许各种可能的设备在各种传输介质上互操作进行研究。Li 和 Kohno（2008）描述了一些可能最终实现 BAN 部署的 IEEE 802.15 标准化的前景。不同的工作组针对不同的传输介质开展工作。例如，最受欢迎的是用于蓝牙的 IEEE 802.15.1 和用于 Zigbee 的 802.15.4。

由于可以灵活地安装不同的传感器，BAN 能够监测哮喘、糖尿病、心脏病等疾病，并可轻松完成相关数据的记录和跟踪以检测任何潜在问题。在可能会密切监测许多患者的区域，如医院和诊所，要克服的主要设计挑战是区分每个与独立患者相关联的 BAN 系统的能力，以使收集的数据不会混淆。尽管可以在现成的传感器之上构建许多 BAN，仍要关注传感器的许多方面。

- 标准：功能规格、操作环境、通信协议、操作范围、安全和隐私。
- 电磁兼容性（EMC）：感应的电磁辐射量干扰敏感度。
- 校准：校准的过程、频率、精度。
- 集成：连接、数据库连接、安装和位置。

我们进一步探讨这些设计问题。当前，还没有管理 BAN 生物传感器开发的标准，也没有要求电源和如何进行数据传输通信协议的准则。在不同情况下，传感器的性能与可靠性会有所不同。例如，可置入传感器超过一定海拔高度，或者人体参加诸如游泳和修船等活动浸没在水中时，可能就无法运行。为了确保在设备没有任何内部缓存的情况下能够成功收集数据，需要明确人体能离开收集数据的地点多远。与几乎所有医疗系统一样，数据安全和隐私是另一个重要话题。第 6 章将对此进行详细介绍。

EMC 适用于大多数国家的无线传输设备，不同国家有不同的规定。如果将健康监测设备带到其他国家，则其设计必须符合 EMC 有关的所有监管规定。校准对于所有精密仪器而言都是非常重要的过程，以确保捕获的数据在指定的精度范围内。可以在设备上合并自校准和诊断功能以方便维护。如果无法做到这一点，则需要指定多长时间进行一次校准才能保证精度，以及用户是否可以进行校准。最后，必须彻底确认每个传感器与 MBU 的连接方式，以及如何将其安全地安装在用户身上，以确保可靠性。只要有适当的保护外壳，传感器就可以置入人体内部。正如 Park 和 Jayaraman（2003）、Winters 等（2003）所研究的那样，许多传感器是暂时附着在身体上的，而有些则是嵌在衣服上的。为了确保最大的移动性，传感器必须轻巧，外形尺寸（物理尺寸和形状）较小；重量和外形尺寸主要由传感器内部安装的电池决定。因此，必须为这些传感器设计尺寸最小化、耐用性最大化的特殊功率效率。显然，频繁更换电池或不便充电是不切实际的。

为了更好地理解 BAN 的工作方式，我们看一下图 3.1 中的示例，该示例显示了基础的 BAN 的架构，该架构由传感器组成，用于监测在监督下康复的心脏病患者。传感器用于收集 ECG、氧饱和度、用于步态相位检测的运动感应和身体与环境温度等数据。每个传感器都通过无线链路连接到 MBU，数据定期发送。患者的位置可以通过 GPS（全球定位系统）或 Internet 接入点（AP）来跟踪。MBU 将从每个传感器获取的数据传送到与远程医疗系统相连接的家庭无线局域网（WLAN）。电子病历可利用接收到的数据自动更新。如果检测到紧急的医疗状况，将会发出警报。

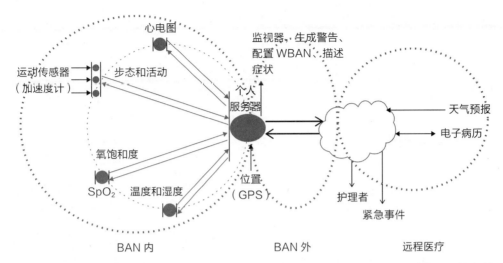

图 3.1　体域网 (BAN) 通过远程医疗链路将患者身体内部和周围的一系列设备 / 系统连接到外部世界

由于知道患者的位置，可以做好预先准备。患者的环境条件，如环境温度和湿度也可以及时获取。可以快速对各种条件和模式进行定量分析提出适当的建议。出于研究目的，数据也可以匿名存储，可以分析每个参数对医疗状况的影响大小。大多数国家的法律规则应该会限制对患者身份信息的访问。

人体会影响 BAN 信号的传输。这是一个需要注意的重要问题，因此必须密切注意传感器在患者身上放置的位置以及朝向（Wang 等，2009）。当人员移动时，某些传感器可能会靠近 MBU，而另一些可能会远离 MBU。Welch（2002）讨论了由人体作为信号退化因素引起的吸收、反射和衍射。人体组织的电特性（即电导率和介电常数）造成通过人体传播的无线电信号行为会受影响。通常，电导率会随信号频率的增加而增加，介电常数会降低。Means and Chan（2001）详细描述了这些人体的电特性及其对波传播的影响。在设计阶段为确保网络可靠性，通常需要使用适当的模拟模型来进行测量，而用的实验对象是人。

通过物联网将生物和生理传感器连接到智能医疗保健设备，为增强健康服务提供了巨大的机会。当测量参数达到某个预定阈值时，医疗设备可以快速检测到异常，从而有效支持预防保健。作为智能家居系统不可或缺的一部分，全面的监控不仅涵盖患者，还涵盖可能影响患者健康的周围环境（Fong and Hong，2012）。智能可穿戴设备也可以连接到物联网，以获得有关患者健康的更全面信息（Yang 等，2017）。除了一般的健康监测和评估，Thapleyal 等（2017）提出，物联网支持的可穿戴智能健康设备还可以通过缓解压力来帮助改善心理健康。物联网通过多种通信链路全面支持健康服务,包括通过蜂窝网络进行 Internet 连接(详细信息参见第 2.2.6 节),以及通过蓝牙 /NFC(近场通信)协议进行短距离通信。在低功率传感网络中,相对少量的数据在短距离传输, 如 ZigBee(第 2.2.4 节)等, WPAN 是对效率和功耗进行优化的不错选择(Lee 等, 2016)。

3.2 应急救援

不管人们多么小心,事故随时随地都会发生。灾难可能是由自然、有意或无意的人为操作、机械故障, 或这些因素的综合影响造成的。一旦发生伤害性事故,最重要的是尽早提供适当的治疗。以往, 寻求医疗救治的过程可能非常缓慢。尽可能缩短治疗时间往往是挽救生命的最佳途径, 而远程医疗就可以有效解决这方面的问题。在这方面, 无线技术的帮助是显而易见的。举个简单的例子, 过去 20 年里手机的普及已经产生了巨大的影响, 人们可以立即使用手机从任何地方呼叫救护车, 因此, 与需要寻找固定电话的时代相比, 节省的时间对伤者而言可能就是生或者死的差别。当然, 只有在手机处于服务覆盖范围内时才可能实现, 因此扩大覆盖范围有助于提高救人的机会。当与 GPS 结合使用时,来电者的位置也可以自动报告。随着多种高性能可移动设备应用, 在紧急医疗服务(EMS)中, 无线通信和多媒体技术可以多种形式结合。

远程医疗的作用远不止于此。Ansari 等(2006)概述了在紧急情况下如何使用无线远程医疗。配备摄像头的手机的作用不只是给急救中心打电话。Martinez 等(2008)报道了手机在远程诊断中的使用, 如可以利用手机传输有关颜色变化(通常用作疾病标记)的图像信息。例如,可以发送试纸图像来标示某些肾疾病的存在。为了达到这个目的, 只要 "色深" 足以区分反映被测流体特性的不同颜色变化就可以, 为此, 手机照相功能就足够了。这里, 颜色深度由用于表示图像中给定像素的每种基色的二进制数(即红色、绿色和蓝色)来确定。色深为 n 比特的相机能够捕获的图像在每种基色上有 2^n 种不同深浅层次的阴影。由于标示某种物质是否存在不需要区分细微的颜色变化, 普通的手机对于这种应用就足够了。但是, 在其他情况下, 如显示伤口的图像, 对图像质量要求就远远超过手机内置摄像头获取的图像质量。因此, 在紧急救援任务中必须使用更精密的设备。

远程医疗系统可以远程获取大量信息。图 3.2 显示了一个紧急救援系统的框架,该系统能够为医护人员提供方便的媒介, 将伤者信息发送到医院, 以便医护人员可以在患者到达之前进行必要的准备。我们研究了该系统的细节。在现场需要消防车

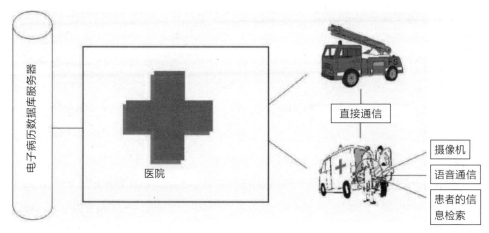

图3.2 一个简单的紧急救援系统，现场的多辆车辆可以通过本地直接通信来协调救援行动。每辆车也同时与支援人员连接

的情况下，可以提供直接连接医护人员和消防员的通信设备来开展联合行动。每个医护人员携带可穿戴设备，包括摄像机、传感器和通信设备。消防员佩戴跟踪装置、气体探测器和氧气水平指示器。救护车充当信息接入点，并在医护人员和医院之间提供双向通信，医护人员可以从医院中存储的电子病历中检索患者的病史，从而可以在实施急救时获取诸如过敏和健康状况之类的信息。下节对此展开描述。

3.2.1 现场情况

当救治车在事故现场时，无线局域网可以为附近的救护车提供服务，同时连接多个医护人员携带的设备，并将数据发送到医院。反过来，也可以从医院数据库存储的电子病历中检索有关患者的信息。

只要不是在高层建筑或茂密森林深处等无法停放救护车的地方展开救援演练，典型的支持IEEE 802.11n协议的无线局域网就够用了。这种网络的一个主要优点是不需要在视线（LOS）距离内来保持连接。

该网络可以执行以下操作：可穿戴式摄像头捕捉高分辨率图像，显示患者伤情的详细信息，运用图像处理算法估计失血量近似估计患者的出血量，其他各种传感器分别获取生命体征，如心率和呼吸频率、血氧饱和度（SpO_2）水平等。在提供即时治愈时，医护人员需要快速检索受伤患者的病史、药物过敏史和传染病等信息，以便采取必要的预防措施。视频会议技术也使专家咨询变得更加容易，特别是患者的病情能提前送到专家那里进行远程咨询。

因此，每个医护人员的不同设备会获取大量数据。这里需要解决许多问题。首先，在现场治疗不止一个患者的情况下，必须清楚每组数据的标识，即给定的一组数据所属的患者必须易于区分。所有护理人员无论是否都在网络的良好覆盖范围之内，都有必要确保医护人员可以在救护车附近随时随地自由移动，并确保他们始终保持联系。必须解决数据安全问题，以确保患者的信息不会被附近的未授权人员窃取，同时在不受控制的环境中传输而不会受到干扰或篡改。为了对每个护理人员收集数据的多少有所了解，表3.1列出了携带上述设备的医护人员的例子。与我们日常使用的互联网相比，这似乎不是过高的要求。切记以下重要差别：如果在浏览互联网时发生故障，我们可以轻松地重新加载页面，但是如果在挽救生命的远程医疗应用中，可能不允许出现问题时进行第二轮数据获取和重新传输。必须提供足够的资源以确保数据采集和传输万无一失。

表 3.1　一些远程医疗应用所需的数据传输量

数据源	数据格式	近似的数据速率	是否压缩
摄影机	FHD 1980 × 1080 25fps	50Mbps	是
静止图像（每张）	6000 × 4000, JPEG	6MB	是
语音	3KHz bandwidth, 32KHz sampling	128Kbps	是
心电图监视仪	12-lead ECG	12Kbps	否
环境传感器	Binary data stream	<2Kbps	否

在第 2.4 节中，我们讨论了与室外无线通信相关的问题。在事故现场的护理人员经常会发现衍射和反射是对其设备连接性影响最大的因素。为查看可能出现的问题，我们放大图 3.2 的一部分，用图 3.3 显示救护车周围的情况。由于医护人员在救援行动中可能会四处走动，因此无法保证发射设备对救护车处的接入天线保持清晰的视距。衍射量主要取决于障碍物的几何形状和信号的特性，如在撞击物体时载波的幅度、相位和极化。在反射过程中，有时波也可能会部分衍射。反射和衍射程度主要取决于所遇到的物体材料，并且通常受偏振和入射角的影响。

3.2.2　智能救护车

智能救护车设计的关键挑战之一是安装技术，同时满足人体工程学、电磁兼容性和易于清洁的要求（Fong 等，2018）。在最简单的模式下，智能救护车与响应中心相连，可供现场医护人员检索咨询电子病历（EPR）等信息（Fong 等，2017）。此外，如图 3.4 所示，本地物联网提供救护车仪器和医护人员之间的连接，远程医疗系统

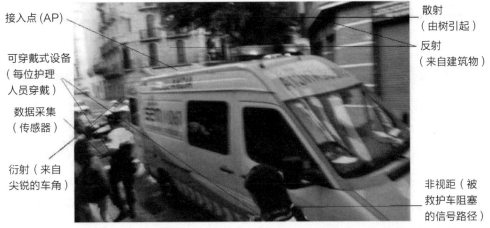

接入点 (AP)

可穿戴式设备
（每位护理
人员穿戴）

数据采集
（传感器）

衍射（来自
尖锐的车角）

散射
（由树引起）

反射
（来自建筑物）

非视距（被
救护车阻塞
的信号路径）

图 3.3　仔细查看图 3.2 所示的救护车，存在许多问题可能影响救护车周围的数据通信

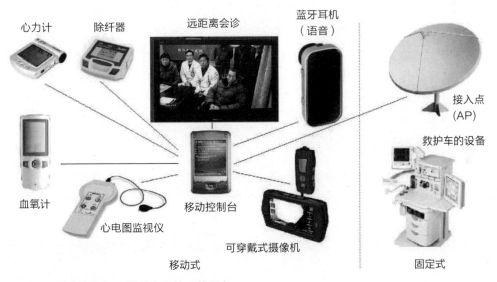

心力计

除纤器

远距离会诊

蓝牙耳机
（语音）

接入点
（AP）

救护车的设备

血氧计

心电图监视仪

移动控制台

可穿戴式摄像机

移动式

固定式

图 3.4　在现场服务于护理人员的无线设备

将救护车连接到医院。在救援现场，智能救护车配备了必要的设备，为医护人员提供支援。

　　医护人员根据救援的性质和所需信息的类型可能会携带许多可穿戴设备。图 3.4 显示了一组护理人员在救治受伤患者时所佩戴的无线设备。由于对小型可穿戴设备的设计考虑，通常使用蓝牙设置 BAN，而不是将单个设备作为局域网（LAN）一部分直接连接到救护车上。此例中，定制的 PDA 充当 MBU，从所有佩戴的传感器和摄像机收集数据，并通过 2.4GHz 链路连接到救护车网络。Chen 等（2017）讨论了在连接可穿戴设备时有时可能倾向使用有线的情况。医护人员的姿势和所需设备接口可能使有线方式比蓝牙或 Zigbee 等选项更受欢迎。通常，在使用中要求最小的交互量时，安装在口袋中的小型设备可以使用有线连接。有线通常更可靠，数据通信不会受到移动和方向的影响。因此，在线缆不会缠结且用户移动不受到影响的情况下，这应该是首选方式。

无论单个设备的功能是什么，在设计时都必须考虑舒适性和易用性。功耗是减小尺寸和重量的重要影响因素。另外，为了获得最佳的操作可靠性，需要彻底研究与运动和方向有关的接收特性。这些可穿戴医疗设备大多数都是定制的，因此市场上几乎没有现成的设备。人体工程学设计是至关重要的属性，可确保设备佩戴以后，不会在捕获数据时影响医护人员的正常工作。可编程数字信号处理（DSP）芯片方面的进步，可使一种类型的处理器定制后驱动几乎所有的传感器。

每次救援任务的情况决定了佩戴设备的特性。例如，夜间操作需要照明，这一要求会消耗更多的电能，因此电池寿命可能会大大缩短。大多数设备需要防水外壳，以便在大雨中可靠运行，安全地安装确保医护人员工作时不会有任何东西脱落。许多设备要根据所需信息的类型选用。在灾难救援中甚至可以实施生理监测，因为医护人员可能会需要连续工作数小时。

3.2.3 骨干网络

骨干网是连接各种设备、系统和子网等任一通信网络的中心部分。它的主要目标是作为网络中不同实体之间交换信息的基干。如 Fong 等所述（2005a），主干网（参见图 3.2 的示例），采用 17GHz 无线网络。图 3.5 对此进行了扩展，以更详细地显示图 3.2 的相关部分。载波频率的选择主要取决于所连接的网络类型，以及

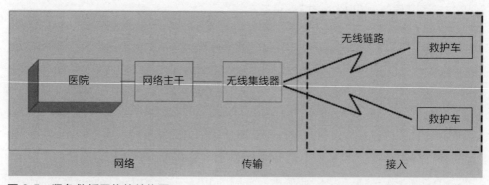

图 3.5　紧急救援网络的结构图

　　无线集线器（可以是蜂窝网络的基站）提供了单个救护车和医院之间的连接。

政府立法许可，从而在救护车和医院的无线网络中心之间提供双向无线连接。当救护车在事故现场静止时，IEEE 802.16 点对点网络可以很好地发挥作用，但是当救护车移动时，它的性能会显著下降（Ansari 等，2008）。如果需要在返回医院的整个过程中持续传输数据，WiMAX 将是更好选择。然而，由于大多数（如果不是全部）重要信息都是从现场获得的，移动支持对于事故救援并不是必需的。

医院与医护人员所佩戴设备（图 3.4 中所示）之间并非一直保持连接。例如，在事故现场附近或现场与医院间的高大建筑物将阻碍视线距离。根据第 2 章所述，有几个问题需要考虑。确保网络覆盖的最佳方法是对医院所覆盖的服务区域进行测量，建立一个基本上由计算机高程地图组成的地形高程数据库。其主要功能是表征地形信息，以模拟在服务于不同区域时城镇建筑和树木对救护车通信的影响。任何给定的城镇特定点（x，y）上的位置 z 表示相对地面高度，这是相对于一个固定参考值（如高层建筑物的屋顶）进行标注。这些地形点（x，y，z）的综合数据库可以视为整个覆盖区域的网格。地形数据库应该覆盖医院服务的任何区域，以便覆盖救护车所到的任何地方。

这种通信链路要求高可靠性和可用性，而延迟通常不是重要因素。传输必须准确，但由于患者的信息不必实时传输到医院，因此数据重传不是问题。如果数据丢失或损坏，则可以再次发送。重传保证了成功的数据接收，但代价是时间上的延迟。

众所周知，大雨是造成严重事故的重要因素。实际上，下雨不仅增加了发生事故的风险，而且影响了无线链路的性能和可靠性。雨水引起的最显著问题包括衰减和去极化。前者会削弱信号强度，从而减少信号覆盖范围，而后者会对利用垂直和水平极化信号的无线链路产生非常重大的影响，因为去极化可能会导致两个信号相互重叠，最终意味着完全没有信号。

主干网络是远程医疗系统的重要组成部分，可以为现场工作人员和医院之间提供可靠的连接。Fang 等（2005b）提出，一般而言，在许可使用无线电频率的情况下，对于经常出现持续性强降雨超过 20mm/h 的热带地区，应考虑使用 10GHz 或更低的频率。否则，应使用 25~40GHz 的频率来优化骨干网的性能，以避免频谱拥塞。

3.2.4 在医院

由于患者在事故中的伤势及其重要的生命体征信息可以被发送到医院，当救护车将患者送入医院时，事故和急诊部（A & E）的外科医师可以预测将要发生什么。

医师可以自动检索电子病历。虽然远程医疗技术给急诊人员带来的好处是显而易见的，但仍然需要解决一些挑战问题。Benger（2000）的早期工作发现了服务能力扩展时引发的许多潜在问题，包括人为因素（如便利性、可靠性），以及如何将远程医疗整合到当前实践中。

外科医师和辅助人员需要熟悉该系统它能提供哪些功能及如何充分利用。因此，必然需要进行培训，以确保远程医疗系统传递的信息被正确解释。还需要与现有医疗系统的集成，因为与专有系统的连接涉及兼容性和互操作性问题。尽管Tachakra 等（2006）报告说，在远程医疗系统中没有检测到远程医疗传输设备与精密医疗仪器之间的明显干扰，但潜在的干扰原因也是应注意的一个问题。

远程医疗能够在患者到达之前提供有关患者的重要信息。如心脏和呼吸、显示损伤程度的图像、生命体征（如心率和呼吸频率）、脉搏血氧饱和度（SaO_2 / SpO_2）、动脉血氧分压（PaO_2）水平以及舒张动脉血压（DABP）等，都可以在患者到达前提供和更新。虽然可以发送多方面的广泛信息，但一般不会产生大量数据；因此，信道带宽通常不是问题。有些系统还支持实时视频会议功能，这将需要超过1MB/s 的数据传输速率。

3.2.5 管理部门

由于电子健康必须对患者进行监控，因此隐私权成为管理部门关注的可能引起诉讼的首要问题，因为这些诉讼要求对违反安全规定的行为进行赔偿。因此，责任问题是影响远程医疗普及的一个障碍。如果远程医疗服务跨越具有不同法律和许可指令的行政区，则跨行政区部署可能会导致法律问题。初始部署的支出和资金短缺也可能是限制远程医疗用于急诊的一个重要问题，因为对于管理部门来说，即使在治疗受伤患者时为最终挽救生命节省了大量宝贵时间，成本效益可能并不明显。管理部门通常根据商业观点做出决策，期望货币投资在特定时间内产生财务回报。因此，管理部门需要确信可以看到远程医疗带来的优势。

在许多情况下，技术挑战可能不像得到政府认可那样难以克服。建立一个支持紧急救援的综合网络可能需要本节讨论各方的合作问题。此外，为不同层次的医护人员提供培训所需的时间可能被管理部门视为一个耗时的过程。拯救生命所带来的长期利益是非常明显的，但在财政和时间上获得投资支持是另一个需要努力解决的问题。

通过远程医疗支持广泛医疗保健服务的想法涉及许多政府机构，其中许多是国家层面的。在美国，医疗设备由食品药品监督管理局（FDA）监管，联邦通信委员会（FCC）负责无线电频谱分配，而电信政策则由国家电信和信息管理局（NTIA）管理。这里需要注意的关键点是，即使对于一个非常简单的设备，设计和实施也需要遵守多个管理部门的规定。

3.3 远程恢复

无线远程医疗几乎促进了陆上、海上及空中的治疗。10多年前，商用航空开始将飞机与MedLink连接起来，Mchugh（1997）将其描述为一种服务，完成地球空中的医疗服务，向训练有素的航空公司人员提供基本的生命支持信息，以执行基本的医疗应急流程，并决定是否需要紧急医疗救治。为避免不必要的因旅客的紧急医疗造成的计划外中途停留，这项基础技术能使航空业节省不必要的途中停留时间和金钱，让不需要送医的乘客得到即时医疗救治。

通过视频会议，不同国家的专家可以实时为那些甚至没有受过任何医疗培训的服务人员提供医疗建议。这不仅仅是一个提供建议的问题，远程医疗还可以检索特定乘客的电子医疗记录，以便了解现有的医疗状况。除了在空中帮助患者外，远程医疗几乎可以在任何地方进行康复和治疗。远程康复通常需要迅速发现患者的确切位置，并要知道患者周围的潜在危险，以避免危及救援人员。在技术上实现远程医疗可以在上述方面协助远程康复。远程医疗常常帮助拯救普通百姓和冒着生命危险拯救他们的救援人员的生命，我们将看看下面三种情况。

3.3.1 在海上

由于蜂窝通信网络不能在海上提供服务，因此海上救治是具有挑战性的场景。在看不见土地的广阔海洋中，通信仅限于卫星。尽管大多数现代船舶都配备了精密GPS，但这并不总是有效的，因为紧急救援的人员可能是掉到海里，还可能出现船舶沉没或没有动力的现象。信息技术使救援比以前容易得多。搜救是救援人员在海上要做的第一件事。视频提取技术与高分辨率视频捕获结合使用，使得海上定位人或物体变得更加容易。救援船、直升机和控制中心之间的协调必须实时得到保障，因为水流漂移使被救援的人移动的很快。

在海上救援中，卫星通信是唯一能够跨越广阔海域提供全面覆盖的手段。由于卫星通信使用的是千兆赫级的毫米波波段，通过水会被吸收，几乎不可能用它搜索沉没的船只。水下无线通信比空中通信更具挑战性。相反，声波在水中的传播速度比空气中的传播速度快5倍，这使得声压通道适合于水下通信。远程水声传播研究始于 15 世纪。顾名思义，声波通道的可听频率范围介于几十赫兹到 20kHz。因此，无线通信系统在收发器结构和天线方面有完全不同的要求。由于声波在空气中的传播远慢于毫米波波段，因此会有较长的传输延迟。除了显著的传播延迟外，水下通信还遭受多径变化大和可用带宽窄的困扰。

3.3.2 在丛林和山脉

在植被茂密的地域，搜救工作通常无法直接开展。虽然红外摄像机可以在一定程度下帮助确定人的位置，但绝不是一个完美的解决方案，因其受到许多环境因素的限制，手机信号不能覆盖到偏远的森林和山区使救援工作变得更加困难。

在这些地区，无线电通信极为困难。首先，鉴于用户密度小和利用率极低，运营商向这些地区提供信号覆盖服务毫无经济意义。由于植被茂密，无法维持视距连接；因此，衍射和反射可能是阻碍通信的重因素。因为，无线电链路的基本任务是向接收者传递足够功率的信号，以便可以识别有价值的信息，例如接收者的所在或周围区域的图像。像植物这样的障碍物对波传播的影响可以追溯到第 2.4 节中概述的"清理菲涅尔区域"的概念，菲涅尔区指的是无线电链路两端的两个天线的椭球所围成的空间体积。如果该区域内没有物体引起对相应椭球面的明显衍射，则可以保持无线电链路。话虽如此，这并不一定意味着未能清除菲涅尔区域一定会导致通信中断。实际的网络降级在很大程度上取决于运行环境。地面反射路径有时会受到树木或其他植物的干扰，在植被茂密的高原或湖泊，地面反射将是路径损耗的主要因素。尽管不可能存在视距路径，但是如果在发射器和接收器之间确实存在一些间隙，则可能同时存在一条直接路径和一条地面反射路径。在这种情况下，路径损耗将取决于通过两条路径传播的信号的相对幅度和相位关系。反射波的幅度和相位取决于许多变量，包括反射面的电导率和介电常数、频率入射角和极化。它们将彼此重叠，效果将有所不同。两条路径之间的相对信号强度将取决于具有菲涅尔间隙的地面反射路径与视距信号路径（如果存在）之间的比率。如果前者由于反射而受到的损耗很小，则两条路径将有相似的信号强度。这种情况可能会导致单独通过直接路径的信号高达 6dB 的增强或抵消，从而导致额外的 20dB 或更多的路径损耗，这取决于两条路径的相对相移。如高中物理所讲的，将两个信号同相组合（没有相对相移）会导致"相长干涉"，而异相（180° 相对相移）会引起"相消干涉"。扩频技术和天线分集通常被认为是控制此问题有效的解决方案。另外，在 20GHz 以上的频率时，雾引起的衰减可能会很大，这对于潮湿森林中的通信系统将是需要重点考虑的因素。维基百科将"杂波"定义为"过度的物理干扰"，这是无线通信中经常看到的一个术语，指的是影响信号传播的植被。当无线电波撞击地面时，由于树枝和树叶随风飘动而引起多路径变化，杂波通常会引起衰减和散射。散射的程度取决于叶片的密度、形状，以及每个叶片的含水量。因此，很难预测在森林中的传播特性。

3.3.3　着火建筑物

在本节讨论的各种灾难救援行动中，考虑到救援人员的有效时间，火灾救援是最具挑战性的。火灾蔓延很快，而且伴随着浓烟，损害视力。这使得寻找出口非常困难。医护人员和消防员都需要可靠的通信系统和工具，能够在最短的时间内将他们带到安全地方。事实上，没有特殊需要的人可能不会携带任何传输识别设备，这使得发生火灾时更难找到被困人员。因此，任何假设被寻找者佩戴某种功能齐全的无线电发射装置，以用无线电来定位失踪者都是不切实际的。这个问题意味着安全的救援只能依靠专业人员冒着生命危险来确保尽早找到失踪人员，并引导他们通过安全的逃生路线到达安全的地方。不幸的是，救援专业人员进入大楼后，可能并不能获得楼层平面图。着火的建筑物很容易变成迷宫。此外，进入建筑物时所走的道路未必是最短和最安全的逃生路线。入口也有可能被坠落的障碍物堵塞。说了这么多，信息技术如何帮助找到最佳路径呢？

浓烟影响视线，使人几乎无法看清周围环境。同样地，无线电链路也可能被吸能材料组成的隔墙阻断。金属是无线电波传播的一种特别"不友好"的材料，由于各种原因，它被用于建筑物中。如果没有亲身经历，很难体会救援人员试图在烟雾弥漫的大楼里寻人的感受，他们与热浪和恐惧搏斗，同时处理他们的通信断断续续的情况。这里的技术是为了协助他们的行动，最大限度地提高成功营救的机会。这是一个通信技术帮助拯救生命的特殊领域。

我们在第 2 章中了解到，频率超过几个 GHz 的信号通常比低频波能更好地穿透材料。读者进入电梯时，可能会遇到手机信号服务中断的情况，因为大多数电梯都是由的钢制外壳制成的，可有效充当金属笼，"屏蔽"手机常用的 900MHz 信号。因此，消防员需要有比手机更可靠的东西，以确保他们能够找到最安全的出口路线。图 3.6 中描述了一个配备完善的救护人员。它显示了一个救援人员所配备的设备，与图 3.4 所示的设备不同，有些具有数据发送和接收功能。每个通信设备都有确保用户安全的功能。

另一个至关重要的生存工具是确保呼吸能持续到到达安全位置的剩余氧气量。它必须能够发出警报，以为逃生留出足够的时间，如果发生任何事故，救援队必须

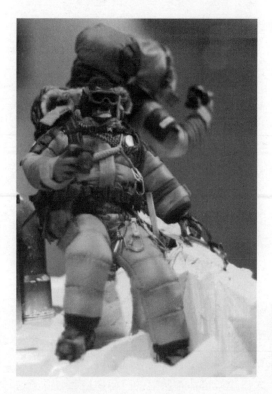

图 3.6 一名装备精良的救护人员，能够在危险场景执行救援任务，如矿井、火灾建筑、高纬度，同时不断监测救护人员的健康及四周环境，并跟踪他们的确切位置

能够得到额外氧气供应。在发出这种警报的过程中，必须以隐蔽的方式进行，避免给消防员施加不必要的压力。除了氧气供应状况外，任何易燃或有毒气体的检测，以及（如果可用）显示现场环境的视频片段都可以报告给场外控制中心或指挥所，以便更好地了解火灾内部的情况。因此，一个支持一系列通信需求的可靠网络是必要的，以保证救援人员的安全。TriData 公司（2005）的一份报告指出了美国消防部门使用的 30~300mHz 的常规甚高频（VHF）无线电的一些缺陷。最近，联邦通信委员会为公共安全无线电通信分配了 800MHz 频段，以减少跨越商业广播公司使用范围的频谱拥塞以及干扰风险。据报道，一个消防队经常使用不同的无线电频道。互操作性因此被认为是一个主要问题。那么，将消防员的通信系统规范化真的可行吗？

事后看来，卫星通信可能听上去不错，因为它覆盖范围广，穿透能力强。卫星电话将是一个很好的选择，其唯一目的是提供与非现场支持人员通话的媒介。然而，对于建筑物内的火灾救援来说，位置跟踪的精度远远不够。GPS 精度受不可控因素的影响，包括卫星位置和附近建筑物，这两个因素都会增加精度稀释（DOP）。一般情况下，GPS 最多只能识别几米半径内的一个位置。这可能意味着在紧急情况下被寻找的人可能被误认为困在相邻的房间里，从而增加了搜索时间。在不使用三维定位时，这种精度不足甚至导致在建筑物错误的楼层进行搜索。因此，卫星不是火灾救援的合适解决方案。其他解决方案，如用于短距离路径识别和标记的 RFID 可以探索一下，因为在救援过程中标记可以自动放置在进入路线中，这个应予以考虑。

救援设备需满足以下几项基本要求：重量轻、易于操作、干预最小、具有精确的位置跟踪、对建筑物中常用的各种材料具有良好的穿透性，以及对过热有耐热性。到目前为止，还没有一种技术能够满足所有这些要求。因此，最有可能的解决方案是集成具有高度互操作性的不同解决方案。

在本节中，我们研究了救援行动三种要求不同的情况。每一个都有不同的要求和问题。它们唯一的共同点就是需要高度的可靠性和易操作性。通过不同类型通信网络的技术进步，可以开发更复杂的无线系统，以满足日益增长的需求，努力提高在困难情况下生存的机会。

3.4 智能医院

几十年来，信息技术（IT）提升了医院自动化程度和安全性。IT 带给医院运营方式的改进数不胜数。Felt-Lisk（2006）举例说明了 IT 对医院产生重大影响的 6 个不同领域。一本书不可能涵盖所有的 IT 应用，我们在这里集中讨论通信技术如何帮助医院实现现代化。首先简要回顾 Williams 等（2019）记录的案例，然后再深入研究 IT 在医院各个部门日常运作中所扮演的重要角色。文章首先报道了一个案例，医师在分配药物时收到自动警告。因为医院的信息系统已检测到将这种特定药物与患者先前服用过的药物混合将发生风险。这种警报提示医师开出替代药物以消除检测到的风险。这只是实时信息挽救生命的众多例子之一。然后，文章描述了医师进行 X 线检查时是通过远程控制医院内部的机器人来完成。所有这些及许多其他任务都可以通过远程医疗实现。在过去的 10 年中，远程医疗和数字健康的技术取得长足进步，健康监测设备变得更小、更便宜。

综合服务的医院由多个科室和一个集中的管理机构组成。图 3.7 显示了一个典型医院结构的简化版本，多个科室都位于一个综合大楼中，都通过一个网络连接在一起，以进行信息共享和协调。显然，每个部门对处理的信息类型和检索信息的优先级都有自己的要求。例如，治疗受伤患者的急诊护士比做常规健康评估的儿科医师更迫切地需要患者的信息。这两种情况都涉及对病史的检索和新信息的更新，但是对于延迟的容忍度和检索到的信息的易读性是不同的。在 3.2 节中，我们讨论了

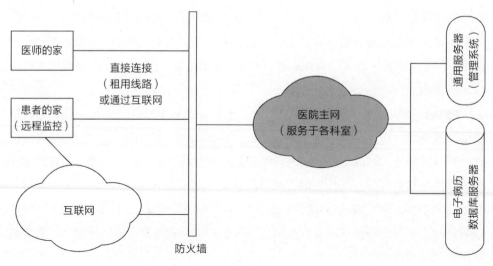

图 3.7　一个典型的医院网络结构图

远程医疗对于急诊科的效率达到最大化的重要性，前者在伤病员到达之前给医师提供必要的信息。在这里，我们研究另外三个例子，通信技术可能帮助医院节省成本和挽救生命。远程医疗在医院中的重要性体现在很多不同的方面，具体如下。

- 为放射医学检查节约成本，并提供准确和及时的信息。
- 手术机器人的精确控制。
- 可靠跟踪新生婴儿，确保不会发生误认。

选择这些示例说明不同类别的无线通信应用，体现在质量保证、遥感和监视。在许多其他情况下都可以基于相同的技术来开展远程医疗。

3.4.1　放射学检查癌症和异常

放射学是进行早期诊断和治疗，确保最大生存机会的重要医学领域。在这个领域中，医务人员和患者的沟通是至关重要的。因此，远程医疗扩展到医院网络之外。医疗信息延迟可能会导致不必要的治疗延迟，从而可能导致法律后果。放射学涉及对医学图像的准确解释。图像本身通常对患者没有任何意义，相关内容解释是医院与患者之间沟通的重要部分，因此图像都附有报告。图 3.8 显示了放射学信息系统包含内容的框图。必须向所涉及的每位医师分别授予读写许可，以避免任何未经授权的访问和不必要更改信息的风险。在该系统中，短消息服务（SMS）文本消息将被自动发送给患者，同时提醒通过计划模块安排检查。当患者到达医院时，随身携带的 RFID 卡会告知放射科工作人员，他们的电子病历（也将用于跟踪）会自动检索。结果将被发送到医院信息系统进行分析，以便可以采取相应的措施。图像和放射数据的档案将存储在单独的数据库中。

有效沟通的主要目标是节约成本，确保信息的正确传递可以节省大量资金。正如 Brenner 和 Bartholomew（2005）的报道所述，错误沟通的成本平均每例超过20 万美元。因此，图 3.8 所示的整个过程，从放射科医师拍摄图像，到向患者提供其报告摘要内容必须准确，以确保实现信息的正确性，从而将因错误造成赔偿的情况保持在最低限度。这可以通过科学设计的远程医疗系统来实现。再回到图 3.8，X 线机对每一例患者拍摄一张 X 线照片，将由一名放射科医师获取这些图像并数字化，发送给处理各自患者的医师。

接下来，我们看一下在此过程中可能出现的问题。可能发生的最严重的问题是将不同患者的图像混合在一起，导致把健康人错误诊断为癌症患者，癌症患者被误认为没有癌症。显然，这样的误诊将会对健康的患者进行不必要的手术，而真正的患者被搁置一边，没被检测到癌症，这会给患者及其家人心理带来很大的负面影响。要保证每个图像的准确性，重要的是在整个过程中将每个图像正确归档。信息管理系统可以按照严格的程序妥善保管图像。接下来，当每幅图像传给医师后，可以自动或人工获取任何异常特征。在肿瘤形成的早期阶段，尤其是在原位癌（CIS）阶段，可能不容易看到细微的迹象，但在有有效的治疗方法时，这是防止侵入阶段的关键时间点。因此，保持细节的无噪声高分辨率图像传输至关重要。放射线图像通常以数字方式传输，图像清晰度很大程度上取决于误码率（BER），这是有效度量发现一个错误比特需要发送多少比特位的重要指标。归根结底，我们永远希望少出现因为图像中有几比特损失而错过识别肿瘤存在的细微迹象。

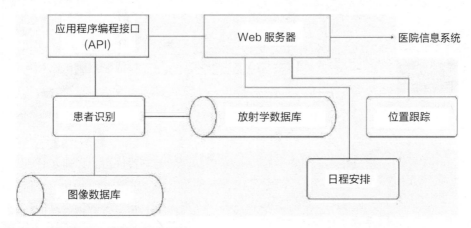

图 3.8　案例研究：放射学信息系统

3.4.2　机器人辅助远程手术

"远程手术"一词是指外科医师不在手术室的情况下远程进行外科手术。由于引入了以前无法实现的微型传感器和制动器，机器人可以进行精确的手术。这些小型驱动器可以进行很小的运动，并涉及所有的三维运动。驱动器的主要功能是根据外科医师的指令来启动机器人的运动。图 3.9 显示了外科医师如何通过远程医疗系统控制手术室中的机器人进行远程进行手术。除了手动控制，Peters 等（2018）报道，眼控机器人可以对身体组织进行 3D 映射，并跟踪外科医师的眼球运动来自动计算组织深度，从而精确定位外科医师的手术位置。

机器人远程手术有效地将外科医师的专业技术带入没有外科医师在场的手术室。然而，为了实现这一点，外科医师和机器人之间需要进行大量的数据交换。首先，外科医师需要很好地了解手术室内的情况。安装在手术室的摄像机必须具备远程控制旋转和大倍数变焦功能。此外，所拍摄的视频图像必须实时显示在外科医师身边，不能有任何明显的延迟，这样机器人操作的任何动作都不会延迟。因为机器人的操作即使有很小的时间延迟，也会对患者的身体造成无法弥补的损害。对于远程手术，时间延迟是一个大问题。但跨大洲的通信传输，延迟是一个不可避免的问题。这对于远距离手术而言将是最具挑战性的问题之一。

用户操作界面必须友好，以确保系统与外科医师之间交互顺畅。声控装置将使在手术过程中声音的干扰降到最小。这主要是应用了语音识别算法，这些算法不仅能正确解释外科医师发出的指令，而且还能识别出手术室中其他人的声音，但是

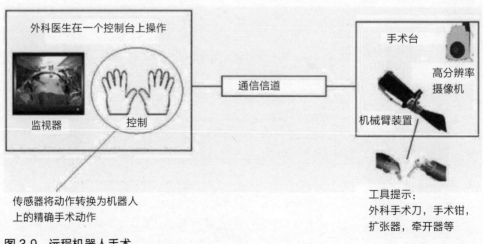

图 3.9　远程机器人手术

只有外科医师的命令才能被执行。这对于来自其他外科医师或辅助人员的语音命令不会被混淆或错误执行是至关重要的。机器人控制需要用一副虚拟手套操控高精度的三维机械手。有时术语"六维"被用来描述这些手套中的传感器。"六维"就是 x、y 和 z 轴的正方向和负方向，代表远离参考点的 3D 空间，如图 3.10 所示。通过传感器引导相应的运动，以控制做手术的机械手，并能更换机械手使用的工具。除了操控信号外，还应为外科医师和手术室内人员之间的视频会议提供语音通道。因此，开展远程手术需要传输高分辨率的实时视频图像和高精度的控制信号，而最大限度地缩短时间延迟是远程手术成功的关键。

便携式机器人外科医师在远程救援的任务中将非常有用，如 3.3 节中讨论的示例中，最坏的情况宁愿损毁一个价格昂贵的机器人，也不会将宝贵的生命置于险地之中。必要时机器人可以在去水下工作（Kawaguchi 等，2016）。实际上，高风险营救中有许多机器人进入危险环境。

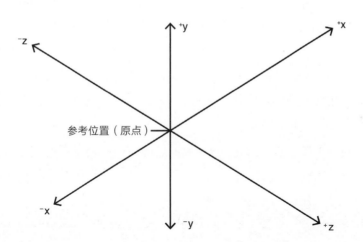

图 3.10　三维空间由"六个尺度"表示，实际上是 x、y 和 z 轴上的正 / 负值

3.4.3　使用 RFID 的病房管理

以跟踪医院的婴儿为例，我们讨论一下如何利用信息技术防止同一组中的婴儿被误抱（在我们的例子中，"跟踪"一词与涉及监视的任何可能侵犯隐私的行为无关）。世界各地都有新生儿被搞混的事件报道，这将会造成巨大的精神伤害，而这本应可以避免的。大多数搞混的事例确实是可以避免的，它们是因为工作人员没有按照必要的程序照料婴儿的后果。可喜的是，信息技术可以消除这种风险，这只需几个价值几便士（仅 10 美分）的标签就可以了。回到第 2.5 节，我们在那里讨

论 RFID，不难理解 RFID 标签是如何识别每个婴儿的。

图 3.11 显示了一个典型的医院产科病房的布局，RFID 读卡器安装在正门两侧，每位护士携带一个手持式读卡器。婴儿出生时，绑上两个分别带有潜水带的 RFID 标签。绑带必须舒适且不能太松，以免掉下。使用两个标签而不是一个标签的原因仅仅是互为备份，当发生意外时，仍然会有一个标签可以标识或确认。由于 RFID 标签又小又轻，因此它们不会给婴儿带来不适，也不会给他们的医务人员或父母带来不便。而且 RFID 标签非常坚固，可以浸入水中，洗澡时也无须将它们取下来。快速扫描标签可以准确无误地识别每个婴儿，即使他们彼此看起来非常相像。

如果粘贴了有源（电池供电）标签，甚至可以跟踪每个婴儿的运动，那么每次婴儿（和标签）通过安装读卡器的地方时，都可以记录婴儿的位置。这也可以在标签接近出口时触发警报，来防止未经授权将婴儿带离某个区域。但是，警报系统无法阻止标签被移除，除非绑带非常牢固很难切割。因此，为了使其更加安全，可以安装附加电路，在标签被篡改时或者标签保持静止达到指定时间时（如 1min）就可以假定标签已被移除，触发警报。而能监测到婴儿的活动将认为标签是完好无损的。这对婴儿特别有效，因为婴儿即使在睡着时也会经常活动。使用有源标签可能会花费更多，但它们带来的好处是非常大的。通常，婴儿在回家之前只在病房中待几天。因此，电池寿命不是问题，即使很小的嵌入式电池也可以轻松地连续 2 周

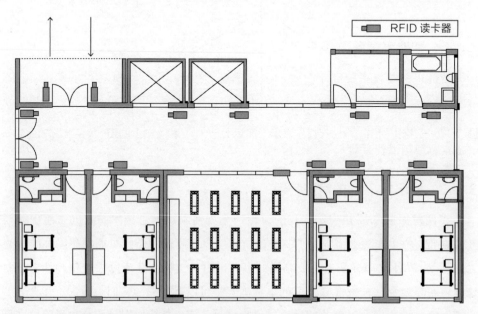

图 3.11　在医院的产科病房里安装了 RFID 读卡器，以确保任何时候都知道每个婴儿的下落。任何从病房抱出婴儿的人都会被自动记录下来

多的时间为有源标签供电。此外，RFID 的使用不会给新生儿带来过度辐射的风险，因为所发射的电磁辐射强度甚至低于周围人们携带的手机。

为了将警报系统和医院工作人员携带的传呼机连接在一起，必须使用通信系统，以便可以自动向他们发出警报。这可以通过控制台来实现，该控制台存储标签发出的带有读卡器位置图的所有信息。如警报类型、最近读到 RFID 信号的位置等信息，可以发给所有员工的寻呼机，以采取必要的后续措施。

3.4.4 对医疗设备的电磁干扰

这些实例表明，无线远程医疗是医院的重要组成部分，但可能影响精密医疗设备工作的电磁干扰又会怎样呢？手机等无线电发射设备可能会使医疗设备故障，在某些情况下，甚至重要的生命维持设备也会受到严重影响。由于医院内外各种来源的电磁噪声无法控制，因此，无论手术区域周围的干扰噪声水平如何，对医疗设备进行适当屏蔽是最有效的方法。然而，许多设备本身就是电磁干扰源。例如，心肺复苏术（CPR）会消耗大量电流，产生很多干扰信号。而良好的金属屏蔽和科学设计的房间将能够保护设备免受到外部干扰。

由于手术室和重症监护室（ICU）所用仪器很容易受到电磁干扰，在这些地方有必要限制附近的人使用手机等通信设备。至于在场地内，可以设置隔离区，在其墙壁内放置金字塔形聚氨酯泡沫。这一泡沫层，可有效阻止电磁辐射进入场地。

3.4.5 智能可穿戴设备集成

智能可穿戴设备能够跟踪用户的许多健康数据。但某些健康问题是可穿戴设备无法检测到的，因为所安装的传感器类型有限。医疗保健行业消费的巨大增长改善了糖尿病和痴呆等慢性病患者的生活质量（Wei，2014）。能够提供健康管理的设备紧紧跟随消费者对长寿和健康的需求，帮助医务人员便捷地获得患者的健康状况。通过这些设备可以下载一系列重要的诊断信息，如心率、用药记录、活动和饮食记录，并将其关联到个人的电子病历。

通过智能可穿戴设备进行健康监测还减少了不必要治疗的问题，这避免给已经紧张的医疗资源带来额外压力。智能可穿戴设备将通过满足广泛的健康管理需求来解决这一问题，并可以进行订制以适应不同情况。使用智能可穿戴设备进行健康管理的无限需求将我们带入下一个重要主题，即一般健康评估。

3.5 一般健康评估

除了对需要对特别关注的患者进行医疗保护，远程医疗用于医疗保健的范围也可以拓展。它除了在医院，也可以在其他室内或室外、休息或移动中的许多情况下帮助人们保持良好的健康状况。无论我们身在何处，信息技术始终可以帮助优化自身的健康状况。日常生活中许多健康评估领域都应用了信息技术，如为那些关注体重增加的人进行饮食监测、皮肤护理中的颜色匹配、计算锻炼时燃烧的热量、儿童的营养摄入量、婴儿监护警报、进行牙齿检查自动提醒等。这些涉及所有年龄段的人。严格地说，即使是因使用相关产品而影响我们健康的人体工程学设计因素，也与 IT 和医疗保健有着非常密切的关系，因为适当的产品设计可以消除需要医疗护理的风险。

远程医疗可在许多情况下找到其用途，如可以协助进行减肥计划的用户减少肥胖症的复发。他们可以将自己的体重自动发送到控制中心进行记录保存并进行跟踪。在结束本章之前，我们将研究远程医疗在日常生活中为我们提供帮助的许多情况。当定期使用这种技术时，我们认为这种技术是理所当然的。下面通过一些示例来介绍它们的工作方式。

3.5.1 案例研究 1—晨跑健身监测

由于现成的足触式计步器只能计算步数，通常将加速度计和陀螺仪用于运动监测。Bouten 等（1997）报道，约 18Hz 的采样速率足以满足对人类活动进行采样。Pappas 等（2004）和 Bamberg 等（2008））进行了综合研究，将步态传感器安装到鞋垫中与鞋集成，如图 3.12 所示，结合了加速度计、陀螺仪、电场传感器、压电传感器和阻带传感器（Morris，2004）。此组传感器的安装是为了捕获脚的运动。一个微小的发射器就可以将数据发送出去，并分析其活动水平，跟踪用户状态。该设备还可以监测足后跟部位的不均匀磨损，检测不正常的穿着方式，从而辅助进行更舒适的跑步。信息技术还可以帮助我们监测跑步的距离和速度，并减少鞋子的不均匀磨损。

有些人可能为了减肥而慢跑，这也是远程医疗技术可以发挥作用的领域。运动会加速消化，因此人跑步后可能会感到饥饿。信息技术可以帮助我们开启微波炉，以便在慢跑的某个预定阶段（如回家之前的最后 1km）准备早餐。它可以将信号自动发送到智能家居控制台，开始加热早餐，当慢跑结束时早餐就准备好了。这只是

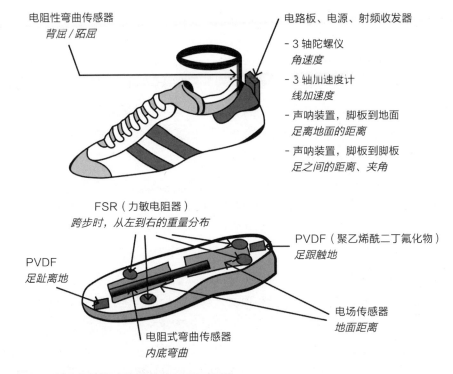

电阻性弯曲传感器
背屈 / 跖屈

电路板、电源、射频收发器

- 3 轴陀螺仪
  角速度

- 3 轴加速度计
  线加速度

- 声呐装置，脚板到地面
  足离地面的距离

- 声呐装置，脚板到脚板
  足之间的距离、夹角

FSR（力敏电阻器）
跨步时，从左到右的重量分布

PVDF（聚乙烯酰二丁氟化物）
足跟触地

PVDF
足趾离地

电场传感器
地面距离

电阻式弯曲传感器
内底弯曲

图 3.12　鞋上集成步态传感器的原理示意图

来源：经许可后从 Morris and Paradiso 2002 IEEE 复制

智能家居自动化可以完成的简单任务。其他任何器具，如咖啡机，也可以几乎相同的方式被启动。这可以在控制台编程之后，或者预先编程，或者通过手机远程编程自动进行，无须采取其他措施。

晨跑不仅可以增强肌肉，还可以进行心血管系统的锻炼，从而优化呼吸和血液循环；它还有助于缓解由于繁忙的工作而引起的任何消化问题。除此之外，通过记录日常活动，信息技术让我们量化差异，并记录进步，如慢跑路线的长度、所采取的步数、持续时间，以及心率和呼吸频率。可以购买可穿戴式脉搏计且很便宜，有些甚至是手表功能的一部分。这个小设备有助于在慢步时监测心率，还可以帮助我们监测饮食，并自动生成一天中每餐的营养报告。因此；可以根据消耗的热量，准备慢跑后的早餐。通过将健康监测设备连接到家用计算机，可以每天看到健康状况的改善，获得膳食推荐列表，这些都是根据采集的数据分析生成的，从而获得最佳的营养平衡。

尽管天气好时在室外环境中跑步比在健身房中更舒适，但有时更希望在健身房进行锻炼，因为不同类型的设备可以开展全身锻炼 - 而且室内可以遮风挡雨。因此，这将带入下一个案例研究：健身房健康监测。

3.5.2 案例研究 2—健身锻炼

许多健身房提供免费的 Wi-Fi 互联网接入，尽管体育锻炼通常不需要它。我们一般不会在健身房上网，但无线网络确实提供了一系列手段来监测我们的运动。就像早上慢跑时穿的一样，可以佩戴小型传感器，根据运动性质读取不同的数据。在跑步机或踏步机上行走或跑步采用与晨跑相同的技术——几乎完全相同的设备，只是下载捕获数据要容易得多，因为健身房无线网络可以随时进行数据实时下载，传感器及相关的电子设备内也不需要存储数据。图 3.13 显示了健身房的方框图，配备了一些常见的器械，如跑步机、踏步机、举重架、杠杆压力机、椭圆教练机、健身自行车和坐姿划船机。虽然器械类型很多，但如果我们根据使用方式对它们分组，可以看到技术促进健康评估的方式是非常相似的。例如，从健康评估的角度来看，举重架和杠杆台式压力机在本质上是相似的，它们都是用身体上部来提升重物。举重是为了锻炼肌肉。通过肌肉的生长来判断效果是最好的方式，肌肉的生长可以通过检查锻炼过程中身体形态的变化来测量。用户身体相应部位可以通过快速扫描并以图形方式存储下来，当用户进行下一轮锻炼时，可对身体形态进行比较。信息技术还可以指导初学者正确练习哑铃从而避免受伤，主要是通过投影图像来演示说明正确的练习过程，以便用户一步一步地实践。

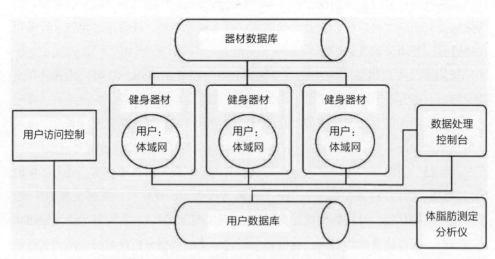

图 3.13　一种健身房网络，同时为多个用户提供健康和安全跟踪

我们可以用多种方式对用户进行识别。最简便的方法是在鞋子上贴上一个 RFID 标签，在每件设备的垫子上贴上读卡器。工作原理非常简单，当用户踏上垫子时，将会记录唯一的识别号，当设备启动时，将获取读数并标记此人。系统除了用于健康监测外，还可以用于按次计费。锻炼完成后，用户可以选择将数据下载到移动存储设备并带回家，或者通过健身房网络将其发送回家。正确的用户识别过程应确保每个用户的数据不被混淆，而且还要保护他们的隐私。

3.5.3 案例研究 3—游泳

正如我们在第 3.3.1 节中所说，在水下进行无线通信需要克服一些困难。尽管存在困难，无线通信不仅仅可以在健身房类似环境中开展健康评估，还可以挽救生命。这个技术对海边游泳的人非常有用，因为救生员无法监视所有的游泳者。任何小型防水发射器都可用在发生事故时求救。在突发紧急情况下，如发现鲨鱼，也可以从陆地发出警告，所需要的就是一个防水的可以接收岸上广播信号的接收器。

因此，游泳者携带的小型收发器构成的系统可以帮助救生。由于游泳者不会潜入水中很深，而且离海岸的距离通常不会超过几百米，因此水不会完全阻挡无线电波。需要注意的是，防水外壳中使用的材料也会对信号接收产生影响。另一个值得注意的事情是，海水与泳池中含有微量漂白剂水的渗透性能不同。由于数据传输速率一般不超过 1kb/s，水下无线水声网络（UWAN）就应该能做到这一点。但是它的主要缺点是传输延迟比较严重，可能高达 1s/km。因此，系统设计阶段必须考虑到这一点。

建立 UWAN 很复杂。游泳者在水中四处移动，因此收发器不可能保持静止。为了阐述清楚变速的影响，我们还应该了解一些基础数学。设定游泳和水流的综合速度为 v，相对于声波信号传播方向的角度为 θ，则有效声波传播速度 v' 为：

$$v' = v \cdot cos\ \theta \qquad\qquad (3.1)$$

从逻辑上讲，当综合速度 v 与信号传播方向相同时，有效传播速度 v' 增加，而在相反的方向移动时 v' 减小。水流会导致狭窄的声束在同一方向上产生轻微弯曲，但其影响很小。当进入不同的介质时，即从水到空气或者相反，则传播速度会发生显著变化。这种效应是由于折射产生的，当介电常数改变时，就像光从空气中穿过水或玻璃弯曲一样。所以，折射会改变传播信号的方向。顺便说一句，"折射"一词也用在视力验光中，表示在检查眼睛的时候，评估眼镜度数能否提高视力。有时这也被称为"折射法"。

　　除了折射外，当信号碰到两种介质之间的边界时，反射也会发生，这将导致一部分信号从表面反射回水中，而未进入空气中，如图3.14所示。在浅水区，与大多数海滩和游泳池一样，来自底部的反射也会引起多径效应。因此，接收信号 $r(t)$ 可以用数学表示为：

$$r(t) = \sum_{n=1}^{N} \alpha_n \cdot s(t + \tau_n) \tag{3.2}$$

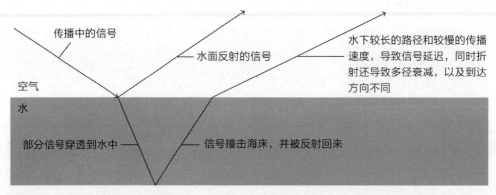

图 3.14　水的表面引起反射和折射，这使得在水中进行健康跟踪特别具有挑战性

　　上式中，衰减系数 α_n 表示因吸收衰减导致的信号强度降低，这与频率和距离有关，可以有效地将信号能量转化为热能和反射损耗；并且初始信号 $s(t)$ 受到 τ_n 的延迟影响，变成 $s(t+\tau_n)$。N 是入射声波信号因多径效应而产生的路径数。在近浅水区，有三条信号路径，$n=3$，分别为发射器和接收器之间的直接视距、表面反射和底部反射。n 和 τ_n 通常随深度和距离增加而增加，因为反射增多，信号到达接收器的时间也会增加。在水面和海底引起的反射损失不一样，因为海底有沉积物而坑洼不平。传播信号引起的水面分子运动非常小（载波不太可能携带足够的能量引起水的显著运动)；因此，只有很小的一部分信号会从水中传输到空气中。实际上，整个信号都会反射回水中。而且，声压和空气的耦合并不好，就像电流冲击负载时的"阻抗不匹配"。从空气到水也有类似的情况。这就是为什么我们把头埋在水下时，几乎听不到水面上的任何声音。这种耦合问题一般不存在于底部，因为沉积的粒子对水分子的运动"更友好"。如果耦合更好，一部分会被反射回水中，而另一部分会被吸收。这对通信来说是个好事，因为吸收会降低多径衰减的影响，在底部有效地阻挡了一些反射信号，从而减少了 n，实际效果取决于沉积物的成分。

到目前为止，我们已经研究了信号相对于时间的传播。在结束讨论之前，让我们把注意力转到距离上。考虑信号 $S(d)$，其中 d 是传播的距离。显然，信号 S 随着 d 的增加而减弱。它们之间的关系在基础数学中可以表示为：

$$S(d) = S(d=0) \cdot e^{-\alpha d} \qquad (3.3)$$

因为衰减经常以 dB 为单位表述，因此可以将信号损失 L 表示为 [不要与等式（2.2）混淆，那里表示层级]：

$$L = 20 \cdot \log_{10} \left(\frac{S(0)}{S(d)} \right) = 20 \cdot \log_{10} \left(\frac{S(0)}{S(0) \cdot e^{-\alpha d}} \right) = 20 \cdot \log_{10}(e^{\alpha d}) \qquad (3.4)$$

这里可以简化为：

$$L = 20 \cdot \log_{10}(e)[\alpha d] = 20 \cdot [0.434][\alpha d] = (8.86\alpha) \cdot d \qquad (3.5)$$

以上讨论深入研究了水下环境应用远程医疗进行医疗保健的复杂情况。想了解更多关于水下数据通信的读者，请参考 ETER（2003）的论文，了解水下无线通信的细节。

以上所有案例都支持定期锻炼并开展健康评估。他们都将收集到的健康和活动数据通过智能手机传输和处理，智能手机有效充当多用途的集中控制平台（Piwek 等，2016）。智能手机中集成多种传感器后，可以连续监测许多健康参数。

3.6　老年护理的多感官刺激

我们已经讨论过使用医疗设备进行健康评估的案例。监测患者的健康状况可以为远程会诊提供有价值的信息。多种远程会诊应用能满足农村等偏远地区和行动不便的患者的医疗保健服务需求。

除了减少医院就诊量外，Rosenbloom 等（2017）认为用远程会诊还能对痴呆患者开展认知护理。患有痴呆等认知障碍的老年人很难表达他们的需求和不舒服的感受。多感官治疗可以支撑他们独立生活（Staal 等，2007）。整合多感官治疗功能的远程保健提高了安全性和健康水平。随着技术发展，传统上为多感官训练室和诊所设计的多传感器刺激装置不断小型化，使可携带单元成为可能，现在老年人和行动性协调障碍（DCD）患者可以随身携带（Figueroa，2017）。其主要有三个功能：①健康监测；②警报和提醒；③辅助通信。

如图 3.15 所示，是便携式多感官刺激器，为老年人提供各种感观刺激，如认知、视觉、嗅觉、触觉、听觉刺激，其构成包括光纤、芳香喷雾器、触觉板，以及用于听觉刺激和远程会诊的音频输入 / 输出接口，从而减少痴呆对老年患者的影响（Lorusso 等，2017）。再加上智能家居控制系统，感观刺激可以用如下的方式提供。

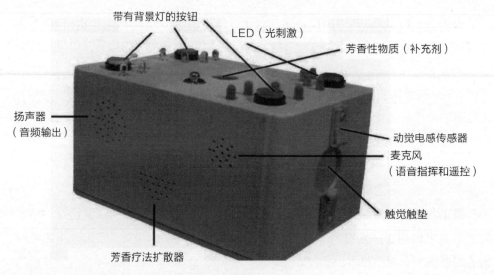

图 3.15　一种用于老年人的多用途感官刺激器

视觉

- 通过光线颜色、图案的变化显示运动图像，通过特别的图像和音频解说同步进行听觉刺激和认知刺激。
- 光纤显示的不同光模式。
- 通过计算光源数量进行认知刺激。

嗅觉

- 香气。

触觉

- 触摸式温度变化垫。
- 投射在墙上的触觉图片。
- 具有不同纹理的振动、序列 / 触摸按钮。

听觉

- 情绪多变的音乐。
- 大自然和动物的声音。

肢体运动

- 手臂运动的交互式声音 / 灯光，如拍手。
- 抓 / 挤 / 踩 / 踢物体。

所有这些都可以根据患者情况进行个性化定制。最重要的是，多感官治疗可以由护理人员远程设计和定制。任何异常都可以检测到，并向护理人员发送警报以引起关注。"健康监测"功能通过传感器收集药物和营养摄入及跌倒史等信息，还可以获取如血压、体温和 SpO_2 读数。通过定期分析此类临床信息，以进行监测（Abawajy and Hassan，2017）。此外，临床信息还可以通过远程医疗网连接到医疗机构（如全科医师或医院）并与之共享。此功能特别适用于有认知障碍的老年患者，比如他们出院后（如髋部骨折手术后）在家中康复时，仍可以处于医院工作人员的密切监视下。此外，该功能还有助于减少对医院资源的需求并减少患者的出行时间。

除此以外，还可支持一系列包括警报和提醒（如吃药、使用后冲洗马桶、安全使用煤气炉、离家时带钥匙和钱包）等功能；在本章中，我们研究了远程医疗用于挽救生命的许多情况。

它也可以用于一般健康监测，也可延伸到健康人身上。无线通信系统在一些恶劣的环境中会面临很多困难。水和植被等障碍物会影响系统可靠性。尽管技术进步使其比以往更有效，但它们并非百分之百没有问题。

参考文献

Abawajy, J.H. and Hassan, M.M. (2017). Federated internet of things and cloud computing pervasive patient health monitoring system. *IEEE Communications Magazine* 55 (1): 48–53.

Ansari, N., Fong, B., and Zhang, Y.T. (2006).Wireless technology advances and challenges for telemedicine. *IEEE Communications Magazine* 44 (4): 39–40.

Ansari, N., Zhang, C., Rojas-Cessa, R. et al. (2008). Networking for critical conditions. *IEEE Wireless Communications* 15 (2): 73–81.

Bamberg, S.J.M., Benbasat, A.Y., Scarborough, D.M. et al. (2008). Gait analysis using a shoe-integrated wireless sensor system. *IEEE Transactions on Information Technology in Biomedicine* 12 (4): 413–423.

Benger, J. (2000). A review of telemedicine in accident and emergency: the story so far. *Emergency Medicine Journal* 17 (3): 157–164.

Bouten, C.V., Koekkoek, K.T., Verduin, M. et al. (1997). A triaxial accelerometer and portable data processing unit for the assessment of daily physical activity. *IEEE Transactions on Biomedical Engineering* 44 (3): 136–147.

Brenner, R.J. and Bartholomew, L. (2005). Communication errors in radiology: a liability cost analysis. *Journal of the American College of Radiology* 2 (5): 428–431.

Chen, M., Ma, Y., Li, Y. et al. (2017).Wearable 2.0: Enabling human-cloud integration in next generation healthcare systems. *IEEE Communications Magazine* 55 (1): 54–61.

Darshan, K.R. and Anandakumar, K.R. (2015). A comprehensive review on usage of Internet of Things (IoT) in healthcare system. In: *2015 International Conference on Emerging Research in Electronics, Computer Science and Technology (ICERECT),* 132–136. IEEE.

Etter, P.C. (2003). *Underwater Acoustic Modelling and Simulation: Principles, Techniques and Applications,* 3e. Taylor & Francis.

Figueroa, R.C. (2017). Personal spaces for multisensory stimulation as support to rehabilitate patients with cognitive disabilities. In: *Proceedings of the XVIII International Conference on Human Computer Interaction,* 56. ACM.

Fong, B. and Hong, G.Y. (2012). *A prognostics framework for health degradation and air pollution concentrations. Journal of Advances in Information Technology* 3 (1): 64–68.

Fong, B., Fong, A.C.M., Hong, G.Y., and Ryu, H. (2005a). Measurement of attenuation and phase on 26-GHz wide-band point-to-multipoint signals under the influence of rain. *IEEE Antennas and Wireless Propagation Letters* 4: 20–21.

Fong, B., Fong, A.C.M., and Hong, G.Y. (2005b). On the performance of telemedicine system using 17-GHz orthogonally polarized microwave links under the influence of heavy rainfall. *IEEE Transactions on Information Technology in Biomedicine* 9 (3): 424–429.

Fong, B., Situ, L., and Fong, A.C.M. (2017). *Smart Technologies and Vehicle-to-X (V2X) Infrastructures for Smart Mobility Cities. Smart Cities: Foundations, Principles, and Applications,* 181–208. Wiley.

Fong, B., Fong, A.C.M., and Li, C.K. (2018). *Internet of Things in Smart Ambulance and Emergency Medicine. Internet of Things A to Z: Technologies and Applications,* 475–506. Wiley-IEEE Press.

Felt-Lisk, S. (2006). *New Hospital Information Technology: Is It Helping to Improve Quality?* Washington, DC: Mathematica Policy Research.

Hirata, A., Fujiwara, O., Nagaoka, T., andWatanabe, S. (2010). Estimation of whole-body average SAR in human models due to plane-wave exposure at resonance frequency. *IEEE Transactions on Electromagnetic Compatibility* 52 (1): 41–48.

Kawaguchi, M., Shimada, M., Ishikawa, N., andWatanabe, G. (2016). Underwater robotic suturing. *Minimally Invasive Therapy & Allied Technologies* 25 (3): 129–133.

Lee,W.C., Faan, H.H., Tsang, K.F. et al. (2016). RSS-based localization algorithm for indoor patient tracking. In: *IEEE 14th International Conference on Industrial Informatics (INDIN),* 1060–1064. IEEE.

LeMaster, N. and Reed, D. (2016). Interdependence in the healthcare industry: how a provider and a supplier collaborated to achieve mutual success. *Management in Healthcare* 1 (3): 217–223.

Li, H.B. and Kohno, R. (2008). Body area network and its standardization at IEEE 802.15. BAN. In: *Advances in Mobile andWireless Communications* (eds. I. Frigyes, J. Bito and P. Bakki), 223–238. Berlin: Springer.

Lorusso, R., Gelsomino, S., Parise, O. et al. (2017). Neurologic injury in adults supported with veno-venous extracorporeal membrane oxygenation for respiratory failure: findings from the extracorporeal life support organization database. *Critical Care Medicine* 45 (8): 1389–1397.

Martinez, A.W., Phillips, S.T., Carrilho, E. et al. (2008). Simple telemedicine for developing regions: camera phones and paper-based microfluidic devices for real-time, off-site diagnosis. *Analytical Chemistry* 80 (10): 3699–3707.

Mchugh, T. (1997). MedLink bails out in-flight emergencies, Phoenix Business Journal (21 November). http://phoenix.bizjournals.com/phoenix/stories/1997/11/24/focus5.html (accessed 20 January 2020).

Means, D.L. and Chan, K.W. (2001). Evaluating compliance with FCC guidelines for human exposure to radio frequency electromagnetic fields, additional information for evaluating compliance of mobile and portable devices with FCC limits for human exposure to radiofrequency emissions. FCC Supplement C (Edition 01–01) *OET Bulletin* 65 (Edition 97–01), 1–53.

Morris, S.J. (2004). A shoe-integrated sensor system for wireless gait analysis and real-time therapeutic feedback. Doctoral dissertation. Massachusetts Institute of Technology.

Pappas, I.P., Keller, T., Mangold, S. et al. (2004). A reliable gyroscope-based gait-phase detection sensor embedded in a shoe insole. *IEEE Sensors Journal* 4 (2): 268–274.

Park, S. and Jayaraman, S. (2003). Enhancing the quality of life through wearable technology. *IEEE Engineering in Medicine and Biology Magazine* 22 (3): 41–48.

Piwek, L., Ellis, D.A., Andrews, S., and Joinson, A. (2016). The rise of consumer health wearables: promises and barriers. *PLoS Medicine* 13 (2): e1001953.

Peters, B.S., Armijo, P.R., Krause, C. et al. (2018). Review of emerging surgical robotic technology. *Surgical Endoscopy* 32 (4): 1636–1655.

Rosenbloom, M.H., Barclay, T.R., Dorwart, A. et al. (2017). Cognitive screening results from the medicare annual wellness visit in a primary care practice. *Alzheimer's & Dementia: The Journal of the Alzheimer's Association* 13 (7): P825.

Staal, J.A., Matheis, R., Collier, L. et al. (2007). The effects of Snoezelen (multi-sensory behavior therapy) and psychiatric care on agitation, apathy, and activities of daily living in dementia patients on a short term geriatric psychiatric inpatient unit. *The International Journal of Psychiatry in Medicine* 37 (4): 357–370.

Tachakra, S., Banitsas, K.A., and Tachakra, F. (2006). Performance of a wireless telemedicine system in a hospital accident and emergency department. *Journal of Telemedicine and Telecare* 12 (6): 298–302.

Thapliyal, H., Khalus, V., and Labrado, C. (2017). Stress detection and management: a survey of wearable smart health devices. *IEEE Consumer Electronics Magazine* 6 (4): 64–69.

TriData Corporation (2005). Current status, knowledge gaps, and research needs pertaining to firefighter radio communication systems. A report prepared for the NIOSH. http://www.cdc.gov/niosh/fire/pdfs/FFRCS.pdf (accessed 20 January 2020).

Wang, Q., Tayamachi, T., Kimura, I., andWang, J. (2009). An on-body channel model for UWB body area communications for various postures. *IEEE Transactions on Antennas and Propagation* 57 (4): 991–998.

Welch, T.B., Musselman, R.L., Emessiene, B.A. et al. (2002). The effects of the human body on UWB signal propagation in an indoor environment. *IEEE Journal on Selected Areas in Communications* 20 (9): 1778–1782.

Wei, J. (2014). How wearables intersect with the Cloud and the Internet of Things: considerations for the developers of wearables. *IEEE Consumer Electronics Magazine* 3 (3): 53–56.

Williams, P.A., Lovelock, B., Cabarrus, T., and Harvey, M. (2019). Improving digital hospital transformation: development of an outcomes-based infrastructure maturity assessment framework. *JMIR Medical Informatics* 7 (1): e12465.

Winters, J.M.,Wang, Y., and Winters, J.M. (2003).Wearable sensors and telerehabilitation. *IEEE Engineering in Medicine and Biology Magazine* 22 (3): 56–65.

Yang, C., Puthal, D., Mohanty, S.P., and Kougianos, E. (2017). Big-sensing-data curation for the cloud is coming: a promise of scalable cloud-data-center mitigation for next-generation IoT and wireless sensor networks. *IEEE Consumer Electronics Magazine* 6 (4): 48–56.

4 数据分析和医学信息处理

在第 3 章，我们见识了远程医疗和相关技术拯救生命的情况很多，而这在几十年前是不可能的。远程医疗几乎覆盖了全球每个角落。它几乎无所不包的服务范围，使从搜索和救援行动到一般健康监测的所有事情都变方便了。这其中涉及被捕获并被数字化的医学信息。处理数字化的数据，而不是保留在原来的模拟形式上具有许多优点。Mosco（2017）描述了传输、处理和存储数字化的数据，与操作模拟数据相比，具有简易性。那么，这些代表医疗数据的由 0 和 1 组成的长字符串，与日常生活中其他的数字化的事物（如电视和相机）有什么不同？它们的共同点是，在所有这些应用中，信息以"二进制位"的形式发送和处理，即我们只处理 1 和 0。但是，捕获和处理医疗数据的要求与通用消费电子设备相比大不相同。首先，医疗信息通常与某个人具体相关。一个人的病史必须始终严格保密。可以比较一下在MP3 播放器上丢失几首歌曲的后果和医学检查后丢失分析结果的后果。前者最大的责任可能是支付象征性的费用再次从服务器下载，而后者可能导致冗长的法律诉讼和损害索赔，患者可能失去接受及时治疗的宝贵时间，此外还会影响医疗机构的声誉。要求上的根本区别能延伸到对信息的处理方式，以及对过失、错误和遗漏的容忍度。再来看一下上面的比较，数据的误读可能会导致音乐播放的暂时中断或音质的下降，此后一旦在几秒钟内恢复正常播放，不会产生任何后果。

丢失或损坏医疗数据的后果是极其严重的，包括无法诊断出危及生命的疾病。如图 4.1 所示，医学信息的利用过程，像大多数信息系统一样，从数据源获取数据开始。就远程医疗而言，大多数数据来自患者，涉及从生物信号到日常活动调查的丰富数据种类。一旦捕获到数据，需要将数据传输到适当的地点进行处理，以便理解数据的含义。其次，数据处理涉及不同领域的技术，如信号处理、多媒体和数据

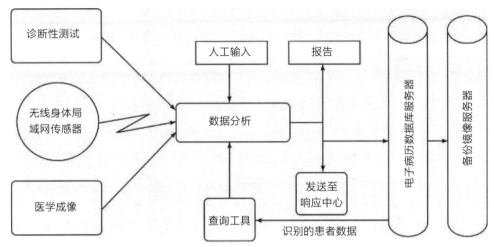

图 4.1　医疗信息系统的结构图

挖掘；如何处理数据取决于数据的性质及其相关应用。在分析了数据，从而能够针对给定的情况采取任何必要的措施后，需要对数据进行归档，这在许多方面都非常有用。例如，在提供治疗之前，需要知道患者对某些物质过敏。在疾病控制研究中，数据还可以匿名用于病毒变异和传播模式的统计分析，政府机构可以利用这些匿名数据进行监管规划等。因此，如何有效地存储大量数据并快速检索相关数据也是一个重要的研究课题。本章的主要目的是对医疗信息处理的整个过程进行梳理。总结本章时，以一家利用医疗信息高效安全配药的电子药店为例，说明医疗信息技术的进步对帮助有特殊需要的患者的重要性，从而使药物使用没有风险且易于获得。

4.1　无创健康数据收集

对患者而言，从头到脚、身体内部和四周有各种数据要采集。这里集中讨论与人体有关的生物医学数据，不讨论定性调查（口头和书面）采集方面的话题，以便在技术方面进行聚焦。所以，我们看一下可以收集什么种类的患者信息，如何收集，还将对收集此类数据过程中的必要预防措施进行概述。人体是如此复杂，不可能在一本书中涵盖所有可测量的参数。我们的主要目标是了解一些常用属性，更好地理解处理医疗信息时涉及的内容。

显而易见的是人体的生命体征。这些体征确定一个人的健康状况。事实上，一个人缺少这些体征中的任何一项都可能是不再有生命了。所以，这些是需要采集和监测的重要标志。我们来看看这些体征的一些特性，以及如何进一步采集它们。

这些体征中的一些，在 24h 的行为周期中随着周围环境和活动的时间调节而出现的波动，内在地呈现昼夜节律。给出可测量的各种各样的健康体征后，我们只集中讨论那些可以用无创方法轻松监测的体征。

4.1.1 体温（正常范围：36.1~37.5℃）

一个人"正常"体温的变化，不仅取决于周围的环境，而且在很大程度上取决于体温测量的部位。Mackowiak 等（1992）揭示了甚至性别也对正常的平均体温起作用。体温测量是判断一个人遇到极端情况时是否出现体温过高或过低的关键因素。前者是在 40℃ 以上，可能导致出汗过多引起的严重脱水，而后者是遇到寒冷的"冰冻"情况之后低于 35℃ 的条件下。如果没有给予适当的医疗看护，两者都可能致命。体温异常也可能表明在发热，这可能导致永久性器官损害甚至死亡。因此，精确测量体温和监测体温的变化模式是一个需要考虑的重要问题。

测量体温的方法有许多，每种方法的精度和所需的时间各不相同。测温可以从身体的许多部位进行，最常见的是腋窝、舌下、耳朵或直肠。这是按部位标称温度升序排列的，温度范围为 37.6~38.0℃。Sandsunda 等（2004）的研究概述了影响温测读数的许多因素。受试者的年龄也使体温测量变得不可预测，孩子们拼命玩耍可能会在体内产生相当数量的热量，这是一种绝对正常的反应，而老年人在正常情况下可能没有足够的能量产生那么多的热量。为了说明一天中正常体温变化的程度，我们看一下图 4.2 中来自三个完全健康的人的样本读数，三个人分别是 5 岁的

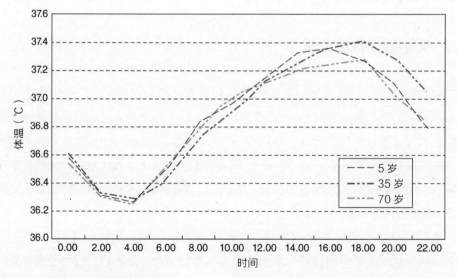

图 4.2　体温在一天中的正常变化

儿童、35 岁的成人和 70 岁的老年人。虽然每个受试者一天期间的活动各不相同，但其昼夜规律相当一致。这种行为的意义告诉我们，被认为是"正常"的体温是反复变化的。

体温测量有几种方法，每种方法都会受到不同环境变量的影响。例如，传统的口腔测量方法是将温度计放入口中，在饮用热饮料或冷饮后会出现非常显著的偏差。同样，腋下取得的温度也会受到汗液和环境温度变化的极大影响。因此，更可靠的方法已经被利用技术方面的进步开发出来。例如，鼓室温度可以用一个红外耳温计经济可靠地测量，通过测量受试者鼓膜辐射的红外能量来工作。耳朵测量本质上是可靠的，因为耳膜下的核心温度调节器非常接近人体下丘脑的温度。这种方法相当快，0.1s 左右就可获得温度读数，而且小型便携式温度计非常适合消费者使用。使用适当的无线技术，读数可以自动传输到附近的工作站，以便更新病历。

红外耳温计适于测量个体的体温，每次测量需要将探头置于耳内。为了监控和预防特定疾病的传播，在人员进出的检查点有时实施人体温度监测。例如，在严重急性呼吸系统综合征（SARS）和禽流感大流行期间，我们看到许多国家的边境管制机构实施体温检查。为了保证人的顺畅流动，一个非接触式热感测相机捕捉每一个受试者的彩色图像，一旦受试者经过相机，它就会即时显示核心体温。红外热成像通常用于这一目的，在这种情况下，可以通过图像的颜色变化来显示体温异常。虽然颜色表示法不能提供高测量精度，但这是一种可以编程触发警报的便捷方法，便于在进入相机操作区域的一群人中检测到代表某个预设阈值温度的某种颜色。总之，它的可靠使用要求精确的校准，这种校准包括执行仪器校准的过程，以及设备多久需要重新校准以维持校准的稳定性等方面。此外，它的可靠性也会受到周围如辐射和发热机械等误差源的显著影响。

尽管额头和点红外温度计可以在市场上买到，但因为明显的缺点没有得到广泛使用。额头测量可能会受到环境温度及使用对乙酰氨基酚或布洛芬等降温药物的极大影响，而点红外则使用的激光束，如果不小心将其对准受试者的眼睛，有潜在的危险。

准确检测婴儿的体温升高是一个特别重要的问题，因为如果不能立即得到治疗，可能会造成永久性残疾。Cranston 等（1975）描述了人体对感染做出反应，从而导致发热的内容。温度升高的原因可能仅仅是许多父母过于保护婴儿而给婴儿穿得太多。有时可能是对疫苗接种的正常反应，或者是病毒感染引起的更为严重的病例，这种情况需要立即就医。技术可以帮助父母，在怀疑宝宝发热的情况下用一个小型的热敏摄像头监控他们的新生儿。当宝宝体温超过 38.0℃时，系统发出声音报警，当体温达到 38.9℃需要医疗处理时，系统自动报警给诊所。在这个例子里，简单的温度计可以连接到远程医疗系统以改进医疗监控。

技术进步提供了比传统水银温度计更精确的测量体温的方法，并增加了一些特色功能，如自动更新患者记录和超过特定预设温度阈值报警。对温度变化的分析还可以在医疗处理时提供问题产生的可能原因；不同的测量方法应在速度、精度和操作简便性之间进行优化，以及不同的方法需要针对特定的应用和操作环境进行优化。

4.1.2 心率（平静时的正常范围：60~100bpm）

如第 3.5 节所讨论的那样，心率测量和后续的分析应用于许多的情况，从危及生命，如心力异常行为导致衰竭，到体育馆的一般健康评估中都是有用的。尽管不像体温一样均匀，人体每天的心搏模式也表现出一定程度的昼夜节律，如图 4.3 所示。

研究表明，一般情况下，忽略任何不规律的、繁重的活动，日间心脏搏动比晚上睡觉时高出近 30%，每天平均每分钟心搏约为 70 次（bpm），在 58~82bpm 的范围。顺便说一句，在正常情况下，女性通常比相同条件的男性心跳快 5% 左右。很明显，一个人四处走动比睡觉时全身血液循环更快。2h 获取一次心率读数，可以消除所有因运动或夜间噩梦突发引起的脉冲。获取一组心率读数的目的通常是与某些活动的研究有关。它的误差范围与体温测量相比要好得多，因为后者更易受不可控的环境条件的影响。

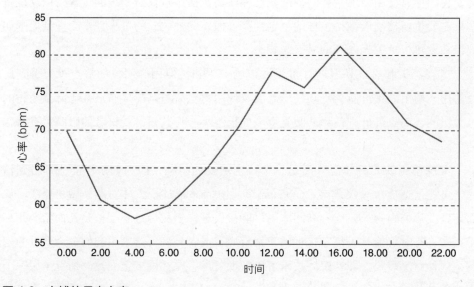

图 4.3　心搏的昼夜心率

正如测量单位"bpm"所示，心率是用一分钟周期内的搏动次数来测量的。最简单的方法是数一下一分钟内的脉搏数。理论上，这可以从身体上任何一个靠近皮肤运行的动脉的部位获得。最常见的是在桡动脉和颈动脉（分别是手腕和颈部）处测量。在训练中一些健身器材可能会接触肱动脉（肘部）。健身房的设备通常安装有心率传感器，如图 4.4 所示。由于我们经常使用同样的测量方法，因此使用起来非常方便。然而，这种设计意味着使用者需要在运动时紧紧地抓住传感器，以便获得瞬时心率读数。我们可能忽略了两个重要的限制：在握紧手柄跑步时的运动限制（比如在跑步机上），以及缺乏记录健康状况的手段（瞬时读数可能无法传递大量的健康状况有用信息）。为了改善这一点，可以把简单的可穿戴计数器部署如下：当心脏搏动时，心肌在收缩期间产生电信号。可穿戴的接收信号的发射器可以放在上述三个部位中的任何一个附近，然后发射器向接收器发送与脉搏相对应的电磁（EM）信号，接收器按一定时间（如5s）计数，然后通过将它标准化作为心率来显示；在 5s 计数的情况下，意味着数乘以 12，就可以估计出每分钟的搏动次数。远程医疗突出特色之一是跟踪健康状况。Londeree 和 Moeschberger（1982）指出，某个特定年龄段对应的最大心率随着年龄的增长而改变，年龄每增长一岁心率就降低 1bpm。用户可以预置健身监测设备，当心率达到预定水平时，提醒用户放慢速度，以确保安全锻炼。为老年人设计的设备应避免在颈部测量，因为在测量过程中用力不当可能会导致头晕，甚

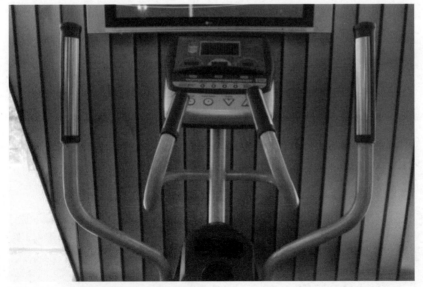

图 4.4　安装在手柄上的心率传感器

至造成严重后果。对于不到 1 岁的婴儿的正常心率明显高于幼儿，测量的结果范围将大不相同。因此，不同领域的应用有不同的要求。

从根本上说，一次心率突然变化可能预示着严重的健康状况，这时远程医疗技术应用有助于引起必要的关注。引起心律失常的原因可能有很多，如甲状腺功能减退及药物作用是导致心率下降的常见原因。相反，剧烈运动、压力、疾病等因素，以及咖啡和乙醇等兴奋剂的影响，都能迅速提高心率。简单的自动化系统，如图 4.5 所示，可以确保帮助独居老人始终接受心率监控。该系统易于设置，不需要任何用户交互。很简单，在手表的背面放置一个小脉冲计数器，佩戴时持续监测用户的心率。如果读数超出预定的标称范围，它将向感应装置发送信号，该装置通过远程医疗网络向服务中心发出警报。客服人员将尝试拨打电话，以了解用户是否正在进行正常活动，如果没有人接听，将对用户展开紧急救护措施。这种系统必须着重考虑设置阈值的有效边界，以减少误报的可能，同时还不会漏检任何严重的问题。然而，微弱的脉冲不能通过简单的心搏计数来检测。一个异常微弱的脉搏可能是源自潜在的致命因素，如血凝块或心脏及外周动脉疾病。因此，有必要采用更精确的方法来测量心搏以检测心悸。

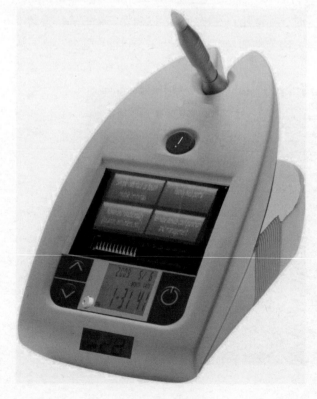

图 4.5 具备环境感知和通信能力的辅助设备，用于老年人。紧急情况下可以一键呼救

心电图（ECG）/脑电图（EEG）（见第4.2节）也可用于测量心率。它们提供准确的测量，也能显示心搏模式和相对应的节律。这些额外的信息对于检测心脏病和血管异常的迹象很有用。因此，必须采用更精密的心搏分析方法，因为单计算每分钟的心搏次数可能无法提供足够的信息，进而无法确定是否发生了血管阻塞。心悸可以是慢性的或急性的，不同形式伴随不同的后果，每种都有不同的检测需要。Malik（1996）描述了许多替代方法，如统计时间和频域方法。这些方法依赖于一系列的心电图记录，这些记录可能会持续很长时间，比如超过24h。其主要目的是将问题与正常变化引起的不规则心搏区分开来。有时，患者的病史可以揭示后续将出现的后果。此外，在某些情况下，识别与摄食有关的心悸原因可能涉及化学分析。例如，通常需要在对测量数据进行适当调整之前，检测可能影响心搏的物质并进行实验室诊断。这两种情况都需要将检测点与医院的相关科室连接起来，以便于门诊心悸监测。当需要对某些情况进行永久性监测时，甚至有必要在患者皮肤下置入一个装置。

4.1.3 血压（正常收缩压范围：100~140mmHg）

血压是对施加在动脉壁上的压强（力除以表面积）的度量。它使血液能全身循环，把氧气和营养物质输送到所有器官。与上面讨论的两种生命体征相比，血压在一天中的规律性很小。如果试图绘制某特定个体在某天中的血压变化图，多半得到一张有些混乱的图表，从中几乎看不到任何意义。通常可以说，清醒时血压通常比睡眠时高。然而，情况并非总是如此。对于一个正常的健康成年人，平均收缩压（动脉中的峰值压力）约为120mmHg，但在正常活动期间，这可能会高于或低于平均值20mmHg。顺便说一句，同一个人的舒张压（动脉最小压力）通常略高于收缩压的一半，健康范围在80~90mmHg。由于一天中呈现出的不规则模式，现场测量得到的瞬时读数可能根本没有用。读者可能还记得医师使用"血压计"来测量血压的方法。这是一种非常简单、无创的测量方法，使用袖带环绕手臂，用机械式手球泵将袖带充气，以获得血压的现场读数。在了解技术是如何发展起来之前，让我们仔细看看什么是血压测量。很简单，它是测量心脏搏动并将血液泵入遍布人体的动脉时，在血管内施加的压强。这种测量被称为收缩压。基本上可以在皮肤附近有动脉的地方测量。舒张压，在大多数情况下也需要测量，它是心脏在两次连续跳动之间处于休息状态时的压力。如果这些参数中的任何一个过高，就定义为高血压。当通过用血压计的传统方法测量这两个血压参数时，还可以使用听诊器来听心搏，以便在适当的时间获取读数：要么是听到收缩压的脉搏，要么是对应舒张压没有脉搏。

在这个手动过程中，因为读数是在与听力同步的时刻获得的，肯定会有一个延迟，可能会导致错误。这种方式只是就诊期间某个时间点获得的现场读数，因此不适用于需要全天持续测量的动态血压监测（ABPM）。因此需要一个可穿戴的监护仪，可以全天收集血压读数，并把数据传输到外部设备，供医务人员分析。ABPM 通常是在某些情况下临时使用，如某些处方药物的影响出现异常高血压时，或对长期焦虑的患者进行心理治疗时。

因此，在某些情况下，有必要进行持续监测。这正是科技使之成为可能，受试者对可穿戴设备感到舒适，这对那些抵抗药物治疗的高血压患者特别有用。整个过程包括读数、扫描和分析捕获的数据。Marchiando 和 Elston（2003）描述了许多进行 ABPM 的方法，其中适当的测量仪器可以远程连接到医院进行非现场测量。这在监测心血管病患者时尤其有用，因为反映日常活动的准确测量读数是必要的。正如 Pickering（1999）所解释的那样，许多患者在就诊时往往会变得紧张，这会无意中导致血压升高。远程测量可以缓解紧张，从而获得更精确的测量结果。

小型可穿戴式自动血压计在消费电子市场上随处可见，且形式各异，可在人体不同部位进行测量。除了手臂，还可以在手腕、腿、甚至手指上进行测量。图 4.6 是一个小型监视器的示例。市面上许多类似的设备价格都在 100 美元以下。它的设计非常简单：空气被泵入一个可充气囊中，带有压力传感开关充当血压计手动充气袖带，在开关上施加压力获得的快速连续读数，有一个高的读数和一个低的读数，分别对应于收缩压和舒张压。使用内部时钟，可以记录读数的时间，并存储和分析数据。

远程医疗技术不局限于促进远程和定期血压监测。当某些方法不适合对有特殊情况的患者进行治疗时，它还可以帮助提醒医务人员。例如，不建议对镰状细胞性贫血患者使用血压计进行无创性测量，因为对患者手臂施加过大的压力会导致血

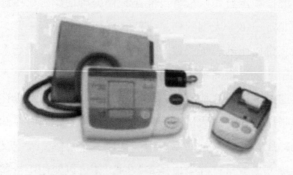

图 4.6　血压表，自动将测量数据发送到智能手机或服务中心进行存储和分析

管内血栓、组织坏死和溶血。为了避免这种情况，从电子病历中检索他们的病史，可以在使用血压计将患者置于不必要的风险之前，提醒医务人员现有的情况。

我们已经了解了关于技术如何辅助血压测量和监测的简要知识，下面将讨论下一个生命体征：呼吸频率。

4.1.4 呼吸频率（正常范围：12~24 次 / 分）

在所有的生命体征中，呼吸频率可能是最难测量的，因为它在很短的时间内有显著的变化。它的模式与心率的变化有一定关系，因为活动强度会影响这两个参数。深呼吸可以延长呼吸周期的持续时间，从而降低呼吸频率，而此时心搏受影响较小。呼吸频率远低于心率，健康成年人呼吸频率通常在 12~24 次 / 分。呼吸频率随年龄变化很大，新生儿的正常呼吸频率可能超过 40 次 / 分，幼儿的平均呼吸频率可能降至 30 次左右。虽然在确认一个人的健康状况时，这一参数提供的信息可能不如上述三个参数重要，但对于潜水等活动，呼吸频率的准确测量将是最为有用的，因为呼吸频率将决定潜水员可潜入水中的时间。潜水员可以安装一系列设备，如图 4.7 所示，其中最重要的设备是寻求帮助的按钮。与信标一起使用，可以很容易地定位潜水员的位置。由于本小节是关于呼吸频率测量技术，因此我们集中讨论测量呼吸频率的部分，以便提供一个不断更新的估计量，即在潜水员必须减压并返回水面之前，有多少氧气剩余。一旦突然发现呼吸异常，它还触发远程警报，以提醒岸上的支持人员和附近的潜水员。

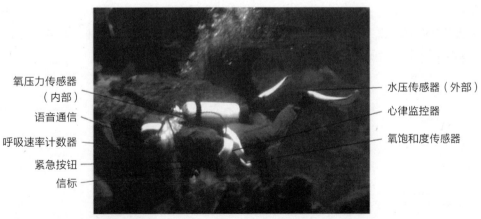

图 4.7 水下的远程医疗服务

通常情况下，患有肺病或服用抑制呼吸作用药物的患者需要正规测量呼吸频率。此外，通过呼吸频率监测可轻易发现，哮喘症状与呼吸困难密切相关。"呼吸急促"，即呼吸频率的异常增加，是一种需要检测的重要行为，因为它可以由肺炎、发热和充血性心力衰竭等严重问题引起。呼吸很容易计数，因为它通常是缓慢的和有节奏的；计算胸部的扩张和收缩的次数可以测量呼吸频率。所以，呼吸时的胸部运动可以通过在背心内放置一个带有计数器的压力敏感转换器来测量。胸部扩张，胸横膈膜收缩，胸腔随着横膈膜的沉降而收缩，这种往复运动的频率可以通过转换器计数。

4.1.5 血氧饱和度 (正常范围: SaO_2 95%~100%, PaO_2 90~95mmHg)

血氧饱和度可衡量肺部向血液供氧的能力。在血液中，氧以化学形式携带在血红蛋白中，并以物理方式溶解在血浆中。进行的测量是评估血液中血红蛋白的氧合和饱和度。涉及以下几个参数：动脉血中的氧分压（以 mmHg 为单位），这是一种用于测量血液中动脉血（PaO_2）百分比的侵入性方法，而 "SaO_2" 和 "SpO_2" 分别代表直接地、间接地测量血氧饱和度百分比。前者通过脉搏血氧仪测量，而后者通过动脉血气采样测量。尽管 SaO_2 和 SpO_2 听起来相似，但这两个参数有本质上的区别。诸如溶栓和抗凝药物会严重影响在动脉血气采样中获得的数值。这些参数与呼吸有关，因为"吸入"将氧气带入肺部，而"呼气"将二氧化碳带出。

PaO_2 是气体测量，可以通过极谱氧电极进行测量，如图 4.8 所示。它由一个铂阴极和一个氯化银阳极组成，两极产生与氧气张力成比例的电流。血液样品通过膜与电极隔离，以避免蛋白质沉积。该设备必须保存在温度可控的烤箱中，以保持与人体相似的温度（约37℃）。另一个预防措施是确保膜不随时间推移而在其表面上积累蛋白质沉积物。

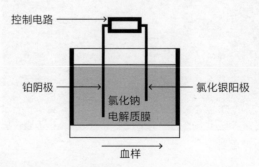

图 4.8 动脉血中氧的分压 (PaO_2) 的测量

脉搏血氧饱和度法是一种连续监测动脉血氧饱和度的非侵入性方法。脉搏血氧仪通常是小型便携式设备，医护人员到事故现场时可以携带。这些可以测量患者的动脉血氧饱和度（SaO₂）。从理论上讲，血液可以携带的最大氧气量可以计算为：

$$SaO_2 = \frac{O_2\text{content}}{O_2\text{capacity}} \times 100\% \qquad (4.1)$$

这将对氧合血红蛋白解离曲线所表达内容给出一些解释。为了更准确地测量实际值，需要一个血氧计，该血氧计依赖于带有红色和红外 LED（发光二极管；分别为 600nm 和 800nm 波长）的光源，该 LED 可以穿透身体某些部位，此处相对半透明区域的血液流可以暴露在光线下。氧合血红蛋白吸收红外光，而去氧血红蛋白吸收红光，如图 4.9 所示。通常从手指或耳垂处进行测量。光穿过吸收红色和红外光束特定部分的血管。光电管接收剩下的东西，然后可以推算出血液吸收的光中红光对红外光比率。这种简单的过程如图 4.10 所示，其中 100% 的 SpO₂ 产生的接收光比率约为 0.5。应当指出，由于皮肤和组织吸收光的程度不同，因此必须进行校准。而且，动脉血流量会因心搏而变化，这也可能影响数值。因此，有必要用足够的时间测量来覆盖两个连续的心搏，以获得平均读数。事故现场氧饱和度的测量对于检测缺氧很重要，如此才能在患者到达医院时就可以提供必要的紧急治疗。还值得注意的是，诸如三尖瓣关闭不全，血容量不足或影响血液流动的血管收缩等状

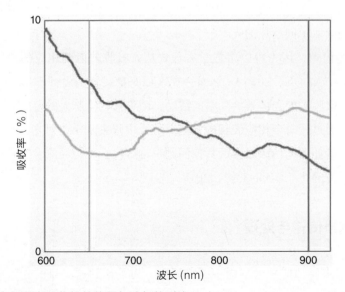

图 4.9　血红蛋白吸收红外能量与波长的对比

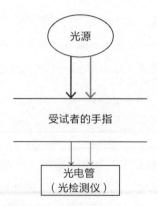

图 4.10　脉搏血氧计含氧饱和度 (SpO₂) 测量

况可能会干扰血氧仪的读数。最后要注意的是，如果一氧化碳中毒，血氧计将无法区分羧基血红蛋白与正常的携氧血红蛋白，所获得的读数可能会高于实际值。

4.1.6　血糖浓度 [正常血糖水平（非糖尿病，禁食）：3.9 和 7.1mmol/L]

类似于上节中描述的氧饱和度，也可用光学测量血糖水平（Ozana 等，2015）。实际上，两个参数都可以用非常相似波长（940/1050nm）的近红外光测量。最原始的设置包括一对固定在光电二极管上的 LED。光线穿过患者身体的半透明部分，如指尖或耳垂。一个 LED 发射波长为 660 nm 的红光，而另一个 LED 发射 940nm 的近红外光。在这些波长下，光的吸收特性存在很大差异。当光穿透血液时，有很大的不同。以 2Hz 频率进行测量，因此两个 LED 在 1s 内交替发射 1 个脉冲，以便光电二极管分别读取不同波长的光。

该理论相当简单，因为可以将数学方程式从光吸收映射到相应的葡萄糖浓度读数（Maruo and Yamada，2015）。然而，在这种测量装置的设计和实现中存在实际问题。首先，接收到的光信号会随时间波动，因为被测动脉血的量随着每次心搏的脉搏而增加。通过从每个相应波长的峰值透射光中减去最小透射光，可以简单地克服这一问题。诸如运动伪影之类的其他问题很难解决，因为受测者在整个测量过程中极不可能保持静止（Delbeck 等，2018）。

4.2　生物信号传输与处理

远程医疗的主要功能是远程提供医疗服务。为了达到这一目的，数据必须从一个地点传输到另一个地点，如从事故现场或患者的家传到医院。此外，在为分析和存储提取有用的信息之前，需要对所有收到的数据进行处理。相关信息有很多种。有些就是不言自明的，如服药说明，而氧饱和度等参数可能需要专家分析，才能确定异常情况的原因。

患者的任一种要收集和处理的数据，需要某种类似于图 4.11 的机制，它是从图 2.1 所示的基本通信系统扩展而来的，为了简单起见，我们理解并省略了图 2.2 中固有的附加噪声。这里，我们用一个简单的方框图，显示了捕捉数据的生物传感器，如第 4.1 节所述；传感器网络通过模拟 - 数字（A/D）转换器连接到发射器，将收集到的数据发送到远程接收器。将采集到的模拟数据转换成数字形式的目的是为了提高传输效率和安全性。本节讨论传输效率，而第 6 章讨论信息传输的安全性。在接收端，数据将被分析和（或）存储。存储的数据还可以随时被检索进行分析。

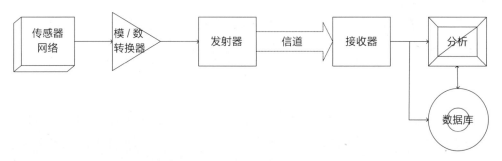

图 4.11 收集患者信息的流程图

这是一个处理基本信息理论的典型信息系统。香农（1948）里程碑式的工作，提出了用"熵"这个术语量化信息，表示同一个数据集相关联的特定期望值。不重温习这一工作，将无法进一步讨论下面的话题。本质上，香农熵衡量的是通过给定的通信渠道可以发送的最大信息量（Bousso，2017）。该理论从本质上基于传输过程中信道在附加噪声影响下的统计模型描述了给定信道的容量。我们将不深入研究这背后的数学；建议对基础数学理论感兴趣的读者参考 Cover 和 Thomas（2006）的综合研究以了解细节。撇开数学不谈，这个概念相当简单。我们从图 2.1 所示的基本通信系统开始进行简要讨论，该系统的发射器包含一个离散源 S（每个输出样本包含有限数量的可能值），它以每个符号 R 比特位的速率生成原始数据。源具有的熵满足公式：

$$H(S) \leq R \tag{4.2}$$

香农定理表明，S 可以编码为另一种表示形式，但是等效，即每个符号用 $H(S)$ 比特位表示。接收方可原样恢复其原始表示形式（只要传输速率高于 $H(S)$，理论上就可行）。因此，$H(S)$ 是 S 输出中实际信息内容的量度。接下来，我们简单了解"信道编码"，这要考虑信息比特流传输（比特位用 b 表示，$b \in \{0, 1\}$），使用的数字通信信道带有比特错误概率 q（发送一百万个比特有一个错误比特的概率）和容量 $C = C(q)$。信道编码由 k 个信息比特位的数据块和映射组成。这些数据比特位被放置在 n 个比特位的新块中，这里 $n > k$，标记为 c，从而引入了"冗余"。每个编码比特 r 的"信息含量"为：

$$r = \frac{k}{n} \tag{4.3}$$

发送编码比特序列 c，接收器的解码器产生原始信息比特流的估计值 $\hat{b}$，这样的误差概率为：

$$P_b = \Pr(b \neq \hat{b}) \tag{4.4}$$

因此，在 $r<C$ 的情况下，P_b 可以最小化。从上面的讨论中我们可以看出 C 是信道质量的度量，也就是信道的噪声程度。在理解了信道质量的基本概念之后，我们开始医学信息传输和处理的主题。

4.2.1 医学影像

医学成像技术非常广泛地用于 X 射线、身体扫描（整个或特定部位）、解剖学、远程手术和事故康复等领域。在这里，我们首先看图 4.12 所示的简单流程图，该流程图显示了医学成像的过程。几乎所有情况下，医学图像都被获取、发送、分析和存储。非紧急情况下，扫描图像并存储供以后参考或保存以用于存档。而紧急情况下，一旦获得图像将立即引起注意，这是为手术进行的磁共振成像（MRI）扫描或在事故现场拍摄的显示受伤患者伤口照片。在传输方面深入研究之前，我们首先简要介绍一下如何获得各种类型的图像。

4.2.1.1 MRI

如图 4.13 所示，MRI 扫描仪看起来类似于隧道，约为成年人体平躺时的长度，周围环绕着带有射频（RF）线圈和梯度线圈的大型圆形磁铁。磁铁会产生强磁场，使氢原子内的质子对齐。所有质子都像微小的磁铁一样平行于磁场排列。当扫描器工作时，通过向检查对象发射无线电波短脉冲，无线电波会将质子从其位置敲下来。

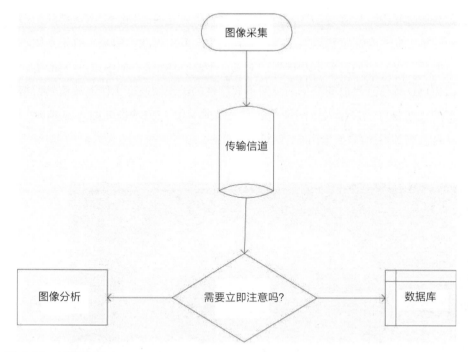

图 4.12 图像处理

　　医学成像的基本思想是确定是否需要诊断或预后，不显示异常的图像存储在电子病历中。

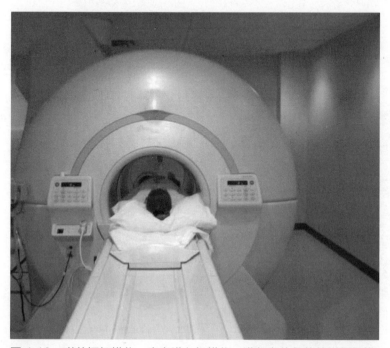

图 4.13 磁共振扫描仪，患者进入扫描仪，进行身体部位的详细扫描

在图像获取过程中，检查对象滑入扫描器。当发射停止时，质子会重新排列，回到原始的随机方向。在此重新调整过程中，它们也会发出无线电信号。位于身体不同组织中的质子以不同的速度重新排列，所以从不同身体组织发出的信号发散了，因此可以通过这种信号发射的变化来识别不同特性的组织。根据无线电波信号，扫描仪内部的光谱仪可以产生人体图像。健康人脑的 MRI 扫描示例如图 4.14 所示。主要特征是大脑的不同部位用不同的灰色阴影表示。

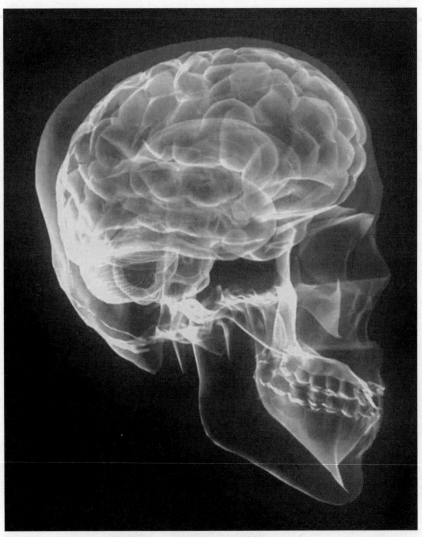

图 4.14　磁共振成像扫描了一个健康的人脑的图像

4.2.1.2 X 射线

与 MRI 扫描仪类似，X 射线照相机也由放射技师操作，他控制图像拍摄方式和位置。X 射线图像，一般称为射线照片，通常用于诊断目的。X 射线照相也许是最早的医学成像技术。1895 年由威廉·伦琴提出（Koeningsberger and Prins，1988）。第二年，一台便携式 X 射线照相机投入市场。阿洛伊斯·塞内费尔德发明石版印刷术以后，约一个世纪。尽管 X 射线照相在医学领域已经有 100 多年的广泛应用，但石版印刷术从未在医学上得到应用。事实上，X 射线的发明是如此重要的一个事件，它在 1901 年为伦琴赢得了第一个诺贝尔物理学奖。

X 射线所产生的能量足以使原子电离，产生正电荷离子，可能损害人体组织。X 射线照相术依赖于对电磁辐射的捕捉，其频率范围，进一步说是基本物理里的能量水平如公式（4.5）所示，远高于可见光。

$$E = hf \tag{4.5}$$
$$h \sim 6.63 \times 10^{-34} \, (\text{Js})$$

入射能量 E，用电子伏特（eV）测量，与频率 f 成正比，因为 h 是普朗克常数，它与一个量子中的能量有关。这是一种潜在的有害能量，可能会导致健康问题，如能量超过 1KeV 会改变人体内重要物质的化学键。顺便说一句，无线电频率携带的能量不足以改变原子。因此，MRI 比 X 线更安全。

X 射线照相背后的物理知识事实上相当简单。考虑这样一种情况：X 射线束携带足够的能量"击落"原子内的电子，使其电离，如图 4.15 所示。一个 X 射线光子击中一个电子，使电子从一个高能的壳层移动到一个更靠近原子核的低能级壳层。这个过程释放出耗散能量从而产生光子。在这个过程中产生的光子被称为荧光或特征能量。

为了研究 X 射线图像处理，我们需要了解如何产生清晰的图像。当入射的 X 射线光子由于电子而偏离其初始路径时，上述物理性质导致康普顿散射。1927 年，亚瑟·霍利·康普顿（Arthur Holly Compton）因发现了这一现象而获得了另一项诺贝尔物理学奖。与上述情况不同的是，在 X 射线撞击期间，只有一部分光子能量被转移到电子上。因此，带有更少的能量光子通过改变的路径发射。能量减少引起能量偏移，因此波长变化 $\Delta \lambda$（如简单关系式 $v = f\lambda$ 所示）取决于散射角：

$$\Delta \lambda = \frac{h}{m_e V} (1 - \cos \theta) \tag{4.6}$$

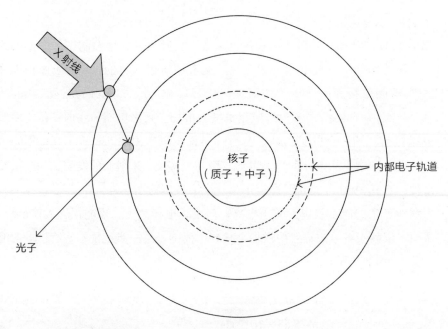

图 4.15　X 射线放射线摄影

$$\Delta \lambda = \lambda' - \lambda \tag{4.7}$$

散射的光子具有的能量 E' 同 E 相关，表示为：

$$E' = \frac{E}{1 + \dfrac{E}{m_e v^2}(1 - \cos \theta)} \tag{4.8}$$

　　式中 m_e 是电子的质量，是一个常数，θ 是光子的散射角，如图 4.16 所示。λ' 和 λ 分别是散射光子和入射 X 射线光子的波长。能量的损失给了一个电子，电子从原子激发出去。康普顿散射是 X 射线底片背景噪声的主要来源，这是一个重要的研究课题。它也是组织损伤的主要原因。由方程式（4.7）可知，当入射能量 E 较低时，散射能量 E' 与散射角 θ 无关。因此，具有更高能量的散射光子将继续沿着与 X 射线源相同的方向运动。

　　患者的安全性和 X 射线穿透的有效性之间需要权衡，要想产生清晰的图像就需要调整 X 射线剂量。暴露在患者身上的吸收剂量是以每单位组织吸收的能量来衡量的。有关 X 射线剂量的详细信息可从 2009 年的 RSNA（北美放射学会）报告中找到。其他干扰源包括宇宙辐射、核电站和几乎无处不在的天然放射性物质。第8.5.3 节讨论大辐射剂量可能风险的更多细节。

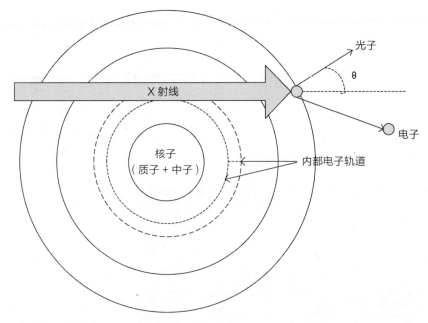

图 4.16 光子散射

由于 X 射线图像显示了身体内部的异常，小肿瘤在图像中的某个地方以不同的灰色阴影显露出来。将图像转换成数字格式可以使传输和存储比银基胶片更有效。因此，保存微小但重要的细节需要数字成像技术，提供足够的分辨率和位深度来从背景中区分出任何肿瘤。加在图像上的噪声或传输损耗可能会完全破坏射线照片的有用性。我们将在第 4.2.2 节中查看详细信息。

4.2.1.3 超声波

超声波测量依赖于声传播的几种不同特性，包括传播速度、衰减、相移和声阻抗失配。随着这些特性在不同物质中传播时的变化，可以分析组织结构特征（Tempkin，2009）。超声波是一个高于可听频率范围的高频声波信号，穿过液体和软组织传播。然后，超声波信号以"回声"的形式反射回来形成图像。它击中的组织越密集，反射回来的就越多，图像就越明亮。因此，可创建器官和结构的不同灰度的图像。

通过扫描感兴趣区域的探针形成图像。这个探针不必进入人体，整个过程都是在皮肤上进行的。探头发射出超声波脉冲，并接收超声波信号被反射回来时的回声。我们首先通过心脏扫描的一个例子来看看图像是如何产生的，心脏扫描产生了一个"心回波图"。超声信号穿透心脏腔的血液，当它撞击到固体的心瓣膜时，会反射回来。有没有组织存在两种情况反射的信号产生对比度不同的黑白图像，如图

4.17 所示。形成的单色图像显示了一个健康心脏。这在检测可能导致心脏问题的异常时特别有用。非常相似的技术可以应用于不同的领域，如在癌症和肾积水早期阶段诊断中检测乳腺肿瘤和肾结石，以便在病情恶化之前提供治疗。

除了提供早期治疗外，超声波扫描还被广泛应用于孕妇身上，以不断监测胎儿在子宫内的发育情况。图 4.18 显示了一个 21 周大的健康成长胎儿的例子。这些看似模糊的图片传达了一些重要的信息，比如孩子的性别、胎儿的各个部位是否发育正常。

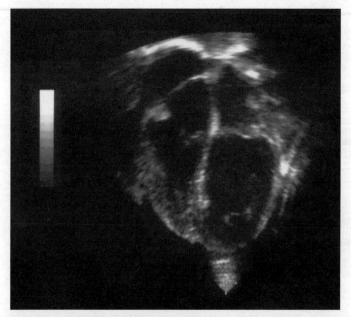

图 4.17　健康搏动心脏的超声波图像

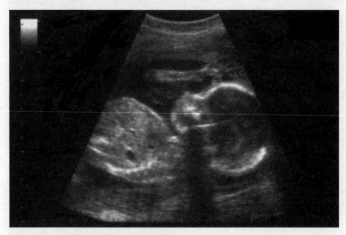

图 4.18　健康胎儿的超声波图像

4.2.2 医学图像传输与分析

以上我们研究了三种主要的医学图像获取技术，现在继续讨论处理这些图像的主题，而不进一步讨论其他替代方法，如光学相干层析成像（OCT）和正电子发射层析成像（PET），因为这些模式与我们所谈及的图像类型相比，在涉及的图像处理算法上有许多相似之处。

将医学图像从一个位置传输到另一个位置相关的技术可能与通用照片传输技术非常相似，就像用配备相机的智能手机拍摄照片并将数字照片上传到网络上一样。过程可能相似，但在某种意义上忠实复制是图像有用性的关键，因为第一个地方拍摄医学图像的首要目标可能是为识别图像中嵌入的任何细微细节，要求肯定是非常不同的。它可能是隐藏在图像中某个需要识别的狭窄区域的肿瘤。而且，许多这样的图像都是单色的，因此不同的灰度带有从图像中进行诊断的关键线索。

为了进一步了解医学图像的成功传输，我们首先参考 Maintz 和 Viergever（1998）的工作。这个案例从放射技师的工作台将 X 射线照片发送给专家进行分析。请记住，X 射线照片是 3D 图像的二维描述，它代表暴露在 X 射线剂量下的组织对 X 射线吸收特性的衰减。在这种情况下，假设一束强度为 I 的 X 射线照射到受试者的组织上；X 射线束的横截面积和组织内原子的横截面积分别为 A 和 S。组织的原子密度，即每立方厘米组织中的原子数为 N。因此，组织中原子的总横截面积为 $N \times S$，被光束击中的原子总面积为 $A \times N \times S$。这些参数如图 4.19 所示。穿过厚度 x 组织时，光束强度的变化率为：

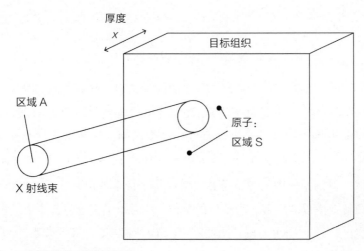

图 4.19 X 射线束撞击目标组织

$$\frac{dI}{dx} = -NSI \tag{4.9}$$

这对于推导"衰减系数" μ 非常重要，它是穿过组织 x 任意位置的光子强度的函数，即 $I(x)$，如下所示：

$$I(x) = I \times e^{-\mu x} \tag{4.10}$$

因此，在射线照片上形成的图像本质上是一个光子能量的地图，在拍摄的区域中，骨骼和不同类型的组织之间有足够的对比度。例如，在带有不同的灰色阴影射线照片上，与骨骼和健康组织相比，肿瘤会突出显示。在图 4.20 的 X 射线照片样本中，患者的左侧显示异常的黑暗空洞，表明左肺内的组织糜烂。这张特殊的 X 线片显示肺炎引起的自发性气胸，只有在对比清晰的情况下才能诊断。这可以与右肺相比较，右肺非常正常，在图像上看起来要明亮得多。成功的诊断要求接收到的图像中相关细节完好无损；如果在图像传输和处理的任何阶段丢失了细节，图像分析将变得毫无意义。

视觉世界是由模拟图像组成的。这句话很有意义，因为我们在现实世界中看到的图像是一系列连续的颜色光谱和无数细节的集合。实际上不可能发送包含无限细节的图像。因此，数字化图像的过程会将其缩小到有限的大小，以便发送或存储可行。图像的传输需要有效地利用可用的信道带宽，因为涉及大量的数据。例如，一个 3000 × 2000 像素的简单"位图"（灰度矩阵或称为"像素"的彩色点矩阵）图像，即 600 万像素（MP）分辨率，在深黑色和纯白色之间有 256 种灰度，当"未压缩"时，其文件大小为：

$$未压缩位图文件大小 = H \times W \times 2^b \tag{4.11}$$

排除任何冗余，如错误检查和有关图像的附加信息，包括嵌入到文件中的图像类型和拍摄日期。这里，b 是每个像素的比特位数，它给出了阴影或颜色深度的级别，而 H 和 W 分别是图像的高度和宽度。在本例中，将数字代入公式（4.11）得到：$3000 \times 2000 \times 8$（$b = 8$，因为 $2^8 = 256$ 表示灰度数）= 5.72MB。计算非常简单：将 H 和 W 相乘，得到图像中的像素总数。乘以每个像素的位数 b 后，再将乘积除以 8，将这个数转换成以"字节"为单位的单位，因为每个字节包含 8 个二进制位。因此，由于每个千字节（KB）包含 1024 个字节，所以我们将字节数除以 1024，来以 KB 为单位表示大小。类似地，我们进一步将这个 KB 数除以另一个 1024，以

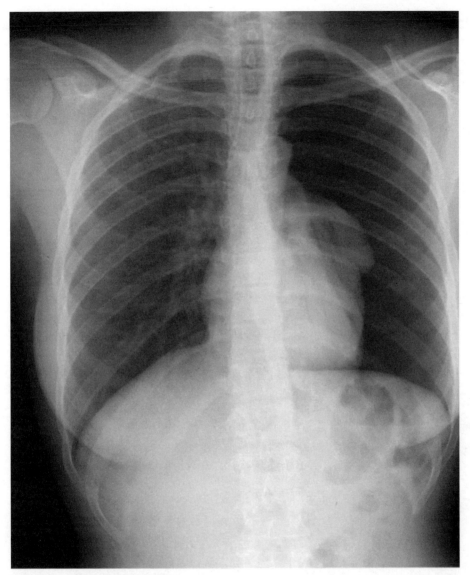

图 4.20　肺部肿瘤的放射线图

兆字节（MB）表示文件大小，因为 1 兆字节由 1024KB（而不是 1000KB）组成。以上内容提供了一些关于处理数字图像时涉及多少数据的概念。因此，希望使图像更小以便于传输和存储。

　　在数字成像中，图像质量和文件大小之间总是需要一个权衡，文件大小是存储要求和图像传输时间的一个重要考虑因素，特别是需要处理大量图像时。在医学成像中，8MP 的图像通常足以在 UHD 4K 显示器（4096×2160 像素）上观看，因为任何多余的像素都可以通过双线性插值或双三次卷积去除（Sano 等，2017）。简单地说，无法显示的额外像素通过从最近的邻居（即相邻像素）重新采样而被丢弃。然而，有时诊断需要细微的细节，需要放大图像的某一部分，在这种情况下，就需要超出显示单元能力的更高分辨率。

4.2.3 图像压缩

压缩是为提高传输效率或节省存储空间而对图像进行压缩以便传输或储存。问题是很多数据压缩算法是"有损的"。这意味着原始图像的某些细节没有被保留，因此解压缩后恢复的图像是被处理过的，与压缩前的原始图像不完全相同。而在无损耗压缩的情况下，原始图像在解压缩后可以转换回其精确的形式，而不损失细节或清晰度。这就是说，比较压缩前和解压缩后两幅图像时，不应检测到任何差异。在深入讨论这个话题之前，我们应该提醒自己，数字图像（已经数字化的）由一组像素组成，由一长串 0 和 1 比特位组合表示。我们首先总结了 Lin 和 Chen（2018）教程所回顾的无损和有损压缩方法的利弊。医学图像压缩对于提高远程医疗网络传输效率，降低海量的电子病历存储成本具有重要意义。

颜色在数字图像中是通过使用不同数量的红光、绿光和蓝光来表示的；这三种基色（不要与另一种基色定义相混淆：黄色、洋红和青色；它们被归类为"减法颜色"）。数字图像中每个像素的颜色表示在几乎所有消费电子设备上是相同的，如电视、计算机和照相机。任何颜色都可以通过将不同比例的红色、绿色和蓝色按百分比加到一起来重现。"加色"是将红光、绿光和蓝光混合的过程以获得各种颜色。在一个简单的彩色位图中，每个像素由三个数字表示，以存储决定了此种像素表示的颜色的红、绿和蓝光的值。在一个这样简单的位图中，每个像素需要一个基色 1 个字节，总共 3 个字节 / 像素。由于 1 字节包含 8 个比特位，每个像素需要 24 个比特位来存储所有颜色信息。因此，这个位图包含的可能的离散颜色的总数是 2^{24} = 16 777 216，约 1600 万种可能的颜色。24 位颜色组成的图像在计算术语中被称为"真彩色"图像。可能的颜色总数由以下公式给出：

$$颜色的总数量 = 2^b \tag{4.12}$$

其中 b 是每个像素的比特位数或"位深"。为了更真实、生动地再现颜色，数码相机的每种颜色可能有 12~14 比特位。

压缩是通过在图像中找到颜色相同的区域来实现的，随后将这些标记为"这个区域都是相同的颜色。"压缩本质上是一个消除图像中的间隔、空白区域和冗余的过程。压缩医学图像的主要问题是，它们通常包含大量细微而重要的细节，这使得有损压缩通常不适用。这些细节存在于都是相同颜色或灰色阴影的区域，因此这些细节很容易因压缩而丢失。在许多医学图像中，细节包含了有关患者健康状况的重要信息，而这些细节由非常细微的颜色和灰色阴影变化表示，这些变化可能太细微，以至于人眼无法分辨。这包括癌症肿瘤的早期发展或胎儿畸形等情况。有损图像压缩算法可能涉及忽略模糊的细节，通常用"质量因子"来描述图像质量退化的程度。在图 4.21a 中，我们对照未压缩 MRI 扫描图，比较了不同"压缩比"的效果。图 4.21b 使用了中等为 1∶20 的压缩比。图 4.21c 已压缩到 1∶100。有什么明显的区别吗？仔细调查，b 比 a 粗一点，c 相当粗糙和模糊。

与有损压缩不同，无损图像压缩将原始信息序列映射为一个数据比特位字符串，减少了文件量，但可以从编码的比特流中准确地恢复原始图像。无损压缩没有达到有损方法那样高的压缩比，同一图像的压缩文件大小相比会更大。

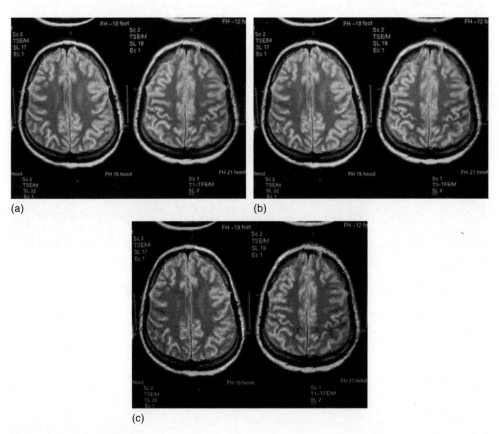

图 4.21 MRI 扫描图像

　　(a) 无数据压缩；(b) 中度压缩比为 1∶20；(c) 压缩比 1∶100。

4.2.4 生物电位电极传感

电活动，如心电图、脑电图、肌电图（EMG）和图形催眠图等，支持测量心脏、大脑、肌肉和睡眠行为随时间的变动。这通常是通过相关组织表面的电位来测量的，这些电位与测量期间的神经刺激和肌肉收缩相对应。这是生物医学波形的图形化表示，是通过绘制电流振幅随时间变化产生的。为了举例说明，我们将集中讨论心电图数据处理，因为其他参数表现出非常相似的特性。图 4.22 中，这四种测量方法每一种都提供一个示例。其重要的共同点是，曲线图都是长时间测量过程中振幅的不规则变化。

心电图记录心脏搏动时的电活动。需要注意的是，在整个测量过程中不是给身体加上电流，而是对心搏跳动时产生的电脉冲进行绘制，这样任何与心搏节律有关的异常活动都可以被识别出来。从图中还可以推断出一系列可能的原因。心电图在检测和监测心脏病发作、冠状动脉疾病、左心室肥大和颈动脉增厚等问题方面非常有意义。许多噪声源会削弱被测信号，这些包括消融、电烧灼、除颤和起搏。任何振幅过大、持续时间短的脉冲噪声都会严重影响信号异常的检测。某些测量流程也可能影响心电图测量的有效性。例如，疑似有心脏动脉变窄的患者可能要求在跑步机上运动时进行心电图测量，如果处于同种医疗状况的患者在保持静止状态时进行测量，曲线图可能误导性地显示正常。由于测量是用贴在胸部的电极进行的，运动和振动可能会影响测量的准确性。根据具体的应用，测量活动可以持续 1 min，也可以更长。时间短的测量对附加噪声和干扰的耐受性可能较差。

心电图的研究通常由医师手工完成。如果图形是电子化传输或存储的，则必然会出现质量损失，这就像上一节讨论的图像处理一样。心电图模式需要以相当清晰的方式重现，才能保留所有有用的特征。扫描可能有点困难，因为信号必须与背景网格清晰地分开。因此，尽管表示信号的图是单色线，但纯黑或纯白并不可取。有时，将图像分成三个独立的基色通道有助于从背景网格中提取信号。因此，只在红色通道中出现的粉红色网格，只需去掉图中的红色部分，就可以很容易地从图中移除。

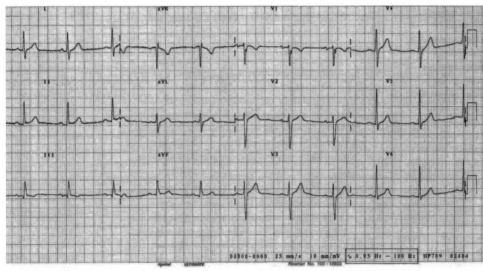

(a)

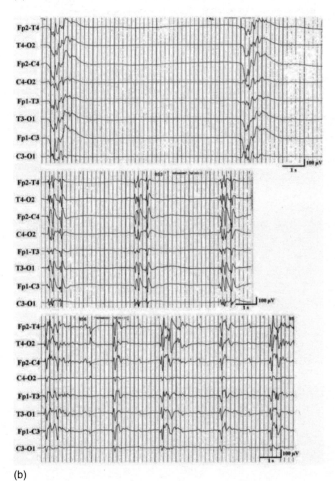

(b)

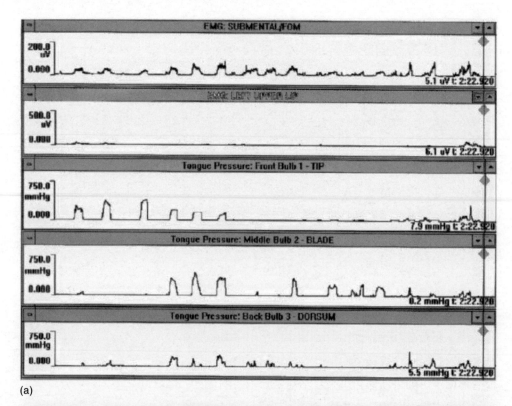

(a)

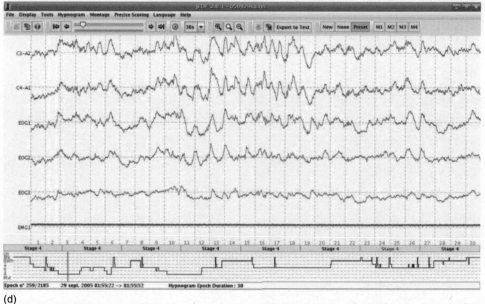

(d)

图 4.22 电活动

(a) 心电图 (ECG)；(b) 脑电图 (EEG)；(c) 肌电图 (EMG)；(d) 睡眠图。

4.3 病历和数据挖掘应用

医学开始于几个世纪前，患者就医的历史几乎和它一样长。传统的纸质日志卡仍然广泛存在于许多诊所，其目的就是记录患者每次就诊的详细信息。保存这些记录一定有充分的理由。首先，可以跟踪患者随时间变化的治疗状况。它还可以就某些物质或药物过敏情况提醒医师。同时，某些症状反复出现可能意味着严重情况。所有这些都可以清楚地显示在患者的记录卡上。私人医师，尤其是那些已经执业几十年的医师，非常不愿意切换到电子病历，因为移植可能涉及许多记录的手动数据输入。另一个障碍性因素可能是习惯新的电子系统所需的时间，无论是更新记录还是信息检索都需要时间适应。他们可能已经习惯于按患者的名字系统地归档纸质记录。诊所助理会手动翻出患者的病历，并在就诊前提供给医师。医师在就诊结束时以书面形式更新记录，助理再将其放回到架子上。这个过程听起来很简单，但存在几个主要问题。首先，医师或患者可能搬家，或者当医师因退休或其他原因停止执业时，只有记录会被留下。许多人可能会问的一个常见问题是这些卡片上的字迹是否清晰可辨。如果新医师进来看不懂卡片上写的信息，那就没有意义了。另一个主要的问题是记录只能追加。有些患者可能有一厚摞记录卡，由于很难查出谁不再是诊所关注的患者，造成一些记录有可能永远放在架子上。如果患者已经移居国外，记录将被多余地保留在那里，而且患者新的家庭医师将无法获得这些病史。

一个乡村诊所可能有几百个患者，而一个大都市的大医院可以为超过 10 万的患者服务。考虑一下储存每个患者的医疗记录，从他们出生起，包括所有的检查和诊断结果、处方、每次就诊的详细信息，所有这些都要保存几十年。这会涉及多少数据？每个患者可能有几兆字节的病史。那些有着很长病史的人甚至可能达到几千兆字节。不难理解，一家医院可能拥有多大的医疗数据"银行"，那么为国家的所有公民建立的一个全国性的医疗数据库呢？需要什么样的数据备份设施？如何快速可靠地检索海量数据库中的单个条目？这些都是我们需要问的基本问题。虽然没有什么能比得上互联网的规模，但存储的信息仍然是巨大的。这就是数据挖掘技术的用武之地。

以墨西哥城为例，人口超过 2200 万。2009 年 3 月暴发的猪流感使超过 1 万例有流感相关症状的市民在一天内前往医院就诊。这些病例包括数千例无关病例、数百例疑似病例和数十例确诊的甲型（H1N1）感染病例。如果要尝试保存所有病例的医疗记录，这无疑涉及大量的数据。要在日常收集的数据集中，检索出用于分析疾病突变和扩散的能提供信息的数据，只有通过数据挖掘技术。

数据挖掘依靠统计模型从庞大的数据库中快速检索信息。我们经常使用的用到数据挖掘的类似的应用是在互联网上搜索，例如使用 Google™ 万维网搜索。我们所拥有的是一个"搜索引擎"，它与全世界数以百万计的网站相连。一旦输入要搜索的单词或短语，它将在一瞬间抓取包含它的所有页面。那么，它是如何工作的呢？为了便于讨论，我们通过搜索一个简单的单词来简单说明。当然，就计算机而言，短语只是一个非常长的单词，其中"空格"是一个字符，计算机只将它当作单词中的字母来处理。计算机理解 ASCII 码（美国信息交换标准码）中的字符（字母、符号、空格等），每个字符被赋予一个唯一的 7 位代码来识别。例如，字母"A"被计算机当作"1000001"，相当于十进制表示的数字"65"。所以，任何一个单词，或者说短语，都只是一个 ASCII 码串，或者是按顺序输入的 7 比特码字集合。

数据挖掘涉及模式提取，方法是从巨大的"关系数据库"中不同维度检查记录并对其进行分类。随着计算处理能力和磁盘存储容量的增加，更有效的统计分析软件可以瞬间搜索到大量的信息。为了说明现代搜索引擎的强大功能，作者在互联网上搜索"数据挖掘"一词，超过 2100 万条搜索结果在 0.18s 内显示出来。基于终端的用户查询作为检查条件，该过程分析了记录之间的关系和模式。一般来说，信息检索需要四个不同的步骤，如图 4.23 的流程图所示。虽然搜索电子病历需要非常相似的技术，但病历可能不仅仅包含简单的文本和数字。正如我们在上面所了解到的，许多类型的医学图像也与个别患者有关。即使是现实生活中的图像搜索也常常令人沮丧，因为显示的图像往往很少与我们实际要查找的内容相关。基本上，数据挖掘基于四种类型的关系提取项目。

- 关联：提取数据以识别关联或连接。例如，患者可能在糖尿病和肥胖症之间存在联系，因为许多被诊断为糖尿病的人是肥胖的。然而，糖尿病患者并不一定都肥胖。
- 分类：数据按集合类别分组。例如，糖尿病患者可以被归为一类。
- 聚类：根据逻辑关系对数据进行分组。例如，可以根据地理或人口统计标准对患者进行分组。这对于研究基于统计学的疾病模式特别有用。
- 序列模式：提取数据以预测行为模式和趋势。例如，肥胖可能与慢性病有关，糖尿病患者可能肥胖，可能比"未被归类为糖尿病的患者"更容易患慢性病。

我们将进一步研究糖尿病患者的电子病历。重要但敏感的信息 [包括姓名、性别、出生日期（也可以告知年龄和联系方式）] 被存储。年龄这一项可以说明在分类上该患者是 1 型还是 2 型糖尿病，因为 1 型糖尿病通常发生在儿童时期，而 2 型

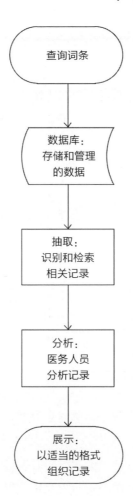

图 4.23　信息检索过程

糖尿病主要对 40 岁以上的成年人有影响。电子病历的很大一部分包含了每次就诊的信息，如就诊日期、病情性质、自诊断以来开出的治疗方法，以及血糖结果。血糖计量单位为 mg/dl 或 mmol/L。表 4.1 列出了国家和计量单位。关于后续、治疗方法的确知有效性也会被记录下来。除了上述描述的文本之外，数字图像和音频记录也可以针对不同的情况予以保存，如记录 X 射线照片和心率以保持病历完整性。

　　通过模式识别进行搜索的方法，如 Elmaghraby 等（2006）所述，展示了基于规则的技术。事实上，存在许多可能性，它们的有效性主要取决于数据库大小和查询复杂度，因为这都需要更多的计算处理能力。常用的分析方法如下。

表 4.1 世界上使用的两种主要的血糖单位

mg/dl	mmol/L
阿根廷	澳大利亚
巴西	加拿大
加勒比海国家	中国
智利	爱尔兰
以色列	荷兰
日本	新西兰
韩国	俄罗斯
墨西哥	斯堪的纳维亚
大多数欧盟国家	新加坡
大多数中东国家	斯洛伐克
秘鲁	南非
中国台湾	瑞士
泰国	乌克兰
美国	英国
委内瑞拉	越南

- 神经网络：复制生物神经系统的预测计算模型，该系统由许多相互连接的处理单元（"神经元"）组成，模型必须通过其学习过程进行"训练"。因此，给予"充分训练"，它的性能会随着时间而提高。

- 数据可视化：对数据中复杂关系进行可视化分析，包括以图形方式对数据进行示意性抽象。

- 决策树：生成决策集的分型结构，从数据记录的分类中派生出规则。两种常用的方法是分类和回归树（CART）与 χ 平方自动交互检测（CHAID）；在 CHAID 中，"CH"取自希腊字母"χ"，相当于 chi。这些规则应用于新的未分类数据进行抽取。

- 遗传算法：复制自然进化过程的自适应启发式搜索算法。它依赖于选择、重组和变异的组合演进出一套规则。尽管所有的东西都是基于 19 世纪查尔斯·达尔文的研究成果，但首先被霍兰德（1962）应用于数据挖掘。

- 最近邻：每个记录的分类由历史上最相似的 k 个记录分组的组合完成。也称为"k-NN 方法"，由于其操作依赖于统计模式识别，因此通常用于 ECG 模式识别。它是一种"有监督"的学习算法，新实例查询的结果根据 k 个最近邻的分组的大多数进行分类。它的操作相当简单：对于一个查询点，它找到

k 个对象作为最接近查询点的训练点集。分类使用这 k 个对象的分类中的多数票。邻域分类作为新查询实例的预测值。

- 规则归纳法：最简单的实现方法，因为它只依赖于通过观察得出的一组"如果 - 然后"规则。

虽然充分理解了数据挖掘在电子病历系统中的重要性，但我们尚未给出支持医学图像和结构化信息提取的解决方案。目前大多数图像搜索都是通过关联文本来完成的，例如通过在图像中添加文本标签来完成。任何对医学图像的搜索都需要事先输入附带的文本，因此有必要建立一个系统的标签系统。目前的图像特征提取技术还处于初级阶段。消费电子产品视频处理中使用的算法主要依赖于某些图像属性，如颜色、对比度和纹理。这些都不能为医学图像提供足够有用的解决方案。

4.4 临床应用知识管理

在许多国家都保存电子病历，目的是从患者护理到健康风险统计分析，以及保险索赔。Dawes 和 Sampson（2003）概述了如何查找数据的行为，这表明在大量的资料中进行文本搜索仍然是医师们普遍采用的做法。从这个观察中，我们需要找到一种方法来有效地处理医疗信息的归档和存储，因为所涉及的数据远远多于患者自身的信息。基于知识的临床应用涵盖了从管理到医疗实践和药房的各个领域。图 4.24 中的方框图显示了电子临床知识系统的复杂性，其中许多实体都有自己的信息要处理和共享。我们可以看到，在这个系统中，无论是数据类型还是数据量方面，都存在大量的信息交换。我们通过参考图 4.25 进一步了解全科医师在这方面的作用。图 4.25 显示了与外部世界共享的信息或知识。本地医师和相关实体之间有很多互动。所以，图 4.25 描述的内容位于全科医师诊所的外部。然后我们深入到医师诊所，在那里我们假设它是一个仅有一名医师的小型乡村诊所。医师以多种方式获取和共享信息，如图 4.26 所示，显示了诊所内部处理的信息。即使在一个小型的本地诊所内，也有许多信息来源。

知识管理就是创造、传递和识别有用的信息。它的简单过程可以在图 4.27 所示的知识管理模型中进行总结。知识转化过程是一个不断变化和改进的过程，包括知识的保存和增强。知识转化过程也可以看作是知识的创造、转递和共享，其目的是帮助获取知识。这个过程的输出可以反馈给下一轮过程的输入，以达到持续改进的目的。在临床环境中，知识管理活动主要是为了创建和维护改善医疗服务的流程，从而使公众在减少对医疗服务的需求的情况下更健康、更长寿。因此，提供最佳治

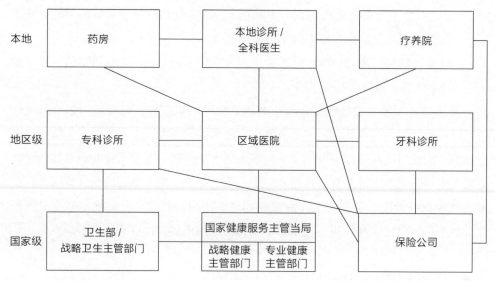

图 4.24　临床知识系统

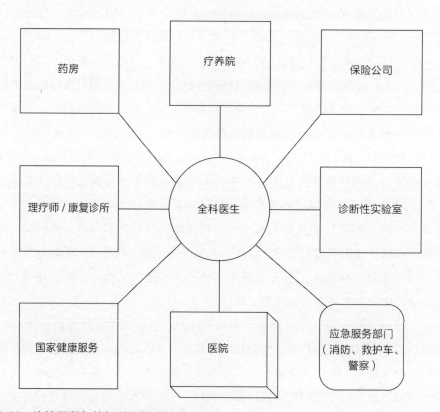

图 4.25　连接医师与外部世界的系统

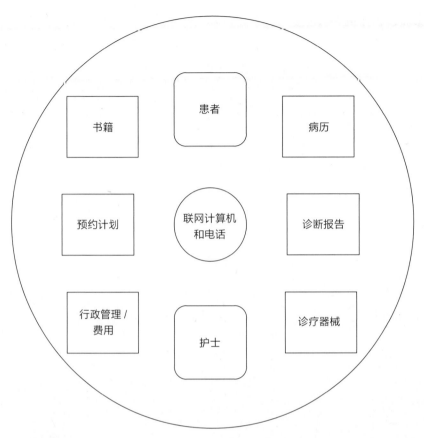

图 4.26　诊所内部

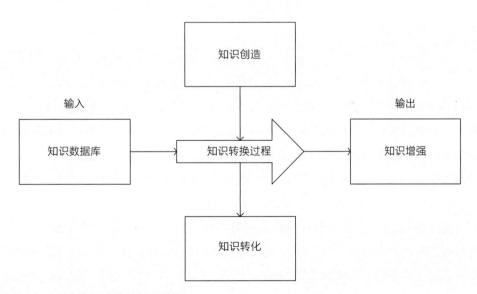

图 4.27　面向电子病历的知识管理

疗的诊断过程在很大程度上取决于知识管理的有效性。按照图 4.28 中的流程，通过电子病历对以前治疗的结果进行持续监控，将有助于根据以往经验制定更优化的治疗方案。对症状的诊断通常是根据临床调查和实验室检查结果完成。有时，由于制订治疗计划的紧迫性，诊断测试可能很耗时。因此，从以前的案例中获得的知识可以对起草一项操作计划提供重大帮助，以便在最短的时间内提供必要的治疗。

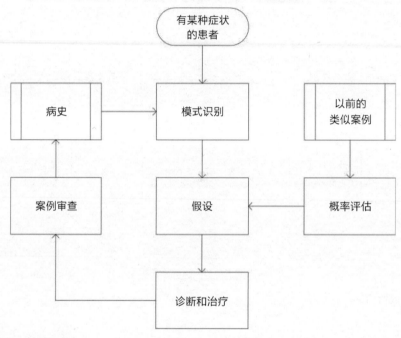

图 4.28　患者监测

　　为了说明这一点，我们来快速看看使用超声波治疗癌症肿瘤的案例。当一束超声波聚焦在肿瘤上时，它能迅速加热到超过 70℃ 的温度，这一过程对破坏癌细胞非常有效，因为它会切断其氧气供应而引起缺氧。然而，由于存在皮肤和脂肪灼伤的风险，有许多限制条件阻止其在人体许多部位的有效应用。通过记录每种治疗的有效性和结果，可以编制一份适用此种治疗的包含肿瘤类型和大小的清单。这个例子向我们展示了维护知识数据库以实现信息共享的重要性。

　　电子病历包含患者各个方面的不同类型的信息，如诊断、处方、预约记录、症状描述和提供的治疗，对今后治疗类似病例也有一定的帮助。存在的风险和挑战阻碍了综合电子病历系统的发展。首先，我们提到著名的"肥皂笔记"（Schimelpfenig，2006）。

- 主观：患者的状况，描述的症状。
- 目标：收集生命体征，目视检查以寻找异常迹象，进行适当的实验室诊断试验。
- 评估：根据症状和诊断总结上述内容。
- 计划：制订治疗行动计划，例如处方和任何后续行动。

最终，这是为了通过知识管理促进有效的患者评估，从而为患者和医疗保健提供者之间的沟通提供基础。"肥皂笔记"格式通常用于标准化临床记录中的医疗评估条目，以保持一致性。最后一点，医疗记录是法律文书，因此数据录入必须准确、负责，对信息的获取必须严格控制。

4.5　数字健康中的人工智能（AI）

人工智能可以被视为一种人工制造的、使用像动物大脑一样思考的神经网络，与生物大脑在大小（大脑中有更多的神经元和突触）和组织（大脑是自组织和自适应的）等方面存在根本不同的智能。人工智能中的神经网络仅仅是基于某种特定架构由人工组织的，这种架构通常与统计模型（如曲线拟合或回归分析）相关，而不是与特定网络相关（Fayyad 等，1996）。

人工智能允许机器向人学习，使人类任务可以实现自动化。可以看到人工智能正在付诸行动，以协助我们执行各种任务，如自动驾驶车辆（Wong 等）、通过自然语言处理与人交谈（Green 等，2015）。简单地说，机器被训练成通过人工智能完成某些预定的任务，方法是将输入数据作为训练集处理，并识别数据中的模式以产生输出。人工智能可以自主地了解患者。机器学习是个性化护理最突出的分析方法之一，因为它旨在分析患者的个体需求。

当我们拿起数码相机，半按快门按钮，相机就会自动决定它应该聚焦在哪个物体上，这要归功于人工智能（Choi 等，1999）。摄像机的机载计算机经过训练可以识别图像框内的物体。类似地，人工智能也可以把识别受影响区域的特征方面的机器训练应用于皮肤癌的诊断（Pandey 等，2019）。它们都是通过训练机器识别感兴趣的物体来工作的。人工智能不仅在成像方面起作用，而且广泛用于分析许多不同类型的数据学习（Fatima and Pasha，2017）。

人工智能与机器人自动化的不同之处在于，它不仅支持重复的自动化任务，如工厂生产线中常见的任务，而且还将为设备和系统添加智能，使它们变得"聪明"，以便"思考"和"分析"，从而执行预测和诊断任务。

4.5.1 深度学习

神经网络由相互连接的节点层组成。每个节点被称为一个"感知器"（如感知一样），类似于多元线性回归（不止一个解释变量）。它的结构由一个输入层、一个隐藏层和一个输出层组成。输入层接收输入模式；隐藏层调整输入权重，使神经网络的计算误差最小；最后，输出层维护用于映射这些输入模式的分类列表。它可以被看作为利用隐藏层提取输入数据中的显著特征。包含大量隐藏层的神经网络被称为"深度"，因为它们相比较能够从数据中提取更深层次的特征。

神经网络的学习过程会试图优化神经网络的权重值，一直到满足用户定义的停止条件为止。直到满足用户定义的特定停止条件，该过程才不再重复。该条件通常被设置为，或者是网络错误阈值满足训练集上可接受的精度水平，或者分配的计算资源被用完。这种计算资源的消耗在许多远程健康应用中特别重要，因为健康监测通常使用可穿戴设备，在这些设备中，应最小化数据处理时间，以允许读取足够多的读数。

深度学习描述了训练计算机执行类人任务的过程，如理解医学图像（Giger，2018）。深度学习通过建立兴趣所在的数据类型（如生命体征、图像、感染病例等）相关的基本参数进行培训，教导机器使用多个处理层的识别模式来自学。这与简单的机器学习相反，后者通过组织一组训练（参考）数据来运行预定义的方程（Wu等，2010）。在医疗领域实施人工智能领域的深度学习的主要目的是改进医学信息的分类、识别、检测和描述。智能手机中的语音识别、无人驾驶汽车的自动驾驶等系统都涉及图像分类、语音识别、物体检测等方面的深度学习。深度学习能够通过了解患者的个性化需求来提供高度个性化的医疗服务。此外，分析图像的能力也可以扩展到与运动和锻炼相结合等方面，以提高表现和推荐更健康的饮食。机器学习不仅有助于了解患者的具体需求，而且通过不断学习使用方法和操作环境，有助于改善健康监测，目的是提高预测和诊断能力。这里，我们来看一个在移动健康环境中实现机器学习的例子。

4.5.2 移动健康中的人工智能

准确的预测和诊断高度依赖于收集可靠的健康数据进行后续分析（Stewart，2015）。移动健康（m-health）提供了一种使用适当的传感器收集患者数据以进行预测和诊断的便捷方法，但是用户的动作可能会明显影响数据的完整性（Kim等，2016）。受控实验室测试和实际使用环境之间的最大挑战之一是无法预见一个用户实际使用设备的方式（Fong and Li，2012）。例如，可以要求受试者在实验室中测试可穿戴监视器时坐着不动，以便在受试者静止不动时进行测量，而运动员可以佩戴同一监视器，以便在其四处移动时进行监视测量。为了补偿可能对监视性能产生重大影响的不同使用条件，我们在第4.1.2节中讨论探究了使用可穿戴式心脏监护仪的心率测量中 AI 的应用。

光电血管容积图（PPG）通常用于检测血容量的变化（Spierer 等，2015），它测量每个脉冲光的吸收来对光脉冲进行计数。PPG 是可穿戴监视器中优于 ECG 的首选项，这是移动环境中在测量精度和易于实施之间权衡的结果（Jo 等，2016）。从理论上讲，PPG 的测量过程很简单，使用一对 LED，并在用户手指另一面用光电传感器测量，如图4.29所示。来自 LED 的光先被固定透镜聚焦，然后发光通过用户的手指，由光电传感器接收。PPG 信号代表血液流动，并通过传感器端的脉搏血氧仪进行测量。在此插图中，光电传感器由于移动而未对正，因此不再接收光信号。为了确保测量可以在受试者无法满足静止不动的情况下进行，可以通过运动带固定监视器或进行运动补偿。后者无疑是一个更好的选择，因为它允许受试者在进行日常活动时自由移动。可以通过减去人体加速度（ACC）信号来消除运动伪影（Mashhadi 等，2016），该信号由 x，y 和 z 方向轴的三个信号表示。进行时间序列数据模式分析的递归神经网络（RNN）结构可用于从 PPG 信号计算心率。

RNNS 已被广泛用于学习语音疾病预测等时间序列数据（Choi 等，2016）。在可穿戴监示设备上运行 RNN 的主要问题是它需要大量的训练数据，导致了一个漫长的学习过程（Bekhet 等，2018）。特征提取，如图4.30所示，使用稀疏谱重建（SSR）

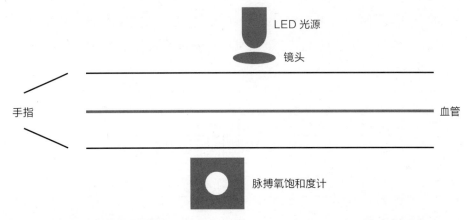

图 4.29　光电血管容积图测量

要对红外 LED 发射的光脉冲进行计数。工作原理与图 2.8 中显示的氧饱和度计相似。

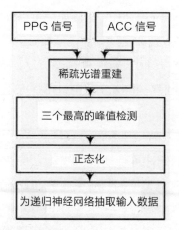

图 4.30   使用 SSR 技术提取特征频率

来生成 RNN 的输入值，这样通过只提取几个峰值，从 SSR 获得的光谱得以变短（Reiss 等，2018）。SSR 简单使用单个测量向量（SMV）表示的最小频率数来表示频谱特性（Karim 等，2019）。

为了在 PPG 光谱信号的准确频率位置使用 SMV 去除 ACC 光谱信号，SSR 需要对多个输入信号顺次进行计算。信号光谱是根据信号特性计算出来的。由于 PPG 和 ACC 信号是从不同的源独立测量的，因此获得的信号频谱才能确保每个信号的特性得到保存。

从每个光的光谱中提取最大的三个非连续值。图 4.31 显示了一个 RNN 结构，用于处理通过 SSR 检测到的 PPG 和 ACC 信号的三个频率值（3 个 PPG+3 个 ACC=6 个信号分量，带有各自的幅值）。这六个信号中的每一个都与来自上一个输出层的一个输出值（用作 RNN 的输入值），总共有 12 个输入值。计算时间主要由 RNN 内的隐藏层数量决定，该数量由 Occam 剃须刀原理确定（Pereira and Borysov，2019）。

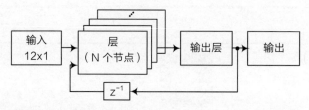

图 4.31   递归神经网络 (RNN) 处理来自 SSR 的 PPG 和 ACC 信号

除了移动健康监测外，AI 也广泛应用于诊断和预测，如癌症预测（Kudo，2018）。自动诊断和处方可快速预测，从而能达到更有效的补救。机器学习有助于疾病及其进展的评估。了解单个患者的状况也允许为个别患者确定最佳治疗方法（Lu 等，2019）。评估过程使用肿瘤影像学来识别病情发展和扩散，以便确定最有效的治疗方案。

4.5.3　虚拟现实（VR）和增强现实（AR）

转到健康护理应用中的 VR 和 AR 技术之前，我们应该先看看两者之间的本质区别。其实非常简单，VR 经常使用耳机来提供一个使用计算机程序的模拟环境。而 AR 在实际场景中添加了一个 3D 虚拟对象（一个物理上不存在但由计算机程序生成的对象）。这在本质上是说，整个 VR 图像是动画的，而在 AR 中，只有图像中的某些对象是虚拟的，而周围的环境是真实的。例如，手术实践可以使用 VR 进行，从手术室到患者和工具都是计算机生成的图像，而使用 AR，人们可以在类似手术室的实验室中使用真实的手术工具对虚拟患者进行手术。从这个意义上说，AR 通常需要一个摄像头来捕捉周围的环境，然后在这个捕捉到的场景中添加一个虚拟对象。

VR 和 AR 都为数字健康应用提供了许多机会。手术模拟中的 VR 被用于手术技能的教学和评估已经 20 多年了（Satava，1993）。使用 VR 提供真实的手术体验时，显示分辨率通常是一个重要问题（Traub 等，2008）。AR 的引入使得在一个非常类似于实际手术场景的模拟环境中练习手术技能成为可能（Yamamoto 等，2012）。图 4.32 显示了一个实验室，看起来和感觉上都像是一个实际的手术室。外科医师可以根据自己的喜好，使用真实或虚拟工具在模拟患者身上进行练习。在这个特别的例子中，患者的头部被打开，因为患者不是真的，没有任何安全风险。广泛的信息可以投射到患者身上，外科医师甚至可以通过手势控制在不同病情的患者之间切换。患者也可以编程植入任何状况和并发症。

4.5.4　电子药店

我们以探讨医疗信息共享作为本章的总结，以电子药店为例，它为医疗保健专业人员和最终用户进行服务。"远程医疗"一词可能与远程药房密切相关。电子药店使得为偏远地区或行动不便的人组织和分发药物变得更加容易。尽管药品必须通过某些运输手段进行实物运送，但它确实为农村地区提供了更好的药品和相关信息。电子药店的一个特点是协助安全配药，采用自动审核程序，以确保质量，并降

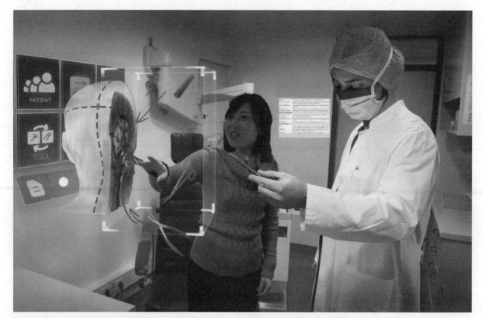

图 4.32　实验室利用 AR 技术用于对虚拟头部手术的临床培训

低行政成本。它不仅仅是一个销售非处方药的售货机。顺便说一句，这里不使用"药房"一词，因为美国的药房是一个为草药疗法提供乙醇和合法大麻等物质的机构（Martinez and Podrebarar，2000）。另一个主要应用是对药物分析，以便在开发新药物的过程中，有效性和任何不良反应都能以有效和有组织的方式及时记录下来。最重要的是，电子药店就像图书馆，让患者了解药物的正确使用及其不良反应，并自动生成失效/过期药物的补充和处置提醒。它使患者与当地药房保持联系。因此，药剂师可以提供医疗保健服务，而不仅仅是分发药物。患者和药剂师都可以获得可能的药物不良反应和过敏的信息。此外，任何产品召回活动和药品到期或其各自的许可证/注册都可以使药剂师随时知晓。

对公众来说，电子处方确保他们得到最好的药物，同时药物混合的风险被保持在绝对最低限度，因为每一步都有科技确保遵循正确的程序。电子病历也被整合在一起，以确保他们服用的东西被记录下来。此外，医师、药剂师和患者之间建立了一个电子连接。患者可以在看病后取药，而不必从诊所带处方单，因为药房可以通过电子方式检索。电子药店的想法是使用远程药品订购系统，这样持证药剂师可以随时接收电子配药订单和患者记录。然后，药剂师检查并分析每份医嘱的准确性，并授权医院药房系统配药。药剂师也会在签发授权书之前监测过敏反应、药物相互作用、剂量以及每位患者的用药史。此外，系统还可以检查药物是否包含在患者的保险范围内，以便进行相应的计费。处方记录的生成和存储过程都是自动完成的。最后但并非不重要的是，可以提醒患者在适当的时间服药并补充药物。对于老年患者和需要长期用药的视力障碍患者，可以在患者家中安装一个小型设备作为"个人药物助理"。如图 4.29 所示，也可以用安装在任何带有射频识别（RFID）阅读器的家用或笔记本电脑上的软件应用程序来实现。它读取贴在每个装有药物的袋子上的 RFID 标签，关于药物剂量和时间的信息存储在标签中，这样就可以确保在正确的时间服用正确的药物。药物的服用时间也被记录。

远程医疗和电子药店不仅帮助患者轻松并几乎没有风险的获得药物，而且库存随时都是最新的。这一点在为防止流行病蔓延而储备库存时尤为重要。2009 年 3 月甲型 H1N1 流感病毒新毒株的传播就是一个例证。必须密切监测季节性流感疫苗和相关药物的库存水平，以至少确保最高危人群获得充足的供应。远程医疗在制造商和药店之间提供了一种通信联系，使药品订购过程更高效、更准确，同时也能对某些药物突然的、异常高的需求进行迅速有效地应对。

参考文献

Bekhet, L.R.,Wu, Y.,Wang, N. et al. (2018). A study of generalizability of recurrent neural networkbased predictive models for heart failure onset risk using a large and heterogeneous EHR data set. *Journal of Biomedical Informatics.* 84: 11–16.

Bousso, R. (2017). Universal limit on communication. *Physical Review Letters* 119 (14): 140501.

Choi, K.S., Lee, J.S., and Ko, S.J. (1999). New autofocusing technique using the frequency selective weighted median filter for video cameras. *IEEE Transactions on Consumer Electronics* 45 (3): 820–827.

Choi, E., Schuetz, A., Stewart,W.F., and Sun, J. (2016). Using recurrent neural network models for early detection of heart failure onset. *Journal of the American Medical Informatics Association* 24 (2): 361–370.

Cover, T.M. and Thomas, J.A. (2006). *Elements of Information Theory,* 2e. Hoboken, NJ: Wiley-Interscience.

Cranston,W.I., Hellon, R.F., and Mitchell, D. (1975). Proceedings: fever and brain prostaglandin release. *Journal of Physiology* 248 (1): 27P.

Dawes, M. and Sampson, U. (2003). Knowledge management in clinical practice: a systematic review of information seeking behavior in physicians. *International Journal of Medical Informatics* 71 (1): 9–15.

Delbeck, S., Vahlsing, T., Leonhardt, S. et al. (2018). Non-invasive monitoring of blood glucose using optical methods for skin spectroscopy: opportunities and recent advances. *Analytical and Bioanalytical Chemistry* 411: 63–77.

Elmaghraby, A.S., Kantardzic, M.M., and Wachowiak, M.P. (2006). Data mining from multimedia patient records. *In: Data Mining and Knowledge Discovery Approaches Based on Rule Induction Techniques* (eds. E. Triantaphyllou and G. Felici), 551–595. Berlin: Springer.

Fatima, M. and Pasha, M. (2017). Survey of machine learning algorithms for disease diagnostic. *Journal of Intelligent Learning Systems and Applications* 9 (1): 1.

Fayyad, U., Piatetsky-Shapiro, G., and Smyth, P. (1996). From data mining to knowledge discovery in databases. *AI Magazine* 17 (3): 37.

Fong, B. and Li, C.K. (2012). Methods for assessing product reliability: looking for enhancements by adopting condition-based monitoring. *IEEE Consumer Electronics Magazine* 1 (1): 43–48.

Giger, M.L. (2018). Machine learning in medical imaging. *Journal of the American College of Radiology* 15 (3): 512–520.

Green, S., Heer, J., and Manning, C.D. (2015). Natural language translation at the intersection of AI and HCI. *Communications of the ACM* 58 (9): 46–53.

Holland, J.H. (1962). Outline for a logical theory of adaptive systems. *Journal of the ACM* 9 (3): 279–314.

Jo, E., Lewis, K., Directo, D. et al. (2016). Validation of biofeedback wearables for photoplethysmographic heart rate tracking. *Journal of Sports Science & Medicine* 15 (3): 540.

Karim, A.M., Güzel, M.S., Tolun, M.R. et al. (2019). A new framework using deep auto-encoder and energy spectral density for medical waveform data classification and processing. *Biocybernetics and Biomedical Engineering* 39 (1): 148–159.

Kim, Y.K.,Wang, H., and Mahmud, M.S. (2016).Wearable body sensor network for health care applications. In: *Smart Textiles and Their Applications* (ed. V. Koncar), 161–184.Woodhead Publishing.

Koeningsberger, D.C. and Prins, R. (1988). *X-ray Absorption: Principles, Application, Technique of* EXAFS, SEXAFS and XANES. New York:Wiley.

Kudo, Y. (2018). Predicting cancer outcome: artificial intelligence vs. pathologists. *Oral Diseases* 25 (3): 643–645.

Lin, L.H. and Chen, T.J. (2018). Mutual information correlation with human vision in medical image compression. *Current Medical Imaging* 14 (1): 64–70.

Londeree, B.R. and Moeschberger, M.L. (1982). Effects of age and other factors on maximal heart rate. *Research Quarterly for Exercise and Sport* 53 (4): 297–304.

Lu, H., Arshad, M., Thornton, A. et al. (2019). A mathematical-descriptor of tumor-mesoscopicstructure from computed-tomography images annotates prognostic – and molecular – phenotypes of epithelial ovarian cancer. *Nature Communications* 10 (1): 764.

Mackowiak, P.A.,Wasserman, S.S., and Levine, M.M. (1992). A critical appraisal of 98.6 F, the upper limit of the normal body temperature, and other legacies of Carl Reinhold August Wunderlich. *JAMA* 268 (12): 1578–1580.

Maintz, J.A. and Viergever, M.A. (1998). A survey of medical image registration. *Medical Image Analysis* 2 (1): 1–36.

Malik, M. (1996). Standards of measurement, physiological interpretation, and clinical use. *Circulation* 93: 1043–1065.

Marchiando, R.J. and Elston, M.P. (2003). Automated ambulatory blood pressure monitoring: clinical utility in the family practice setting. *American Family Physician* 67 (11): 2343–2350.

Martinez, M. and Podrebarar, F. (2000). *The New Prescription: Marijuana as Medicine,* 2e. Quick American Archives.

Maruo, K. and Yamada, Y. (2015). Near-infrared noninvasive blood glucose prediction without using multivariate analyses: introduction of imaginary spectra due to scattering change in the skin. *Journal of Biomedical* Optics 20 (4): 047003.

Mashhadi, M.B., Asadi, E., Eskandari, M. et al. (2016). Heart rate tracking using wrist-type photoplethysmographic (PPG) signals during physical exercise with simultaneous accelerometry. *IEEE Signal Processing Letters* 23 (2): 227–231.

Mosco, V. (2017). *Becoming Digital: Toward a Post-Internet Society.* Emerald Group Publishing.

Ozana, N., Margalith, I., Beiderman, Y. et al. (2015). Demonstration of a remote optical measurement configuration that correlates with breathing, heart rate, pulse pressure, blood coagulation, and blood oxygenation. *Proceedings of the IEEE* 103 (2): 248–262.

Pandey, P., Saurabh, P., Verma, B., and Tiwari, B. (2019). A multi-scale retinex with color restoration (MSR-CR) technique for skin cancer detection. In: *Soft Computing for Problem Solving* (eds. A.K. Nagar, K. Deep, J.C. Bansal and K.N. Das), 465–473. Springer.

Pereira, F.C. and Borysov, S.S. (2019). Machine learning fundamentals. In: *Mobility Patterns, Big Data and Transport Analytics* (eds. C. Antoniou, L. Dimitriou and F. Pereira), 9–29. Elsevier.

Pickering, T.G. (1999). 24 hour ambulatory blood pressure monitoring: is it necessary to establish a diagnosis before instituting treatment of hypertension? *Journal of Clinical Hypertension (Greenwich, Conn.)* 1 (1): 33–40.

Reiss, A., Schmidt, P., Indlekofer, I., and Van Laerhoven, K. (2018). PPG-based heart rate estimation with time-frequency spectra: a deep learning approach. In: *Proceedings of the 2018 ACM International Joint Conference and 2018 International Symposium on Pervasive and Ubiquitous Computing and Wearable Computers,* 1283–1292. ACM.

RSNA (2009). Radiation exposure in X-ray examinations. http://www.radiologyinfo.org/en/pdf/sfty_xray. pdf (accessed 16 January 2009).

Sandsunda, M., Gevinga, I.H., and Reinertsena, R.E. (2004). Body temperature measurements in the clinic; evaluation of practice in a Norwegian hospital. *Journal of Thermal Biology* 29 (7): 877–880.

Sano, Y., Mori, T., Goto, T. et al. (2017). Super-resolution method and its application to medical image processing. In: *2017 IEEE 6th Global Conference on Consumer Electronics (GCCE),* 1–2. IEEE.

Satava, R.M. (1993). Virtual reality surgical simulator. *Surgical Endoscopy* 7 (3): 203–205.

Schimelpfenig, T. (2006). *NOLSWilderness Medicine. Mechanicsburg,* PA: Stackpole Books.

Shannon, C.E. (1948). A mathematical theory of communication. *Bell System Technical Journal* 27 (3): 379–423.

Spierer, D.K., Rosen, Z., Litman, L.L., and Fujii, K. (2015). Validation of photoplethysmography as a method to detect heart rate during rest and exercise. *Journal of Medical Engineering & Technology* 39(5): 264–271.

Stewart, L.A., Clarke, M., Rovers, M. et al. (2015). Preferred reporting items for a systematic review and meta-analysis of individual participant data: the PRISMA-IPD statement. *JAMA* 313 (16): 1657–1665.

Tempkin, B.B. (2009). *Ultrasound Scanning: Principles and Protocols,* 3e. Saunders.

Traub, J., Sielhorst, T., Heining, S.M., and Navab, N. (2008). Advanced display and visualization concepts for image guided surgery. *Journal of Display Technology* 4 (4): 483–490.

Wong, C.C., Siu,W.C., Jennings, P. et al. (2015). A smart moving vehicle detection system using motion vectors and generic line features. *IEEE Transactions on Consumer Electronics* 61 (3): 384–392.

Wu, J., Roy, J., and Stewart,W.F. (2010). Prediction modeling using EHR data: challenges, strategies, and a comparison of machine learning approaches. *Medical Care* 48 (6 Suppl): S106–S113.

Yamamoto, T., Abolhassani, N., Jung, S. et al. (2012). Augmented reality and haptic interfaces for robot-assisted surgery. *International Journal of Medical Robotics and Computer Assisted Surgery* 8 (1): 45–56.

5 无线远程医疗系统部署

正如我们在前一章中所看到的，我们可以从多种渠道获取个人健康数据。不同类型的数据有不同的获取方式，并且对数据传输和处理的要求不同。之前我们已经了解了如何获取各种类型的医疗数据的方法，以及通过远程医疗网络传输时应关注的问题。生命体征数据和医学图像数据在很多方面是不同的，有些甚至比其他类型数据要求更严格。数据的多样性需要实时采集和长期采集相结合，这样才能适应对不同健康数据的监测。其关键是要有一个可靠的通信网络来支撑，网络连接方式由其特定应用类型来决定，因此这需要根据所发送数据的类型和特定要求来设计，如 X 线照片数据与纯文本信息构成的处方表单数据，在带宽要求方面就有很大区别。

无论是有线还是无线通信信道，对传输的数据量都有其理论极限，信道带宽决定了 1s 内能传输的数据量。因此，网络必须有足够的信道带宽，才可以流畅地传输应用的所有数据（如果太多的数据量以高于信道能力的速率争抢通过信道会造成溢出）。为了进一步了解带宽的重要性，我们来看一个模拟电话信道发送高清视频片段的例子，该信道带宽为 3100Hz，显然，在不进行任何计算处理这样的带宽下就可以直接看出，这个数据量实在太多了，即使有了"数据压缩"技术，我们仍需要 MHz 量级的带宽来传输高清视频。

在数字通信中，信息可以按照"块"或"流"的形式来获取。在随机进行的一次测量情况下，信息的突发性通常不能进行统计分析。因为，每次读取数据时都会收集一个离散的数据块。在下一组读数到来之前，不会有更多的数据，因此无法进行统计。这种随机性类似于医院急诊入院，有时没有患者，而有时可能同时治疗几个患者。这类离散数据概率分布意味着信息流的统计分析最好使用泊松分布模型

（Shmueli 等，2005）。相比之下，从可穿戴设备收集数据进行持续健康监测的情况下，信息以一定的速率不断上传，生成数据流。因此，我们可以处理一直持续的时间序列数据，直到监视中断才停止。音频和视频信息通常具有这种性质。为更好地了解通信系统处理离散数据和连续流的性质，我们回到前面尝试通过带宽只有 3100Hz、用仅能承载单声道语音信号的电话信道发送视频剪辑的例子。如果视频来得突然，比如说一个 5s 的视频片段，接下来的几分钟内又没有任何内容，那么整个片段仍然需要长时间的延迟来完成传输。这样信道会有足够的时间"吞下"大量数据，就像通过漏斗将水倒入狭窄的管道一样。如果漏斗足够大，可以起到"缓冲"的作用，而水在漏斗溢出之前就停止了流入，那么仍然可以在没有溢出的情况下让水通过。然而，如果连续的水流则不行，就像溪流一样，漏斗就会溢出。如果我们让水龙头完全打开，让它不断地从漏斗里流到一个没有足够容量的狭窄管道里，试想一下，会发生什么。结果显然是从漏斗中溢出，洒了一些水。在数据通信中，如果我们试图将大量的数据扔进没有足够带宽来传输数据的信道中，也会发生同样的情况。

通信网络是现代医疗保健系统的重要组成部分，对信息交换起着至关重要的作用。如前几章所述，由于能够支持广泛的医疗服务，网络发展随着技术的进步本质上是为了支持多种创新服务。在本章中，我们将学习如何克服一个面向未来网络所面临的挑战，该网络随时能增加可用的新功能。从第 2 章介绍数字通信的基本知识开始，我们首先了解网络规划背后的一些理论，然后探寻确保网络的未来扩展措施。由于许多网络都建立在现有框架之上，因此我们将讨论需要考虑的重点问题。然后，将探讨外部采购的利弊，并探索如何确保网络质量。

5.1 规划和部署注意事项

要彻底了解远程医疗网络规划的背后隐藏着什么，我们必须对幕后所发生的事件有一个深入了解。参照原始的计算机网络设计，由两台个人计算机（PC）以点对点的（P2P）结构连接在一起，如图 5.1 所示。每台 PC 都有一个网络接口卡（NIC，通常作为现代计算机主板的一个组成部分实现），它可以连接到外部，但在本例中是另一台 PC。就个人电脑而言，只要电脑之间能交换数据，不管是用电缆连接还是通过无线链路连接都一样。P2P 网络的主要特点是它没有中心，所有节点（网络成员）的地位都相同。在我们进入通信网络技术细节之前，我们首先通过介绍开放系统互连（OSI）参考模型（ITU-R X.200 1994）来了解数据通信环境下 PC 机内部发生了什么。

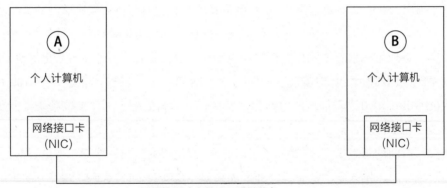

通信信道（电缆或无线链路）

图 5.1 简单的点对点（P2P）网络

这是网络连接的最基本形式，只有两个参与方相互通信。

5.1.1 OSI 模型

开放系统互联（OSI）模型对网络通信进行了概括。其主要目的是作为网络设计的指南。它本质上是用于分层通信的描述性模型，即将网络体系结构划分为不同的层，每个层具有一组数据处理和格式化方面的功能。图 5.2 中的标准模型是由 7 个不同的层组成的，每个层负责一组任务。任意两个相邻层之间的通信被称为"直接"。这涉及通过服务访问端口（SAP）层的端口交换数据块。在这 7 个层中，大致分为两类，即上 3 层（称为"主机层"）和下 3 层（称为"传输层"）。中间层位于灰色区域，在有些文献中被划到主机层，在另一些文献中被划到传输层（如Wiki 中给出的定义）。由于中间层本身被称为"传输"，因此从逻辑上考虑将其视为较底层的传输层更为合适。

OSI 模型基本上是将整个通信过程分为了几个功能层。在主机每层之间的通信过程是与对应层上的一个对等进程一起维护的，例如图 5.1 中的电脑"A"与电脑"B"之间的通信。简而言之，A 的任何给定层 n 都与 B 的第 n 层交互，其中 n 可以是 OSI 模型的 7 个层中的任何一个。在第 n 层执行的进程统称为"第 n 层实体"。由于在两个 PC 的第 n 层之间没有建立直接连接的链路，因此这两个层之间的通信被称为"虚拟的"。通信是通过协议数据单元（PDU）交换来完成的。PDU 本质上像是一个携带数据的信封。PDU 内部携带的用户数据被称为服务数据单元（SDU）。因此，SDU 是 PDU 的一部分，另外它也包含数据有关的"头部"数据，但这些不是用户数据。每层的实体功能由一组称为"n 层协议"的规则进行管理。每层实体都通过使用控制信息来构造头数据，与 SDU 一起产生 PDU，该 PDU 发送到下面的

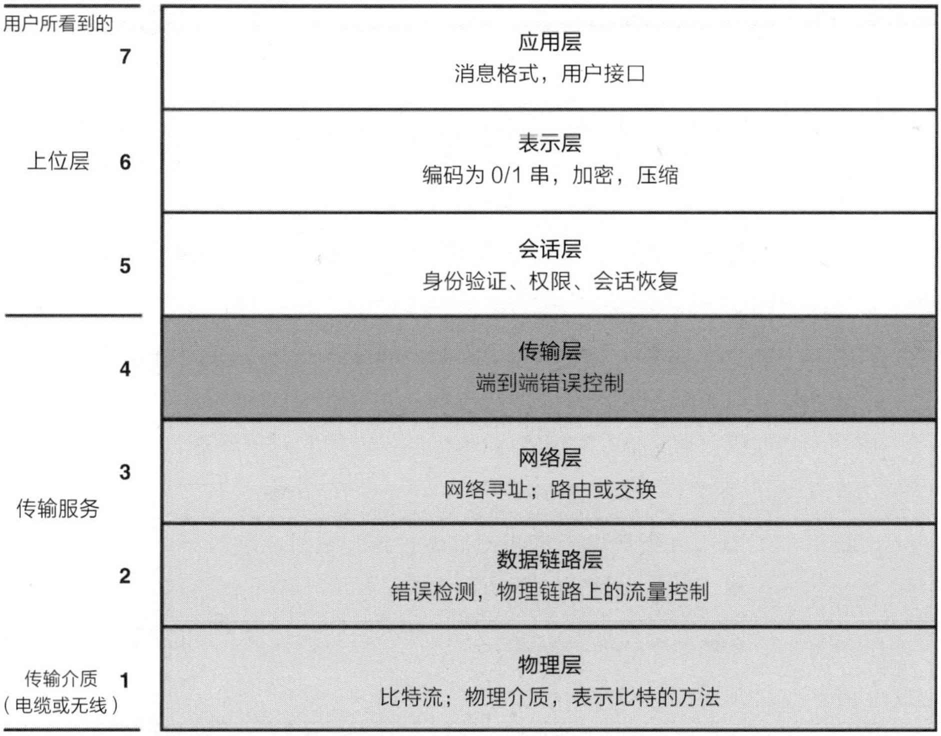

图 5.2　7 层开放系统互连 (OSI) 模型

层（*n*−1）进行进一步处理。第 *n* 层的功能通常需要从上一层（*n*+ 1）接收 PDU，为将其传递到其对等的进程，需将其向下传递到堆栈（即传递到下一层），最终，将数据处理成合适的形式，并通过通信信道进行传输。

　　如果数据块超出了下一层（*n*−1）能处理数据量的上限，则必须进行"分段和组装"，以将数据块分解成可以被层（*n*−1）"吞噬"的小单元，然后将分段的数据放回接收端。在此，SDU 分段为多个层 *n* 上的 PDU。然后，这些较小的单元将被进一步向下传送到堆栈，直到从 PC 机 A 发出并到达 PC 机 B。然后在 PC 机 B 的第 *n* 层执行重新组装（是分段的相反过程，将较小的部分重新组合在一起）。

　　接下来，我们从顶部开始简要地看一下图 5.2 中所示每一层的功能。

- 应用层：是第 7 层或称为顶层，它主要是支持人机界面（HCI）。该层主要功能是实现用户与应用程序软件之间的直接数据交互。例如，医师通过输入有关患者和药物的信息来生成处方，并将其发送给指定的药房。如医师所见，整个过程由应用层处理程序。数据库条目、文字处理、Web 浏览、电子邮件等应用程序都由应用层处理。

- 表示层：此层主要是建立与应用层实体之间的信息连接。它支持对应用层的数据读取。它的主要功能是将用户使用应用软件生成的信息转换为适合计算机可以处理的格式。因此，数据被"映射"到会话协议数据单元，并传递到下一层。不同操作系统（OS）及不同型号计算机之间的通信会使用不同的代码集来表示信息，而表示层的任务就是将数据转换为"与机器类型无关"的格式进行传输，如 PC 和个人数字助理（PDA）之间的数据传输就是通过该层实现的。

- 会话层：这是管理节点（计算机）之间的连接的地方。它可以建立、管理和终止连接。这也是控制交互方式的地方，如单向或双向传输。会话层可以支持某些错误恢复服务，但这需要同步机制。该功能对于处理长数据流（如发送 ECG 心电图数据）特别有用。

- 传输层：传输层可实现用户之间的数据传输。通过流量控制、分段和重组，以及错误控制等措施来管理链接的可靠性。它利用底层网络提供的服务为会话层提供必要的高质量服务（QoS），以便进行数据传输，并能够跟踪这些段传输过程，在必要时发起重传。

- 网络层：在这里，数据被转换为"数据包"进行传输。识别每个数据包到达其目的地的最佳路径的过程称为"路由"，这需要通过多种传输链路来完成（几乎在所有的远程医疗网络，与图 5.1 所示的简单网络相比，存在更多的网络节点和传输链路）。有效的路由需要来自其他网络节点的有关链接状况的信息。因此，当数据量大时，可以通过隔离网络某些拥塞的部分来解决。

- 数据链路层：主要是处理网络实体之间的数据传输和错误检测 / 纠正。在此层中数据块被转换为"帧"。"帧"的头部包含控制、地址、校验位，以及标记每个帧边界的信息。同样在数据链路层中，通过介质访问控制（MAC）来管理通信信道（"介质"）中节点的数据传输，进而控制对介质访问的过程。

- 物理层：最后，就在堆栈的底部，我们到达了第 1 层。此处定义了节点与介质之间的电路和物理规格。这些都是属性，例如用 0 和 1 的表示方式；数据速率，持续时间是多少；此处还定义了所用电路板插头和插座的引脚配置，以便可以知道特定引脚发出的数据表示什么。由于物理层仅处理通过通信介质发送二进制字节，因此它并不关心数据字节流的实际含义。因此，无论数据包含医学图像信息还是身体生命体征信息，它对物理层处理数据的方式绝对没有影响。数据调制也在这里执行，因此建立和释放物理连接是物理层的另一个主要任务。

5.1.2 现场勘测

在进行网络规划的早期阶段，现场测量是非常重要的。这对于无线网络中部署正确的无线台站或接入点（AP）的数量和位置至关重要。确定不同场景下信号接收所受的影响因此也同样不能马虎。现场勘察和模拟可以通过"压力测试"等手段可以找出存在问题，如接收不良、干扰、易受黑客攻击等（Hummel，2007）。与 2009 年 5 月银行进行的压力测试不同（该测试试图模拟各种金融和经济变化对其业务运营的影响，但最终几乎没有反映真实状况，从而让人觉得压力测试是无用的），对无线网络站点的压力测试发现了大量关于"假设情况"的有效信息。在测试过程中，可能会有如下问题："如果移动的物体随机阻碍了视线范围无阻要求的无线电链路怎么办？""如果频繁的倾盆大雨使无线电路径降级怎么办？"，或者"如果明年需要扩大覆盖范围到马路对面的新大楼呢？"。因此，开始规划一个新的网络时，需要解决各种各样的问题。简言之，就是要找到有关每个无线台站的位置及其覆盖范围的信息。

现场勘察需要测量无线信号并将测量到的数据进行网络规划和优化。主要研究信号覆盖率、容量、干扰和物理障碍物等。信号覆盖面积与信号强度直接相关。为了说明这一点，我们回忆一下在咖啡馆将笔记本电脑连接到无线网络的过程。当店内网络被发现时，我们会看到一些上升的条形图。看到的条柱越多，说明能从 AP 接收到的信号强度就越强。当我们离开 AP，这些条柱就会一个接一个地消失，直到我们移动到所有的条柱消失的位置，计算机就与网络断开连接。也就是到了网络覆盖不到的地方。当我们离开 AP 时，信号强度的损失（衰减）遵循平方反比定律，使得信号强度 $S(d)$ 与 AP 和接收器之间的距离成比例，如下所示：

$$S(d) \propto \frac{1}{d^2} \tag{5.1}$$

这基于如下假设：AP 有一条直达接入点的视线（LOS）路径，其间没有任何障碍物。

网络容量是指在任何给定时间内可以连接到网络的最大用户数。它还可以控制所有用户同时传输数据的量。因此，无线网络在达到最大容量时会饱和。当这种情况发生时，任何尝试建立连接的其他用户都将被阻挡（拒绝访问），或者所有用户都将体验到 QoS 的下降（数据传输变慢，并且间歇性网络中断变得更频繁）。

"干扰"是指覆盖范围内的所有干扰信号的强度。当网络工作在被其他系统共享的频段时，可能会遇到一个大问题。例如，以 2.4GHz 运行的 IEEE 802.11n 无线局域网（WLAN）可能会遇到来自附近使用相同载波频率无线电话信号的干扰。此外，近距离的 WLAN 可以相互干扰，例如在一个公寓，多个单元的无线路由器同时以相同的载波频率和相同的信道工作时也会遇到干扰。这种干扰会危及连接的可靠性和数据传输速度。

如 2.4 节所述，物理障碍物会对无线信号产生很大影响。吸收和反射在许多情况下都是影响严重的。墙壁和隔断，特别是厚混凝土梁，可以屏蔽无线电波。此外，带有薄膜涂层或嵌入金属丝网的玻璃板也会降低信号的质量。

在现场勘察期间，信号强度和干扰的测量是在不同的位置进行的，通常用安装网络管理系统（NMS）的笔记本电脑进行，该系统可获取测量数据。为了找出安装 AP 的最佳位置，测试 AP 时要用到多个位置，并且还要不断移动，以测试来自参考位置的相对信号接收质量。一些好的测量软件允许预先输入位置，这样测量员就可以顺着站点前行，同时用笔记本电脑测量和分析从每个 AP 接收到的信号。对于大型站点群，如医院，因无法扫描整个场地，估算通常根据某些取样区域采取外推法。现场勘察可以给出预期结果，但这并不意味着完整的网络将按照测试结果那样表现，因为其中涉及太多的不可控因素。最后要说明的是，地方管理部门可能会施加某些操作和安全限制，在完成网络设置之前，必须满足管理部门的所有要求。此外，AP 的部署必须不受附近其他精密医疗设备的干扰。

5.1.3 独立自组织网络与集中协调网络

无线网络可以用独立 AP 或集中协调的方式部署。前者如图 5.3 所示，利用每个 AP 的集成功能来实现无线网络服务。在独立 AP 方式部署时网络中的每个 AP 彼此独立地工作，并且被单独地配置，它不响应变化的网络条件，如数据流量拥塞或相邻 AP 故障。在这种网络配置中，它没有任何处理用户访问或数据流控制的集中位置。每个区域网络都是相互独立运行的。对于通常涉及连续数据流的患者监测应用程序，这需要很高的能量来保证其性能（Zou and Chakrabarty，2005）。这种没有集中控制的简单设计无法处理诸如电源管理、数据包丢失、安全攻击，以及应用中导致网络性能下降的问题。

在集中协调的无线网络中，每个 AP 的数据管理都交由一个中央控制器来处理，从而对网络的性能监控可以集中开展。扩展这种网络结构的覆盖范围是很容易实现的，主要是在控制器中增加更多 AP，并让控制器监控所有 AP 之间的流量。控制器可通过程序根据网络条件的变化重新配置每个 AP 功能，例如，禁用故障 AP 或

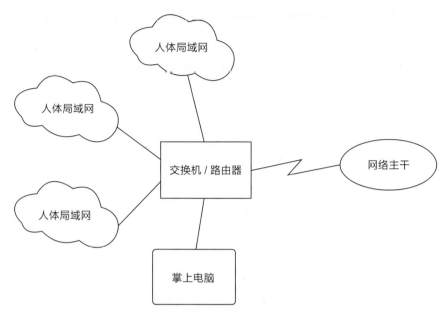

图 5.3　一种 ad hoc 专用网络，由各个直接连接相互通信的设备组成

重组路由流量以实现负载平衡。这为网络"自我修复"提供了运行机制。它的配置
与图 5.3 所示非常相似，只是当连接不同接入点或身体区域网络时需要用控制器来
替代交换机或路由器。

　　单独配置通常适用在较小且独立的无线覆盖区域，或者为一个区域临时扩展
覆盖范围时，需要使用少量 AP。否则，集中协调模式下的无线网络配置将更适合，
因为它便于部署，并且能够对网络状况变化做出快速响应。

5.1.4　链路损益评估

　　链路计算是确定链路范围或覆盖范围的一个重要步骤，在因突发事件损坏运
行环境的情况下能对系统链接状况和范围做出评估。对于室外网络，除了雨水会
严重影响信号传播外，调制方案和极化等其他因素也会对无线链路产生重大影响
（Fong 等，2003a）。链路计算描述了第 2 章中图 2.2 所示整个通信系统的增益和损失。
其概念非常简单：在经过天线、信道（空气、沿传播路径的物理障碍物等），以及
连接组件的所有电缆／电线（如在接收天线和解调器之间）组成的整个通信系统之
后，所接收的信号功率 P_R 可以描述为：

$$P_R = P_T + G - L \tag{5.2}$$

式中，P_T 是以 dBm 为单位的发射信号功率，G 和 L 分别是整个通信系统中所有增益和损耗的总和（dB）。回到等式（5.2）并扩展链路覆盖率的计算。显然，当无线电波沿着路径传播时，链路覆盖率会降低。传播距离加倍，会导致接收功率降低到 1/4，公式如下：

$$L = 2 - \log_{10}\left(\frac{4\pi d}{\lambda}\right) \tag{5.3}$$

NIST（2006）制作了一个链路损益计算器，用于粗略估计在室外环境中的链路损益大小。由于任何一对收发机的发射和接收性能都不相同，因此通常需要计算两个信号方向的链路损益。

一般来说，一个远程医疗网需要至少 10dB 的链路余量来处理由于反射而引起的信号强度的变化。此外，在正交极化配置中，天线之间的极性不匹配，需要额外的 30dB 链路余量。因此，链路余量是区别远程医疗和通用无线网络的一个重要参数。我们需要确保即使在持续的大雨中，网络仍然是可靠的。额外链路余量主要取决于发射机设计和站点环境，我们尽可能使其可承受的链路余量最大化，确保最佳的可靠性。

5.1.5 天线布置

天线安装的位置在实践中是有争议的，因为提供最佳性能的位置由于各种原因是实现不了的，包括难以到达的地方或禁区。此外，天线、无线电和连接两者的电缆之间与能量传输阻抗匹配必须相同，以避免由于阻抗失配而造成损耗。由于大多数天线的固有阻抗与连接电缆的固有阻抗不同，通常需要阻抗匹配电路将天线阻抗转换为电缆阻抗。阻抗用电压驻波比（VSWR）进行度量。电压驻波比应小于 2∶1，以确保大部分功率以最小反射功率转发。高电压驻波比表示信号被反射和丢失。

驻波比和反射功率的比值决定了天线的带宽。"带宽百分比"相对于载波频率 fc 是常数，表示为：

$$BW = \frac{f_H - f_L}{f_c} \times 100\% \tag{5.4}$$

$$f_c = \frac{f_H + f_L}{2} \tag{5.5}$$

其中 f_{H} 和 f_{L} 分别是频带中的最高频率和最低频率。

由于许多天线不能提供 360° 全方位覆盖，因此在天线布置时需要考虑天线的覆盖角或方向性。需要注意的是，"全方位覆盖"通常只是指水平方向，不一定延伸到垂直或立面。天线的指向性描述了当它发射或从指向它的发射天线接收能量时，它在特定方向上的能量焦点。方向性是用天线的效率与增益之比来衡量的。虽然我们在家里使用的大多数无线路由器都配备了一个圆柱形单极天线，可实现 360° 的覆盖，但仍有许多天线高度聚焦，波束宽度范围角只有几度。当需要更长距离的信号覆盖时，则要将能量聚焦到某个方向，并使用窄波束天线。这种情况非常类似于将普通灯泡与相同功率的聚光灯进行比较，即聚光灯将其照明集中在更狭窄的区域，但比覆盖相同区域的相同瓦数的灯泡亮得多。辐射方向图显示了天线在不同方向的辐射场相对强度，从天线覆盖的近距离区域到较大距离的区域相互偏离。这就引出了"近场"和"远场"这两个术语，又分别被称为"感应场"和"辐射场"。远场通常用于测量天线的辐射功率。进行远场测量的最小距离 d 由下式给出：

$$d = \frac{2 \times l^2}{\lambda} \tag{5.6}$$

如公式（5.6）所示，l 是天线所有维度中的最长边的长度，λ 是载波频率的波长。在考虑天线位置时，近场测量并不重要。唯一有用的情况是推导最小安全距离，因为处理超高功率天线时，可能会辐射大量的能量，这种高能量辐射引起健康问题。

5.2 支持未来增长的可扩展性

"网络可扩展性"指的是网络在性能、容量和覆盖范围方面扩大的能力。任何通信网络的设计都应该考虑到未来的扩展，以应对新业务的数据吞吐量和用户数量的增加。还可以扩大覆盖范围。一个设计合理的可扩展网络在扩展时，如果没有增强性能，至少应该保持它的原有的能力。

可伸缩性通常涉及在现有网络中安装新硬件或设备。当网络正常运行时，在扩展过程中，任何对其正常运行的中断都应加以限制。这对于生命支持系统，在工作时保持网络可用性尤为重要。如果一个网络可以暂时关闭以进行改造是不允许的，因为没有手段可以预测远程医疗网络何时不被使用，事故不会等到服务恢复时才发生。在有线网络的情况下，可扩展性一定会涉及铺设新电缆，而对于无线网络，可以在网络基础设施内调整多个参数。因此，在无线网络上执行增强工作比使用电缆容易得多。

参考 Fong 等（2004）的工作，我们开始研究骨干网络中存在哪些相关参数。显然，空气作为信号传播介质，不可能改变路径上的任何东西。我们必须在信号发送着手，确保网络中的每个接收器都能够在增加数据吞吐量的情况下处理传入的数据流。请记住，我们的主要目标是有效地利用可用的系统资源并将错误最小化，从而将重新传输的需要保持在绝对最小值。在研究如何摆弄各种系统参数之前，让我们回顾一下无线网络中可以改变哪些方面来提高网络容量。

5.2.1 调制

调制是将数据"放入"信号中的过程，可以改变为"挤压"更多的数据字节到信号中。我们可以从图 5.4 的"星座图"中看到，它显示了信号质量及失真的存在。从星座图（其轴代表信号的振幅和相位）可以看出，高阶调制（如 64 阶或更高）有更多的"点"，以便携带更多的数据。同时，在信号中压缩更多字节的同时，高阶中的这些点更加紧密。这些点越靠近，就越难识别每个点。最终结果是在频谱利用效率和接收器结构复杂度之间进行权衡，因为需要更复杂的接收器来解析紧密

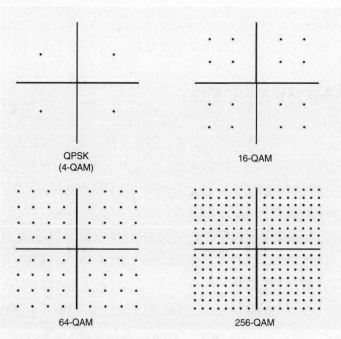

图 5.4 星座图，显示由任意数字调制方案调制的信号
    在本图中，表示了从 QPSK 到 256-QAM 的 4 种不同类型的调制方案。

排列的星座图上的每个点。对于高达 1024 阶的情形，相邻信号点之间的振幅和相位差可能已无法相互区分。

　　一般而言，与高阶调制相比，以较低调制阶数（如 QPSK）发射信号时，因为信号丢失不明显，在相同传输功率的情况下能准确地从更远的距离接收信号。因此，可以将 QPSK 的覆盖距离与 16-QAM 的更高带宽效率结合起来，前者可用于距离发射机较远的区域，后者服务更靠近发射机的接收器，这样可以提高整体覆盖率，如图 5.5 所示。

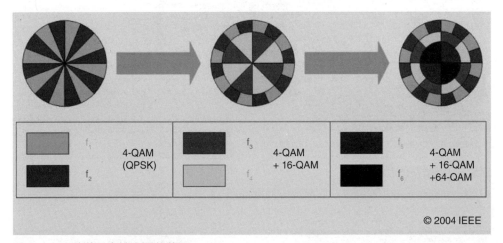

图 5.5　通过增强来扩大覆盖范围

Source: Reproduced by permission of ©2004 IEEE.

5.2.2 蜂窝结构

　　无线网络可以是单蜂窝格或宏蜂窝格（蜂窝基础设施有多个格子覆盖整个区域），如图 5.6 所示。它们都应用了"频率复用"技术，但方式不同。频率复用是将射频（辐射频率）的辐射区（覆盖区）划分为小区段，通过复用同一网络的信道和频率来提高频谱效率和网络容量的一种方法，如图 5.7 所示，显示了两个不同频率的重用。这些频率，虽然在同一频带内，但需要与所有相邻区段充分分离，以将任何干扰风险降至最低。任何给定的频率在至少相距两区段的地方重复使用。

　　在单蜂窝格结构中，使用直线视距的高增益天线通常可以提供更广泛的覆盖范围，并且可使用不同的极化实现频率复用，而宏蜂窝格系统使用的空间频率复用通常具有信号的可接收特性。

　　因此，高阶调制与频率复用相结合可以提高频谱效率。然而，这里有一个问题，就是由于频率复用放大了同信道干扰（CCIR），这意味着共享同一频率的两个非常

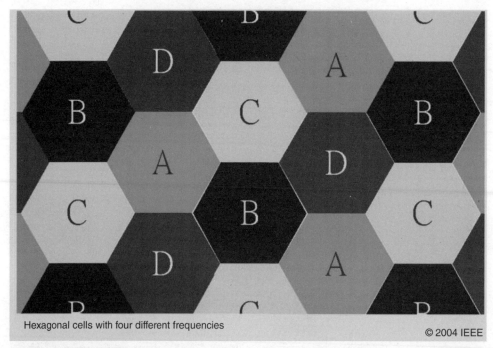

Hexagonal cells with four different frequencies

© 2004 IEEE

图 5.6 蜂窝覆盖范围

Source: Reproduced by permission of ©2004 IEEE.

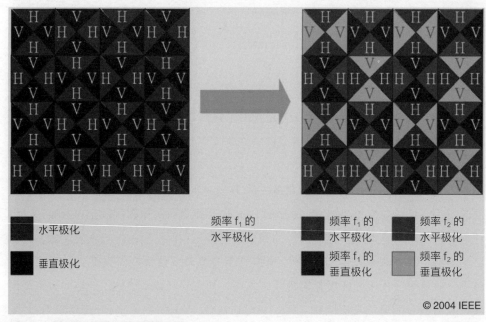

© 2004 IEEE

图 5.7 采用交替极化的频率复用

Source: Reproduced by permission of ©2004 IEEE.

近的信道将会相互干扰。这通常是在系统设计阶段的网络拥塞或频率规划不当等原因造成的。但是，这反而降低了调制的阶数。频谱效率是以一个蜂窝格内每秒每赫兹的比特数来衡量（很简单，每赫兹带宽的比特率 =bps/Hz/cell，简称 BHC），是每赫兹信道带宽通过每个蜂窝格发送的数据速率。

单蜂窝格配置中的 CCIR 主要是由该小格内复用扇区的散射引起的。宏蜂窝格配置在空间分离的区段中采用频率重用，而相邻区段之间的频率共享导致 CCIR。根据香农的信息论（见第 2 章），如果满足下式，频率重用是可能的。

$$BHC \leq \frac{\log\,(1+C/I)L}{K \times m} \tag{5.7}$$

其中 C/I 是信道干扰比，L 是信道被重用的次数，K 是空间复用因子（在单蜂窝格配置中 K=1），m 是分配给"保护频带"的开销。保护频带是指用来隔离两个相似频率信道不携带任何数据的部分窄频带，如图 5.8 所示。深入分析式（5.7），我们可以推断出，通过增加单蜂窝格配置中的 L 或宏蜂窝格减少 K，可以优化频率复用。在实践中，单格和宏格结构的 C/I 可分别近似为公式 5.8 和公式 5.9（Sheikh 等，1999）：

$$C/I = \frac{c}{L} \tag{5.8}$$

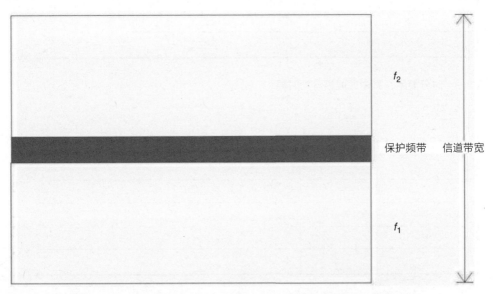

图 5.8 由保护频带分隔的子通道。这有效提供了两个相邻子通道之间的缓冲区

$$C / I = c \times K^2 \tag{5.9}$$

其中 c 是给定网络部署的常量。

5.2.3 多址接入

顾名思义，"多址接入"是指多个设备连接到同一个无线信道，以便网络中的所有设备都共享其带宽。也就是说，我们只是想用某种"多路复用"技术将信道"分割"成不同的部分。其中最简单的形式是将信道分成时间或频率上的间隙，从而形成时分多址（TDMA）或频分多址（FDMA）。这些名字听上去可能很熟悉，因为在20世纪90年代初推出数字移动电话时，曾多次提到过它们。如果我们看一下图5.9和图5.10，其工作原理很容易理解。

在图5.9中，信道被分成不同的时间间隔。在这个例子中，时隙的持续时间是相等的，但不一定所有情况都这样。每个发送设备被分配一个时隙，下一个设备将使用下一个时隙。以 A、B、C 三个设备为例，每个时隙的持续时间为10ms。因此，

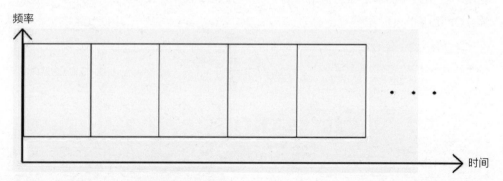

图 5.9 时分复用，其中通道被分为时隙

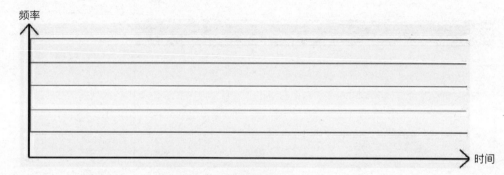

图 5.10 频分复用，其中信道被分成较小频段的组

当传输过程开始于时间 =0 时，A 将在前 10ms 内独占访问该信道。在时间 =10ms 时，B 将接管并在接下来的 10ms 内独占使用该信道，而后它在时间 =20ms 时停止传输。然后允许 C 在 20~30ms 接管该信道。当 C 在时间 =30ms 时切换完全结束，整个信道的共享过程会自动重复，它再次返回到 A，开启下一个为 10ms 的时隙，依此类推。当然，这只是简单进行了理论描述。实际上，在发送设备之间切换需要有限的时间，以便 A 停止发送并在 B 开始发送之前释放信道。这在切换过程中明显地产生一个短暂空闲时段，从而明显地降低了传输效率。因此，必须考虑这个短时间的切换开销。该过程如图 5.11 所示，交换机允许每个发射设备独占访问信道。

FDMA 不是将信道分割成时隙，而是在分配的带宽内将信道拆分为不同的频带，如图 5.12 所示。例如，一个信道分配了 100~400MHz 的频带，在 3 个发射设备之间相等地分割，并分配给信道：3 个发射机需要将 300MHz 频率范围（从 100MHz 至 400MHz）细分为三个相等部分，这意味着我们有 100~200MHz、200~300MHz，以及 300~400MHz 子信道分配给发射机，以便每个获得 100MHz 的频带，或总信道带宽的 1/3。同样，在实践中，我们永远无法为每个子信道分配 100MHz 的完整频率，因为截止带滤波器永远不会有突然的截止。我们需要留出一个保护带以便滤波器截断，这个保护带过滤器留下足够的缓冲区。在图 5.13 中，可以看到一个"理想滤波器"在一个频率下精准的截断。当然，理想的过滤器在现实生活中也不存在。相反，所有滤波器都需要一定范围的频率进行截断，因为截断过程是一个渐进的过程。性能更好的过滤器将以更陡的坡度进行截断。

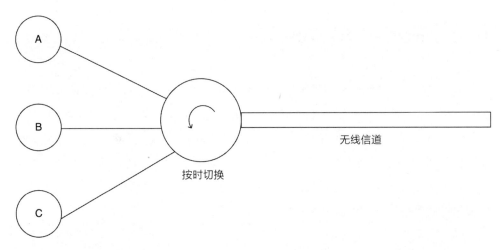

图 5.11 在时隙之间切换

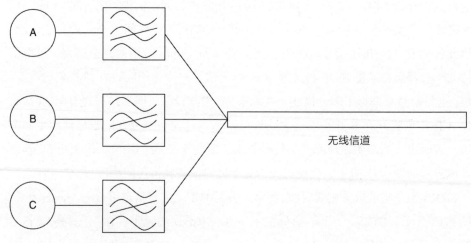

图 5.12　对不同子频带滤波

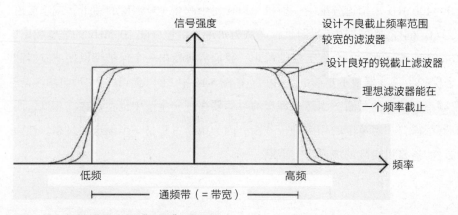

图 5.13　能够锐截止的"理想"滤波器

这些接入技术影响到不同用户和实体之间共享无线网络的方式。在采用码分多址（CDMA）等其他复用技术的同时，TDMA 和 FDMA 是两种最受欢迎的选择。正如我们所看到的，两者之间主要权衡在一段时间内，带宽完全可用性与带宽减少下的恒定可用性之间的折中。但由于 TDMA 具有突发性，因此最适合将 TDMA 用于下行数据传输，而 FDMA 提供一个恒定管道，更适合上行数据传输。动态带宽分配通过向更高需求的资源分配更多资源，提高了信道效率。

5.2.4　正交极化

通过调整天线方向可以扩大数据吞吐量。例如，对于同时具有垂直和水平极化的两个信号路径，我们基本上可以通过安装两个相互垂直的正交极化天线来获得两个独立的信道。与地球表面相比，垂直极化天线的电场是垂直的，而水平极化的天线电场是水平的。它们都被称为线极化天线。一个典型的例子是安装在屋顶上的老式电视天线，如图 5.14 所示。我们可以看到，这种电视天线与地球表面平行。

因此，这是一个水平极化的天线。我们可以通过增加另一个天线利用另一个极化来有效地使信道数量加倍。

圆极化天线也可以，如图 5.15 所示。在这里，极化面以圆形模式旋转，这样每个波长完成一次旋转。例如，如果波长为 1m，极化面将在 1m 内旋转 360°，能量会向各个方向辐射，包括水平面（0° 和 180°）、垂直面（90° 和 270°）。传播方向可以是顺时针（右手圆形，或 RHC）或逆时针（左手圆形，或 LHC）。一般情况下，圆极化可以通过物理障碍物，更适合于非视距情况，因为撞击障碍物时反射回发射天线的反射信号与正传播的信号不同。

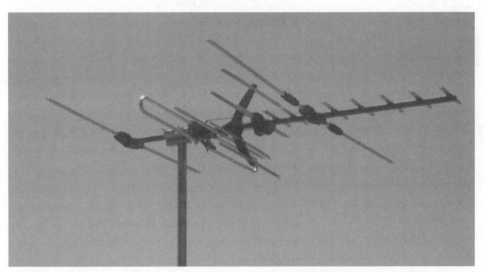

图 5.14　使用了几十年的传统户外电视天线，从甚高频到超高频，近年来数字广播使用基本相同的设计

　　另一种通过天线布置实现可伸缩性的方法是"扇区化"，即通过增加可用扇区的数量来按需添加天线，如图 5.16 所示。在这个例子中，初始部署是用一个提供全向覆盖的天线设置的。随着需求的增长，又增加了 3 个天线，使每个天线提供90° 的覆盖范围，从而为同一区域提供 3 个以上的信道。进一步的细分可以支持进一步的增长，从 4 个扇区加倍，增加到 8 个扇区（如图 5.16 所示）。

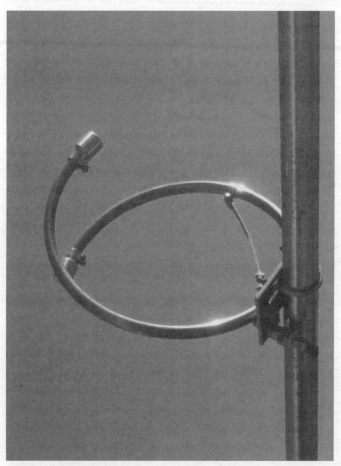

图 5.15　圆极化的天线

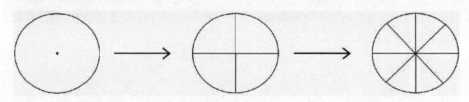

图 5.16　分区从一个单元划分为 4 个和 8 个扇区

5.3 与现有 IT 基础设施的集成

许多远程医疗网络是建立在现有网络基础上的。例如，通过在家监测哮喘患者的系统（Gibson，2002），该系统可以利用家庭网络及互联网提供商（ISP）提供的互联网连接。图 5.17 所示的现有网络中增加了哮喘自我监测系统。这个例子中，在安装过程时暂时关闭家庭网络可能不会造成太大影响。在更复杂的系统中，如医院的企业级网络，网络集成将是一个更复杂的问题，因为在集成过程中任何系统都不可能期望网络被关闭。与其他维护工作一样，一个重要的先决条件是确保所执行的工作不会影响网络其他部分的运行。

为了便于网络部署工作，建筑物结构示意图是描述所有布线、接入点和相关设备位置与细节的一个重要文件。集成可以是物理的，以便将所有新设备连接到正确的位置。因为绝大多数监控设备无法直接通过数据电缆获得供电，因此数据网络连接和电源都必须同时连接到新设备上，

逻辑集成包括配置整个网络的新增部分。现有网络的不同网络架构将有不同的集成需求。当前大多数网络，包括所有基于 IEEE 802.11 的 WLAN，都是使用因特网协议（IP），通过一套全面的标准使连接更容易。然而，一些较旧的网络可能有其遗留的网络协议，需要在集成过程中进行额外的处理。

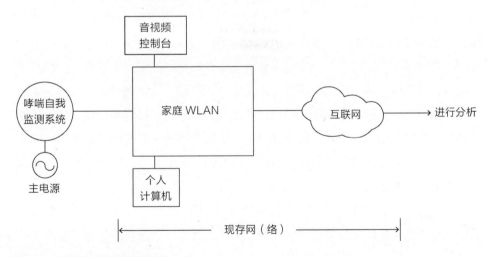

图 5.17　哮喘的自我监测系统

5.3.1 中间件

"中间件"是网络集成中一个重要而有用的工具，它本质上是一个软件桥梁，通过提供必要的服务将系统连接到网络。"中间"一词定义了一个软件，它位于计算机的应用程序和操作系统（OS）之间。中间件提供了诸如通信、数据访问和资源控制等功能，用于连接不同平台的设备（Boubiche 等，2002）。中间件的多种功能都是为多种医疗保健应用程序设计的（Spahni 等，1999）。中间件的主要目的是促进计算机系统、医疗仪器、监控系统、数据库等的有效集成。

中间件经常被配置为访问数据库，因为它实现了应用程序之间的数据通信，这些应用程序通常与企业应用程序集成（EAI）相关，这一术语描述了医疗保健系统中多种实体使用的不同应用程序之间的整合。EAI 旨在解决诸如集成和连接性等问题，在这些问题中，数据集成通常通过使用应用程序编程接口（API）来实现，以便与旧版系统进行通信而确保兼容性。API 为给定的应用程序提供接口，以便从计算机的操作系统或数据库中获取服务。

5.3.2 数据库

数据库以字段、记录和文件的形式存储了大量信息，并便于检索，即能够满足按用户定义要求找到单个条目或条目组。字段是单个信息，记录是完整的字段集，而文件是记录的集合。例如，一个字段可以存储在当天上午会诊期间为患者开药的信息，记录是与会诊会话相关的所有信息，例如开的药、就诊的性质、症状、体温等；而文件是患者的完整病史。数据库的大小是不同的，一个包含几百个患者病史的小诊所，存储在一个文件中，一个包含数百万患者档案的国家卫生数据库，以及关于供应商、制造商、药店等信息的数据库需要分开存储，总计数十亿个文件存储在一个逻辑结构上。不同大小和格式的数据库之间的信息共享可能是一场噩梦。就像联结加拿大全国范围内的全科医师这样的例子。具有不同字符编码的英语和法语条目可能存在两组约定。这种差异使与不同供应商的一些旧版数据库本已非常复杂的集成过程进一步复杂化。

在医院中，应用程序是为不同的应用目的而研制的，都有各自的数据库。我们的目标要集成这些应用程序，实现信息交换，共享每个患者的信息，有助于更好地进行管理。图 5.18 是通过将应用程序链接到共享数据库来集成应用程序的一个示例。共享最重要的是一致性，这样就可以通过某种事务管理系统简单地访问和更新来自不同医疗保健部门患者的相关信息。

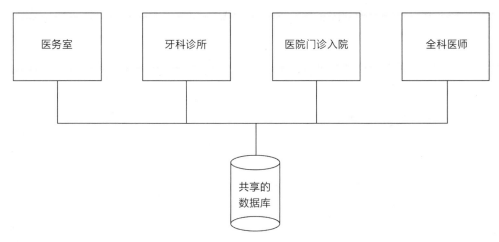

图 5.18　在医院中共享的数据库

5.3.3　涉及不同的人

　　和其他系统一样，如果没有终端用户、维护人员、设计人员和工程师等，医疗信息系统是无法工作的。这些人对系统的感知也都是不同的。这要求尽可能保留系统所有功能的原始界面。除非很必要，否则不能更改用户与系统交互的方式。这对于医疗保健系统尤其重要，没有错误的余地。用户在系统集成后应该能够像以前一样继续使用系统。因此，设计者应该考虑在不改变现有交互功能的前提下，加入新的功能或特性。此外，在将现有系统集成在一起时，所有接口应保持一致。一个好的系统集成工作需要安装工程师与用户和设计师之间的密切协作。用户需要被告知在该过程中可能出现的任何临时中断情况，以便重新安排任务，并做出替代方案以应对意外的紧急情况。设计者应该确保在关闭现有系统之前可以完成的所有事情都预先完成，这样任何新模块都可以尽快安装，以确保最小的中断。

　　测试工作是系统集成的重要工作，因为测试过程可以识别和纠正所出现的任何问题。尽管我们将在后面 10.4 节讨论系统可靠性和预测的细节，在结束本节之前，我们还是将快速浏览一下系统测试。

　　系统集成测试是"单元测试"的扩展，在单元测试中，任何要集成到现有系统中的模块在集成之前都要单独进行测试。集成测试在把所有的东西放在一起之后进行，单元测试在此之前，可以确保一个模块中的任何故障在将该模块放入一个整体系统之前进行检测到并被纠正，否则会对系统造成严重损害。有时，功能模块本身运行良好，但在作为更大系统的一部分集成时可能会出现问题。在系统集成之前和之后，必须仔细地在所有工作条件下进行详尽的测试，以确保后续运行的可靠性。

在向现有系统添加新模块时，兼容性一直是一个现实问题。在将不同制造商的产品集成到当前基础设施中时，系统兼容尤其麻烦。标准化构造有助于确保不同制造商的设备之间的兼容性和互操作性。CII 这一缩写词通常用于系统集成，具有三种不同但又相关的含义。

- 通用集成基础设施：是一种集成模型，用于在企业内集成新的和旧版应用程序，以实现通用的基础设施跨企业集成（Helm 等，2018）。这也适用于医疗保健企业系统。
- 兼容性、互操作性和集成：如上所述，是一套确保满足所有这些参数的规则。
- 配置标识索引：将文档与单个系统的相应配置相关联的一种表现形式。

最后一个阶段是用户验收测试，验证系统的性能和可用性。此步骤是确保集成后的新系统是否符合所有用户需求。用户培训也是必要的，可以以提供有关的向旧系统添加的信息。

5.4 评估 IT 服务和解决方案提供商

对于想进入医疗保健行业的 IT 公司来说，商机无限，因为信息技术在个人保健上可以说无所不在。医疗保健提供者和技术公司之间存在着多种的合作模式。此外，由于存在如此多的应用，也有一些重要问题需要解决。读者应该对所涉及的内容有一个广泛的了解，以便为优化资源做好准备。

5.4.1 外包

为了节省时间和成本，许多与 IT 相关的服务外包给第三方。人们常说，钱最好花在让合适的人做正确的工作上。善于做具体工作的人会以最有效的方式完成工作。这话说起来容易做起来难。找到合适的人可并不是那么简单。IT 行业如此庞大，以至于有许多人本质上提供相同的服务，必然有些是好的，有些是差的。在软件开发的情况下，外包甚至可以是离岸的，因为唯一需要的是互联网连接。在一个运营成本较低的发展中国家，公司可以很容易地完成远程放射学诊断、医疗图像处理和电子账单等服务。

外包也有许多缺点和风险，其中最明显的是向服务提供商暴露机密信息的风险。此外，竞争对手，如其他诊所和机构，可能碰巧雇用同一个供应商，这可能不会花必要的精力来满足某些需求。同其他可能的问题相比，如延迟和误解等，这可能是外包过程中的隐性成本。

在将某项服务委托他人之前，我们需要查看一份能力评估清单，要掌握存在哪些潜在风险。虽然不同的领域在清单上可能有一套不同的项目，但有些一般性的指导原则要遵循。例如，在选择提供无线网络服务的提供商时，需要考虑的参数，诸如误码率（BER）、实际最大速率，以及多用户连接时对网络性能的影响等。这些只是一些应该检查的例子。其他包括售后支持方面的，如平均维修时间、保证的响应时间、拆卸维修时用作替代品的任何暂借组件等也应考虑。

5.4.2 为未来做准备

及时了解 IT 相关行业的最新情况也非常重要，因为技术对优化运营效率和收益周期具有重要影响。需要考虑的问题包括环境友好，现代产品设计的节能性，有毒物质的使用的限制性。新兴技术通常与可持续性相关（Seele and Chesney，2019）。这会导致许多其他问题，如更严格的设计要求，以及由于管理或法规遵从性问题，系统在某些站点中的布局方式。一些监管问题可能会导致额外成本或工作延迟，服务提供商应充分意识到这一点。服务提供商还应告知在政府法规发生任何变化或不可预见的情况下可能需要的应急方案。

服务提供商的技术跟上市场最新发展的能力是极其重要的。试想一下，如果一个服务提供商最终不得不交付过时的技术来实现一个长期计划，而这个计划没有考虑技术创新，那会发生什么。IT 技术一直在进步，使得许多 IT 产品在很短的时间内就过时了。看看下面的案例，两年前设计用于无线连接家用 PC 的便携式血糖仪。随着 "Vena" 平台可用（Fong and Kim，2019），开发项目被外包，并设想数据交换的兼容性通过适当的程序来保证。虽然开发平台本身没有问题，但服务提供商并没有意识到 IEEE 11073 标准当时还没有最终确定。因此，血糖仪不符合 IEEE 11073-10417-2009（2009）标准。在产品开发阶段，应用程序技术标准基本上被忽略了。为了与兼容 IEEE 11073 标准的 PC 机通信，必须进行设备更新。当然，这样的更新会导致服务中断和额外的人工成本。

数字健康发展应考虑在可预见的未来将生效的任何标准和兼容规则。特别是与环境影响有关的立法在许多国家变得越来越重要。这可能会对消费者医疗保健和医疗产品设计使用可回收材料等举措产生影响。消费者医疗保健和认证医疗设备的设计者应检查其预期所在市场国家的法律。

5.4.3 可靠性和责任

可靠性可以通过多种方式来进行判断，既可以通过某种度量标准定量判断，也可以通过主观判断，如口碑相传等。一般来说，一家在这个行业已有很长时间并且信誉良好的公司是可以信赖的。尽管如此，我们不能认定一个好的品牌总是能提供可靠的服务，尤其是在支持生命救护的应用方面。回想一下有多少次我们的电脑突然崩溃，不得不按 Ctrl-Alt-Del 重新启动它。对于一个不明原因突然停止响应的系统来说，并不是所有的事情都有时间去处理。如果我们用这样的方法进行复苏，那么在计划外的重新启动过程完成后，患者将无法恢复。由于可靠性是医疗技术中的一个重要方面，在下一节中将更详细地讨论这个主题，并在第 10.4 节中介绍医疗保健中的预测，在那里将研究一些统计分析和建模方法，以计算医疗器械的预期寿命。在本小节的剩余部分中，我们将重点关注在选择将某些任务外包给分包商的情况下，如何确定服务提供商是否可以依赖。

当签订合同委托某人代为完成某项具体任务时，我们希望他们是可靠的。这正是为什么要确保把合同指派给一个我们可以信赖的人。我们可能会从不同来源，如互联网，找到一长串服务供应商的名单，我们需要通过筛选程序，将少数潜在供应商列入后选名单。这应该根据一套标准制定一些指导方针。如果参考第 5.4.2 节中的示例，我们可能会问这样的问题：第一个试用原型需要多长时间，（如果有的话）将遵循什么标准，如何进行固件更新，成本是否在预算范围内等。这些只是我们选择合适供应商需要作为标准考虑的一小部分。

第一个合乎逻辑的步骤是从根本上缩短一长串可用供应商的名单，这样我们就有希望得到一打左右看起来合格的供应商。在经历了产品偏好、服务质量、运营覆盖率和财务稳定性等评估过程之后，应该产生一个更短的清单。在商业世界中，许多公司在有许多潜在供应商需要根据流程选择时会发起 RFP（征求建议书）。在向最后几个剩余的候选人发送 RFP 之前，应准备一份资格审查表。任何具体要求都必须进行详细的调查，在我们的案例中，如血糖仪必须是可穿戴的，电池寿命至少 72h。有时，向其他机构进行参考调查和询问是有必要的，同时应该记住，所获得的信息也可能是有偏见的。一个简单的排名过程可以根据能力和适用性来确定潜在供应商的排名位置。

所有这些烦琐的工作可以确保我们得到可靠的服务。只是不超预算范围，仅仅找到合适的满足我们要求的供应商是远远不够的。除了确保供应商是可靠的，同时也要为客户提供正确的服务——仅是产品能够工作，但不符合客户或用户的要求，这也是不行的。

责任也是一个非常重要的问题，尤其是在医疗保健部门，如果出现问题，患者就会起诉要求（潜在的巨额）赔偿。在这种情况下，确定谁对什么负责是极其重要的。这通常在服务合同上加以明确，并由双方法人检查确认。在提供医疗保健服务方面，法律责任将是一个非常重要的问题。让我们看一个个人健康保险单的例子。这里需要一长串的条款和条件以界定相关情况下的最大责任，以及在什么情况下可以免除责任。有时，在提供某些医疗服务之前需要明确免除责任条款。这是为了限制紧急事件时承担责任的任何风险。如图 5.19 所示的弃权表将确保在处理紧急情况时给予书面授权。

医疗责任豁免申请表

本表必须由患者在接受医疗服务之前签署。本表将被妥善保管多达 6 个月。

姓：_____ 名：_____ 出生日期：_____

父母 / 监护人（如果低于 18 岁）_____

住址 _____

_____

电话 _____ Email：_____

医疗信息和声明

如果发生紧急情况，应联系谁?

姓名：_____ 关系：_____

电话（家庭 / 办公室）：_____ 手机：_____

全科医师：_____ 电话：_____

如果发生紧急情况，您希望您和（或）您的孩子被送往哪个医院?

_____

目前正在服用的药物和（或）已知的过敏症：

_____

_____

其他相关医疗信息：

_____

在紧急情况下，如果父母和紧急联系人都不能被联系到，或者没有时间进行这样的联系，请以下签名授权提供此类紧急医疗和外科治疗，包括在认为必要时运送至最近的设施。

签名 _____ 日期 _____

全名 _____

图 5.19 医疗责任豁免样表

值得注意的是，服务提供商与任何相关支持实体（如外包承包商、设备制造商和解决方案架构师），以及患者之间都存在责任问题。归根结底，我们不希望最终陷入这样一种局面，即我们要为服务提供商造成的问题负责。这就是质量保证如此重要的原因，也是我们在下一节将要讨论的原因。

5.5 质量保证

质量保证是提供高质量、高可靠的医疗保健服务的重要方面，特别是在提供无线远程医疗技术时至关重要。因此在本节中，我们将考虑影响无线通信 QoS 的主要因素。

"链路中断"这一术语是指无线信道被切断的情况。在通信和信息理论中经常使用统计模型来描述一些信息被成功接收的概率，如信息通过图 2.1 所示的模型显示信息被接收器成功接收的过程。信息通过无线信道从发射机发出，可能导致传播信号（通过信道承载信息从发射机传送到接收机的信号）出现问题的主要因素包括以下几个方面（Fong 等，2003b）。

- 衰减：信号强度随传播距离而减弱。
- 除极：由于相位延迟，不同极化的两个信号路径间隔的减少。
- 干扰：由其他信源引起的信号中断。
- 噪声：信号中被插入不必要的额外能量。
- 散射：遇到物体后向不同方向辐射。

还有许多其他的影响信号退化的因素。为了说明信号退化的复杂性，我们来看看干扰。影响通信系统可靠性的干扰因素如下（Stavroulakis，2003）。

- CCIR：也被称为"串扰"，是指遇到相邻信道的相近频率的信号所产生的影响。
- 电磁干扰：也称为"射频干扰"（RFI）。是由于来自其他信源的信号而造成的中断。这是一种有意用于"无线电干扰"的技术，允许一个人通过发射另一个频率相似的信号来中断该无线链路。太阳辐射在极少数情况下也可能引起射频干扰。
- 码间干扰：是相邻符号（数据）之间不必要的相互作用，通常由多种途径引起。净效应与噪声非常相似，这种噪声由在间隔很短的时间里发送同一信号引起的。

这样我们了解了几种不同类型的干扰。为了测量给定无线链路的质量，需要用到不同的参数，这些参数包括如下。

- 误码率（BER）：测量在一个比特流块中发生的错误比特数。例如，BER$=10^{-6}$ 意味着在统计上我们可以预期每传输 1 百万个比特就有一个损坏的比特。对于一般电子应用，这个错误率通常是可接受的。然而，远程医疗需要比这更好的质量（Shimizu，1999）。为了降低给定无线链路的误码率，应考虑降低数据速率或分配足够的"链路边际"来实现。"链路边际"是指由于对抗不同影响信号损失因素而所需的额外功率。例如，应对降雨引起的衰减时一定的链路边际是必要的。由于误码率是对数据比特错误大小的度量，因此它是对给定信道性能 E_b/N_0（每比特能量与噪声功率谱密度的比值）值的度量。E_b/N_0 可以看作是模拟通信系统中信噪比（SNR）的等效指标，或者更恰当地说，是每比特的 SNR。E_b/N_0 随着误码率的提高而增加（即误码率值降低，如从 10^{-6} 提高到 10^{-9}）。误码率通常由误码率测试仪（BERT）测量，常常是以软件包的形式工作。

- 信干比（SIR）：是指测量信道中信号功率与干扰功率之比，以检查接收到信号的质量。它有时被称为"载波干扰比"。SIR 类似于一个传播信号在被接收机处理之前的信噪比。在这方面，干扰"I"和噪声"N"之间的主要区别在于，前者来自可通过网络资源管理控制的干扰发射机，而后者来自许多人为和自然源的综合因素。通常情况下，SIR 的接收质量至少应为 20dB。通常可以通过对接收机采用适当的滤波算法来改善 SIR。统计建模通常用于测量信号功率以测量 SIR（Van Der Bergh 等，2015）。这本质上是开发一种算法，以分析信号解调前接收器处的信号功率与所有干扰信号的功率的关系。

- 载波噪声和干扰比 [C/（N+I）或 CNIR]：是在 CIR 和 SNR 背景下的噪声和干扰混合效应的度量。

- 同信道干扰（CCIR）：是指在同一频率下工作的相邻信道之间的相互干扰。提高信噪比不仅不能改善干扰的影响，还会使情况更恶化。降低 CCIR 可以通过增加信道之间的距离来实现（Bhargav 等，2017）。在美国，联邦通信委员会（FCC）对无线电发射机的"带外"噪声进行了监管，以抑制产生干扰信号的边带。为了解决这个问题，通常在接收端部署具有瞬间截止信号的输入滤波器。

- 链路中断：是指对一年内一条无线链路中断时间的统计测量，是以分钟和秒计算的。例如，可用性为 99.99% 的系统每年的最大链路中断或停机时间为 52min。这可以通过下面的简单等式计算得出，一年中有 31 536 000s，t 是允许的最大链路中断时间。在这个 99.99% 可用性的例子中，等式（5.10）

给出了 3153.6s，因此我们简单地将其除以 60，转换为 52min 多一点。

$$t = 31536000 \times (1 - \text{availability}\%) \tag{5.10}$$

我们已经讨论了一些主要的测量参数来量化无线系统的信号质量。最终，质量测量确保无线远程医疗系统能够支持其服务顺利运行。但在大多数情况下，由于许多不可控制的因素，实际系统的性能会比理论计算的稍差。

5.6 物联网与云集成

物联网（IoT）为智能设备与人之间连接提供了一个平台。各种医疗设备和系统可收集大量的关于患者健康状况、日常活动以及远程医疗生态系统环境的信息。物联网通过云的理念以及相关网络框架的软件将人和设备连接在一起（Ansari and Sun，2018）。我们可以使用适当的数据采集方法，如无线传感器和监护仪，通过跟踪健康指标异常检测警报，为健康和疾病管理提供信息反馈等方法，来支持广泛的远程医疗应用。还应注意的是，物联网不仅将设备和人联系在一起，而且物联网平台还需要其自身的物联网驱动软件。监控软件不仅可以分析患者的健康状况，还可以分析设备的系统运行状况，如前面第 4.5.2 节所述，在测量过程中进行自我校准或在运行中补偿。

5.6.1 远程医疗中的物联网

物联网有助于获取健康相关的各种信息，如生理、运动生理和各种环境数据（Leijdekkers and Gay，2015）。图 5.20 所示的是远程医疗中物联网互连的本质。该生态系统的核心是患者，健康管理和监测都是以患者为基础的。通过患者的智能手机与医疗服务提供商（如诊所或医院）进行互动。医务人员可获得患者有关的各种信息，以便支持远程会诊。在患者一端有固定和移动设备与系统，都是通过物联网链接的。公共体育馆内有固定器械，如健身器材或 4.5.4 节所述的药物分配器。（D'amato and Molino，2018）中的一个示例显示，对于慢性阻塞性肺疾病（COPD）患者，环境感知对于慢性疾病管理、室内空气质量（IAQ）监测非常重要。

为了更好地理解物联网的意义，我们必须了解患者是如何看待这些作用的。将远程医疗集成到智能家居环境中，可使室内空气质量始终保持在合适的水平（Fong and Fong，2011）。使用智能手机作为控制台，不仅为患者提供易于访问的健康信息，还允许他们监控健康和相关环境信息，以便使环境处于控制之下，还提供与医

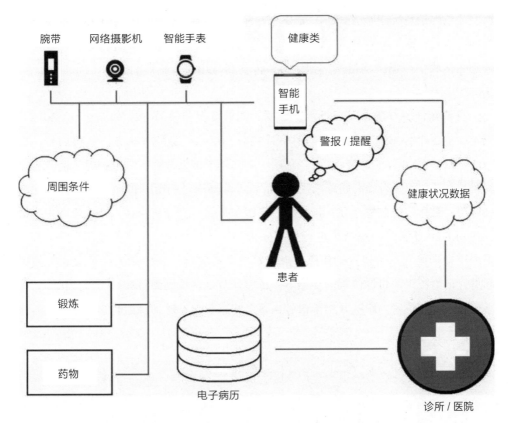

图 5.20　远程医疗的物联网生态系统

疗支持设施相连的接口。因此，物联网支持患者在自己的疾病管理中发挥更积极的作用。物联网的作用是通过传感器和设备将患者连接到远程医疗生态系统的各个其他部分。设备及系统设计和实现方面的快速技术进步为远程医疗中的物联网的应用提供了大量机会（Fong and Kim，2019）。除了跟踪各种电活动，包括心脏（心电图）、视网膜（眼电图）、大脑（脑电图）和骨骼肌（肌电图），物联网还支持通过GPS（全球定位系统）进行跟踪定位，这在痴呆患者定位和远程救援行动时非常重要（Koumakis 等，2019）。

5.6.2　患者位置跟踪

跟踪患者位置在照看认知障碍患者、医院和疗养院的紧急疏散管理方面非常重要（Adam 等，2017）。物联网中的连续跟踪过程涉及根据已知参考位置，对固定传感器之间的相对距离进行分析，来确定目标的位置。但也会有一些限制包括电力资源限制，这会影响操作的持久性和通信链路的覆盖范围（Vashist 等，2015）。

这主要依赖于目标跟踪方式，主要分为三种方法：基于代理的、基于集群的或基于树的（Gorce 等，2007）。发现位置可以通过两个独立的数据集进行分析，数据集分别是接收信号强度测量值、到达参照传感器与相邻传感器的时间（Pahlavan 等，2002）。

自认知预测方法是在分析跟踪数据时能够自主调整的方法（Fong 等，2012）。当至少有 3 个传感器可以同时与目标连接时，目标跟踪的计算方法就很简单，如GPS 跟踪（Bajaj 等，2002），而当利用一个或两个传感器的有效数据时，需要通过实时预测（RTP）来提高跟踪精度（Sun and Ansari，2016）。最接近被跟踪目标的区域单元被指定为监视单元，该单元转发跟踪数据以供分析。在自认知方法中，可以使用 RTP 算法对跟踪结果进行数据分析，从而优化跟踪精度和能量效率。RTP是用于根据已知参考位置的传感节点跟踪单个运动目标，如图 5.21 所示，为简单起见，记为被跟踪目标佩戴的传感器。传感器节点将检测到目标，并与其相邻的传感器一起确定位置。跟踪开始于信号从每个传感节点发送到目标时并计算返回的往

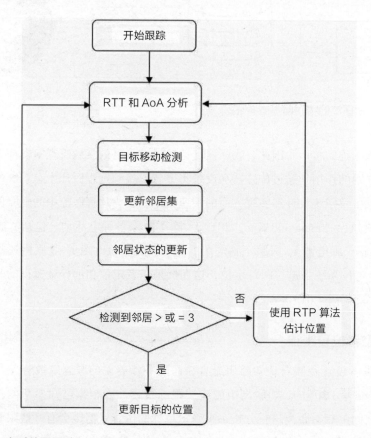

图 5.21　实时位置跟踪

返时间（RTT）。回波信号的到达角（AoA）也同时被计算。每个相邻的传感器都需要同时更新。当目标被三个传感器成功跟踪时，通过计算目标和传感器之间的距离，位置的计算相当简单。然而，当少于3个传感器拾取信号时，只能使用 RTP 预测算法进行估计。

当在只有一个目标被跟踪的情况下，当目标在与医院边界对应的传感环境中被检测到时，该跟踪过程开始。传感节点将开始与被测目标的可穿戴传感器进行通信，以确定在传感网络中的初始位置。为此，传感网络被定义为一组网格，其中每个网格包含一个网格监视器，如图 5.22 所示。当跟踪开始时，G1 是目标所处网格内的网格监视器，它不仅与网格 {0，0} 内的传感节点通信，而且与网格 {0，+1} 中的传感节点 S1 以及网格 {-1，0} 中的节点 S2 通信，S1 和 S2 都位于 G1 的可监测范围内。当相邻的传感器节点处于休眠状态时，网格监视器 G1 将唤醒相应的节点以使其处于活动状态。然后，传感器节点与其相邻监测器通信，以跟踪目标的当前位置，并通过网格监视器进行存储和转发。RTP 算法将被应用到网格监视器中，以便对跟踪结果进行分析。

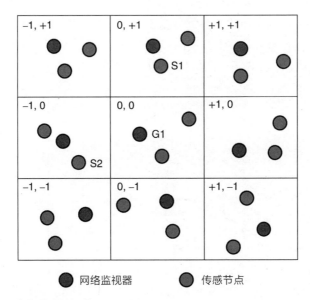

图 5.22　跟踪传感器组成的网格

5.6.3　面向患者和从业者的云

技术上的"云"是指全球网络中一个远程服务器。尽管这些服务器是相互连接的，但是它们中的每一个都能够独立运行。公共云允许信息由不同的实体进行共享，如在共享一般健康建议、公共健康信息等情况。相反，私有云将信息访问限制在内部网络中，如员工名册，医疗资源仅允许医院中的某些指定人员可以进行管理。云还可以是混合云，这样它就可以配置为既充当公共服务提供商又充当私有服务提供商，混合云最适合为诸如电子病历和用药时间表之类的信息提供服务，从而在医院保持隐私的同时，某些信息还可以由已授权机构从外部访问，如患者本人和英国的 NHS。

云服务是医院环境中至关重要的部分，因为云可促进跨部门的数据采集和分析，并针对患者和护理人员的需求提供服务。我们首先从患者的角度看云。患者通过佩戴各种传感器来监控日常活动及健康参数。每只鞋子中的传感器都会测量步态、步行距离和速度。从这些传感器收集的数据存储在云中。图 5.23 给出了远程医疗应用中物联网的可视化示意图，显示了医疗保健提供者如何使用智能技术来收集个人相关数据。

基于云的医疗服务交付利用可采用平台即服务（PaaS），或软件即服务（SaaS）这类云资源供应方案（Hwang 等，2016）。PaaS 平台可通过 API、编程语言、中间件和框架提供云服务。这实际上是便于数据存储、设备管理和访问控制的一组功能和过程。SaaS 的重点则是使用云计算设施实现"数据混搭"，其中云混搭是在相互连接的消费者医疗保健和医疗设备之间实现各自所需医疗保健服务的智能服务支持（Malik and Om，2018）。

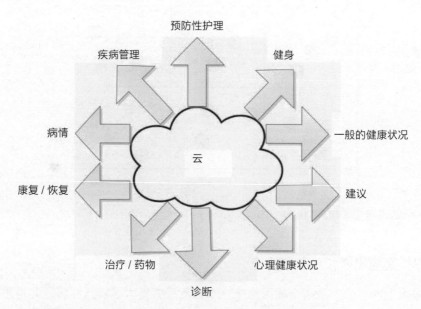

图 5.23　该模型代表远程医疗中物联网涉及的不同维度的医疗保健

综上所述，物联网使患者和保健医师在任何地方都可以使用互联网轻松访问医疗资源。使用云而不是本地存储的主要缺点包括更高的延迟（这会导致访问速度变慢），以及对病历的隐私和安全性的担忧。但基于云的远程医疗服务具有可扩展性和灵活性的优点。这潜在地为服务提供商节省了资源共享的成本，并使新服务更易于采用。通过云医疗服务实现互联互通，可支持很多功能，从患者诊断到公共卫生管理都涉及到，以及可以通过大数据分析进行风险识别和疾病跟踪（Sharma 等，2018）。云平台还可以为农村医疗提供非常重要的支持。

参考文献

Adam, S., Osborne, S., andWelch, J. (2017). *Critical Care Nursing: Science and Practice.* Oxford University Press.

Ansari, N. and Sun, X. (2018). Mobile edge computing empowers Internet of things. *IEICE Transactions on Communications* 101 (3): 604–619.

Bajaj, R., Ranaweera, S.L., and Agrawal, D.P. (2002). GPS: location-tracking technology. Computer 35(4): 92–94.

Bhargav, N., da Silva, C.R.N., Chun, Y.J. et al. (2017). Co-channel interference and background noise in kappa–mu fading channels. *IEEE Communications Letters* 21 (5): 1215–1218.

Boubiche, D.E., Pathan, A.S.K., Lloret, J. et al. (2002). Advanced industrial wireless sensor networks and intelligent IoT. *IEEE Communications Magazine* 56 (2): 14.

D'amato, V.C. and Molino, A. (2018). Environmental control of asthma, COPD, and asthma-COPD overlap. In: *Asthma, COPD, and Overlap: A Case-Based Overview of Similarities and Differences* (eds. J.A. Bernstein, L.-P. Boulet and M.E.Wechsler). CRC Press.

Fong, A.C.M. and Fong, B. (2011). Indoor air quality control for asthma patients using smart home technology. In: *2011 IEEE 15th International Symposium on Consumer Electronics (ISCE),* 18–19. IEEE.

Fong, B. and Kim, H. (2019). Design and implementation of devices, circuit and systems. *IEEE Communications Magazine* 57 (2): 66.

Fong, B., Rapajic, P.B., Fong, A.C.M., and Hong, G.Y. (2003a). Polarization of received signals for wideband wireless communications in a heavy rainfall region. *IEEE Communications Letters* 7 (1): 13–14.

Fong, B., Rapajic, P.B., Hong, G.Y., and Fong, A.C.M. (2003b). Factors causing uncertainties in outdoor wireless wearable communications. *IEEE Pervasive Computing* 2 (2): 16–19.

Fong, B., Ansari, N., Fong, A.C.M., and Hong, G.Y. (2004). On the scalability of fixed broadband wireless access network deployment. *IEEE Communications Magazine* 42 (9): S12–S18.

Fong, B., Ansari, N., and Fong, A.C.M. (2012). Prognostics and health management for wireless telemedicine networks. *IEEE Wireless Communications* 19 (5): 83–89.

Gibson, P.G. (2002). Outpatient monitoring of asthma. *Current Opinion in Allergy and Clinical Immunology* 2 (3): 161–166.

Gorce, J.M., Jaffres-Runser, K., and De La Roche, G. (2007). Deterministic approach for fast simulations of indoor radio wave propagation. *IEEE Transactions on Antennas and Propagation* 55 (3): 938–948.

Helm, R., Schuler, A., and Mayr, H. (2018). Cross-enterprise communication and data exchange in radiology in Austria: technology and use cases. eHealth 248: 64–71.

Hummel, S. (2007). *CiscoWireless Network Site Survey.* Charleston, NC: BookSurge Publishing.

Hwang, K., Bai, X., Shi, Y. et al. (2016). Cloud performance modeling with benchmark evaluation of elastic scaling strategies. *IEEE Transactions on Parallel and Distributed Systems* 27 (1): 130–143.

IEEE 11073-10417-2009 (2009). *Health informatics – Personal health device communication part*

10417: Device specialization –Glucose meter. IEEE Standards. http://ieeexplore.ieee.org/servlet/opac?punumber=4913383 (accessed 20 January 2020).

ITU Recommendation X.200 (1994). Information technology – Open Systems Interconnection – Basic Reference Model: The basic model. Art. E 5139. https://www.itu.int/rec/T-REC-X.200-199407-I (accessed 20 January 2020).

Koumakis, L., Chatzaki, C., Kazantzaki, E. et al. (2019). Dementia care frameworks and assistive technologies for their implementation: a review. *IEEE Reviews in Biomedical Engineering* 12: 4–18.

Leijdekkers, P. and Gay, V.C. (2015). Improving user engagement by aggregating and analysing health and fitness data on a mobile device. In: *International Conference on Smart Homes and Health Telematics (ICOST)*. Springer https://opus.lib.uts.edu.au/bitstream/10453/41684/5/ICOST%20paper%209%20Leijdekkers%20Gay.pdf (accessed 20 January 2020).

Malik, A. and Om, H. (2018). Cloud computing and internet of things integration: architecture, applications, issues, and challenges. In: *Sustainable Cloud and Energy Services* (ed.W. Rivera), 1–24. Springer.

NIST (2006). *General Purpose Link Budget Calculator.* National Institute of Standards and Technology http://www.itl.nist.gov/div892/wctg/manet/prd_linkbudgetcalc.html (accessed 20 January 2020).

Pahlavan, K., Li, X., and Makela, J.P. (2002). Indoor geolocation science and technology. *IEEE Communications Magazine* 40 (2): 112–118.

Seele, P. and Chesney, M. (2019). Toxic sustainable companies: a critique on the shortcomings of current corporate sustainability ratings and a definition of "financial toxicity". *Journal of Sustainable Finance & Investment* 7: 139–146.

Sharma, S., Chen, K., and Sheth, A. (2018). Toward practical privacy-preserving analytics for IoT and cloud-based healthcare systems. *IEEE Internet Computing* 22 (2): 42–51.

Sheikh, K., Gesbert, D., Gore, D., and Paulraj, A. (1999). Smart antennas for broadband wireless access networks. *IEEE Communications Magazine* 37 (11): 100–105.

Shimizu, K. (1999). Telemedicine by mobile communication. *IEEE Engineering in Medicine and Biology Magazine* 18 (4): 32–44.

Shmueli, G., Minka, T.P., Kadane, J.B. et al. (2005). A useful distribution for fitting discrete data: revival of the Conway–Maxwell–Poisson distribution. *Journal of the Royal Statistical Society: Series C (Applied Statistics)* 54 (1): 127–142.

Spahni, S., Scherrer, J.R., Sauquet, D., and Sottile, P.A. (1999). Towards specialised middleware for healthcare information systems. *International Journal of Medical Informatics* 53 (2–3): 193–201.

Stavroulakis, P. (2003). *Interference, Analysis and Reduction for Wireless Systems*. Boston: Artech House.

Sun, X. and Ansari, N. (2016). EdgeIoT: mobile edge computing for the Internet of things. *IEEE Communications Magazine* 54 (12): 22–29.

Van Der Bergh, B., Chiumento, A., and Pollin, S. (2015). LTE in the sky: trading off propagation benefits with interference costs for aerial nodes. *IEEE Communications Magazine* 54 (5): 44–50.

Vashist, S.K., Luppa, P.B., Yeo, L.Y. et al. (2015). Emerging technologies for next-generation point-of-care testing. *Trends in Biotechnology* 33 (11): 692–705.

Zou, Y. and Chakrabarty, K. (2005). A distributed coverage- and connectivity-centric technique for selecting active nodes in wireless sensor networks. *IEEE Transactions on Computers* 54 (8): 978–991.

6 医疗数据和隐私保护

信息一直是社会的宝贵财富。几千年前,古人就开始分享关于在哪里可以找到食物和住所的信息。随着社会变得越来越复杂,一些信息作为知识共享,而有些信息出于安全原因被严格保密。例如,书籍是为了分享知识,并考虑建立在已知事实基础上的新思想分享;银行金库是为了锁定私人物品而设计的,因此里面储存的东西只有经过授权的人才能接触到。在过去,大多数医疗信息是以物理格式存储的,如卡片和日志。由于收集和创建的信息量迅速增加,使用基于计算机的数据存储介质来安全保存医疗信息就有了更多的动因。"信息安全与隐私"的主题就是保护信息的可用性、数据完整性和机密性的过程,因此只有授权人员才能访问,以确保数据不被篡改或泄露。

在前面的章节中,我们会时不时地讨论数据安全和隐私的重要性。它的意义不需要进一步讨论了,因为现在应该已经对此有了很好理解。主要考虑两个问题:严格保密个人相关的信息(如患者的病史)和收集用于统计分析的匿名数据(如通过医疗调查)。对于这两种情况,确保收集到的任何数据都不能用于识别某人或追踪数据来自何处,这一点至关重要。

许多国家已经制定了有关可识别个人信息的隐私和电子病历(EPR)保密的法律,因此,在征得患者同意的情况下,信息访问严格限于授权人员,例如美国的《健康保险可移植性和责任法案》(HIPAA),相反,英国关于患者隐私的法规正朝着不经患者同意就能使用此类信息的方向发展(Spencer 等,2016)。这些举措使人们更加关注健康信息的安全性和隐私性。在本章中,我们将从两个方面研究安全和隐私,即保护患者的病史和使用生物特征进行身份识别这两个方面。前者对公众的利益很重要,而后者涉及各种应用于个人识别的技术,以便能够唯一地识别一个人。

6.1 信息安全概述

信息安全主要面临的是在安全性和可用性之间折中。为了说明这一点，我们看一个例子，一个叫 Melody 的小女孩想要保护一个糖果不被别人拿走。Melody 的想法是让糖果尽可能的安全。她在图 6.1 中列出了一个简单的方案。Melody 意识到如果她把糖果放在一个宝盒里，然后这个盒子被藏在一个更大的盒子里，那么被别人发现的概率就很小。或者，她可以挖个洞把糖果藏在地里。她意识到自己挖得越深，被别人抢走的机会就越小。所以，Melody 把糖果藏在一个安全的地方。然而，当她想吃糖果时，她发现取回糖果变得更加麻烦和费时。从这个场景中，Melody 了解到，安全性越高，找到糖果就越困难，取回糖果也需要更长的时间。信息（或数据）安全的工作方式也是这样。

现在，Melody 决定将糖果装在一个小袋中，然后将其递给哥哥 Vale。然后，Vale 将小袋装入他的包中，并将其传递给他们的母亲。当他们的母亲开车送孩子去购物中心时，Melody 决定吃她的糖果。她向 Vale 索要小袋。Vale 将袋子交给妈妈时，他向妈妈要袋子。当时妈妈集中注意力在路上，她要求 Vale 打开放袋子的扶手储物格。因此，他这样做了，将手放进袋子，几秒钟后，他举起 Melody 的小袋，将其传递给她。Melody 突然大喊："我的糖果在哪里？" 发生了什么？好吧，为了帮助 Melody，我们会调查所有可能性。当发现拉链打开时，首先会发出安全警报，

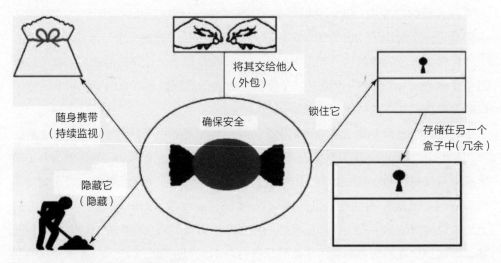

图 6.1 一个简单的安全保管计划

这会导致多种情况：①Vale 是否打开了它，还是 Melody 忘记拉拉链了？②袋子是否由 Vale 正确包装和传递？③还是妈妈做了什么？在这里，我们可以通过这个简单的示例看到安全是每个人的责任。包括 Melody、Vale 和妈妈在内的每一方都参与其中。确保安全性时，系统中没有人可以否认任何一部分。在此示例中，尽管只有 Melody 直接负责安全性，但每个人都应对损失负责。

根据著名的引语"一条链子的结实程度取决于它最薄弱的一环。"如果有一个点薄弱，无论安全体系有多强大，都会表现出某种形式的弱点，那么安全性就很弱。因此，安全依赖于每个人的作用。

6.1.1　风险是什么？

信息技术（IT）中的应用程序，包括支持医疗保健服务的应用程序，通常需要满足与用户相互冲突的需求。当不同角色的用户试图共享某些内容时，如警察在刑事调查期间需要有关患者病历的信息时，可能会出现数据访问安全和应用程序的问题。如何共享信息，是否允许直接访问，以及共享什么都是需要考虑的问题。当不同的用户从不同的出发点有不同的需求时，这种情况可能会导致安全问题，可能使系统更容易受到攻击。安全风险的可能性及其影响与任何形式的安全漏洞有关。风险有很多种，有些非常严重。在这些危险中，病毒可以抹去系统中的一切，闯入你的系统并篡改数据，有人冒充你或用你的计算机攻击他人，不幸的是，尽管有明确规定，但绝对地保证这种情况不会发生是不现实的。我们只能做一切必要的事情，以尽量减少风险发生的可能性和任何间接影响。虽然我们不能完全消除风险，但有办法通过适当的政策、程序和相关管理、法律、技术和行政方面的做法来控制或管理风险（Rindfleisch，1997）。在我们进一步讨论之前，简要说明以下一些常用术语。

- 黑客攻击：探测软件和计算机系统弱点的活动。有些人可能是出于善意的好奇心，而另一些人可能是在非法窃取或更改数据。
- 恶意软件：也被称为"恶意代码"，是为攻击计算机而编写的一小段程序。这些是病毒、蠕虫和特洛伊木马。
- 钓鱼者："鱼叉"是钓鱼者专门为攻击个人而设计的。
- 垃圾邮件：充斥互联网和浪费网络资源和带宽如邮箱存储的可恶的广告材料，通常与恶意软件一起发送。

在讨论了这些人为的问题之后，我们不能忽视自然事件造成的风险，如风暴、洪水、火灾和地震。从计算机诞生之初，人们就对数据备份非常重视。备份是在另一个存储介质中精确制作数据副本的过程，以便在原始数据丢失或失效时可以检索数据副本。过去，使用的是大容量的备份磁带，如图 6.2 所示。除了数据检索速度慢之外，这些磁带还存在一些关键问题，如其占用了大量空间。关于存储的另一个问题是磁带容易受潮和发霉；因此，这些磁带通常存储在温度和湿度或多或少保持不变的可控环境中。在网络普及之前，异地冗余存储在后勤上是一场噩梦，因为每个备份副本的频繁更新使得在不同站点进行存储变得不切实际。想象一下，如果您每天必须将磁带分发到几个位置，您需要做些什么。储存在多个位置对于防火和防洪极为重要。一旦发生火灾，仍可从其他地理位置检索另一份副本。

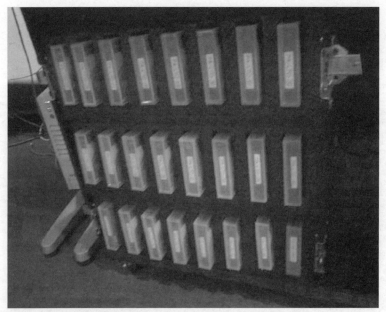

图 6.2　备份磁带被使用了几十年，直到 21 世纪初

　　近年来，网络存储（NAS）已成为备份存储的首选选项。如图 6.3 所示，NAS设备通常包含两个或多个内部硬盘驱动器（HDD），一个控制电路协调内部 HDD的读写操作。NAS 可以配置为 RAID（独立磁盘的冗余阵列）工作，以便在 NAS中安装多个 HDD，其主要优点是在所有内部 HDD 上同时备份相同的数据，以便在发生物理硬盘故障时，仍可从 NAS 内的其他 HDD 中检索信息。

　　需要考虑的一件事是，在医院环境中，NAS 预计将全天候连续运行，持续的读写操作可能会导致硬盘驱动器内部部件的磨损。预计年故障率高达 3%，因此在考虑关键数据的安全存储时，不能完全排除两个硬盘同时发生故障的风险（Queiroz等，2016）。

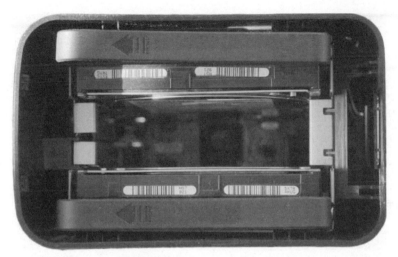

图 6.3　NAS 内部的顶视图

　　其底部包含一个控制电路，还有两个垂直安装的同样的 HDD，它们存储完全相同的数据，互为备份。

　　在网络化系统中，如图 6.4 所示，在不同位置进行频繁的数据备份非常容易。数据只需适当的同步通过网络发送到"镜像站点"备份设施就可以了。顾名思义，镜像是计算机术语，表示数据的精确拷贝。所以，镜像站点只是另一个站点的完全复制。所有镜像站点都可以同步，以便在原始数据更改后自动更新。

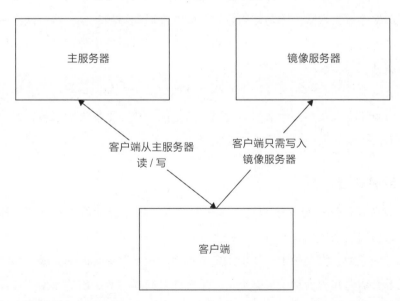

图 6.4　使用镜像站点进行备份

数据漏洞可能与整个通信系统内的关键区域有关。最薄弱的环节可能是系统中的任何地方。在我们的经验中，曾多次有医院工作人员粗心丢失包含患者信息的USB（通用串行总线）拇指驱动器的案例发生。这种不负责任的行为甚至会使最强大的安全系统变得毫无用处。

安全性还取决于网络配置。在对等（P2P）网络中，服务器之间通常存在信任关系，因此可以访问一台服务器的用户将自动被授予访问另一台服务器的权限。因此，一旦获得对一台服务器的访问权，入侵者就可以在整个网络中自由移动。

6.1.2　计算机病毒

过去几十年来，网络恐怖主义的威胁迅速扩大。打开电子邮件附件的人有可能将病毒传播到整个医院网络和其他相关地方。有些病毒可以在不打开主机文件的情况下自行释放。就像人体内的病毒感染一样，计算机病毒可以通过自我复制潜入系统并传播到其他计算机。由于计算机病毒是由人故意制造的，所以它们还可以变异，极具有破坏性、恶意或是令人讨厌的性质。

与生物病毒类似，还有一些人为恶意目的而创建的软件代码。包括以下几种。

- 蠕虫：一种自我复制的程序，在网络上传播。它与病毒的主要区别在于它是自包含的，而病毒通常是附着在另一个程序或文件上，如脚本或图像。另外，大多数病毒是用来攻击计算机的，而蠕虫是用来攻击网络的。
- 间谍软件：为观察电脑与使用者之间的互动而编写的软件，透过网络将这些资讯传送给第三者。这可能有风险，因为它还可以窃取数据，包括存储的机密信息。
- 特洛伊木马：一种恶意软件，它将自己伪装成无害的应用软件，其中包括允许访问计算机及其存储数据的代码。这是能造成严重损害的，包括窃取信息和未经授权的人夺取计算机的控制权。

6.1.3　安全装置

许多设备可使网络更安全装置，这些包括专门构建的设备或安装在计算机上的软件。在通信网络中，我们可以在许多地方安装一些设备来保护安全，这类设备可以实现不同类型的安全防护，如识别单个用户；授予对系统的部分或全部的访问权限；记录会话期间的活动；根据类型、来源或目的地过滤进出的数据，以及强制使用某些关键字等。为了了解安全设备的功能，我们将认识一些常用的安全设备。

- 防火墙：一种基于明确规则的设备，用于过滤某些类型的数据，使其无法进入网络。防火墙可以作为插入网络的硬件盒来实现防护，也可以作为安装在计算机上的软件来实现；它也可以是两者相结合。
- 前端处理器：管理网络中数据线路和路由的主机。它还可以对试图从远程位置登录的用户进行身份验证。
- 代理服务器：一种防火墙操作，专门过滤出任何进入或离开网络的数据内容。它本质上隐藏了实际的网络地址，因此在不了解网络信息的情况下，任何攻击都会变得更加困难。

以上，所有这些设备都有一个共同点，要么允许用户访问某个网络，要么拒绝数据通过该网络。这可能听起来很简单，但在现实世界中，安全方案的实施远比仅仅设置一些安全设备复杂得多，因为对网络的破坏可以从众多的位置进行，正如我们下面讨论的那样。

6.1.4 安全管理

在了解了信息安全的一些基础知识之后，我们应该有一个粗浅的理解，即安全是关于以下方面的管理。

- 完整性：数据保持其预期的形式，不会以任何方式被篡改。
- 隐私性：患者信息不会泄露给未经授权的实体。
- 保密性：保护个人和公司信息；患者记录、发展规划和工作时间表等资产都严格保密。
- 可用性：系统始终保持可用，不受破坏或故障的影响。

为了促进所有这些特性，需要在以下领域解决安全问题。

- 计算机系统安全：硬件和软件，访问计算机及其存储的数据。防止病毒感染也是一个需要解决的重要问题。
- 物理安全：应监测设备安装区域。这既适用于限制进入区域，也适用于开放区域。例如，医师不应该让他们的电脑无人看管，这样有人可以偷偷带着 U 盘从他们那里复制数据。便携式设备的保护是一个越来越重要的课题。笔记本电脑可以被有组织的犯罪分子窃取存储在笔记本电脑上的数据（Sileo，2005）。
- 运行安全：运行条件和使用记录。如使用不间断电源（UPS）。UPS 可确保即使在电源故障的情况下，电源不会中断，在短时间内仍然可用，因此用户在执行正确关机之前有足够的时间保存所有数据。典型的 UPS 有一个外部电池和电力过滤机制，以确保消除任何电力浪涌。图 6.5 显示了一个例子，其中两个盒子由左边的电池和右边的电源装置组成。电源装置顶部的小显示屏显示剩余电池寿命、当前耗电量和估计可用电量时间等信息。计算机系统的 UPS 通常配有控制软件，以便配置自动文件保存和关机等功能。此外，当备用电源启动时，屏幕上会显示相当准确的剩余电池寿命估计信息，用户会收到电源中断的警报。

- 通信安全：保护网络和通信设备，包括计算机、路由器和个人数字助理（PDA），应监视网络访问端口及可能的攻击点。这些易受攻击的点包括将访问点安装在可以物理访问的位置。篡改就像将访问点重置为其出厂默认设置一样容易。当使用传统的有线等效保密（WEP）协议（根本无法提供足够的安全性）时，攻击点也会被开放。

其他类型的无线攻击包括伪造的 Wi-Fi 接入点，通常在服务集标识符（SSID）中使用企业名称。例如，有人在手机上用 SSID 名称"Hospital Free Wi-Fi"设置了移动热点，这很容易让患者连接。患者仍然可以访问 Internet，而没有意识到操作此手机热点的人员可以监视所有数据的流量。

当物联网（IoT）被整合到摄像机、冰箱和电视等设备中时，电子设备正日益成为一个高风险攻击点。当这些物联网设备可以重新编程为攻击 Wi-Fi 网络的工具时，这些物联网设备特别容易受到供应链或攻击（Lysne，2018）。

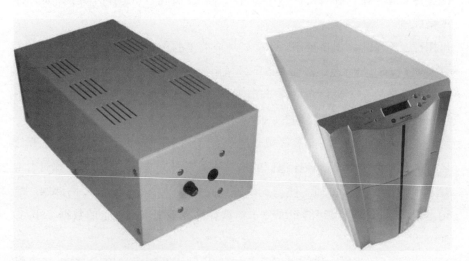

图 6.5　不间断电源带有外部电池，在主电源断电时能短时间供电

隐私和保密性导致了信息分类问题。数据可以根据风险、数据值或任何其他特定标准分为不同的类别。信息可能具有不同的价值或用途，并且面临不同程度的风险。因此，我们应该对不同类型的信息实施不同的保护程序。例如，泄露患者记录的后果将远远大于药物使用信息被窃取的后果。

使用适当的预防措施可以降低安全攻击的风险。信息安全管理包括预防、检测和反应过程的综合。应急方案至关重要，应详细说明如何应对威胁，以及在出现问题时如何应对。适当的安全管理应确保将来自所有来源的风险降至最低，即使这些风险无法消除。

6.2 密码学

密码学是将有用的数据转换为乱码，通过通信信道进行传输，最终"破译"或转换回原始数据的过程。密码学的主要功能是隐藏原始信息，使其在传输过程中数据显得毫无意义。这是一个巨大的主题，Schneier（2007）编写了一套三卷共1664页的专门关于密码学的书。密码学涉及在传输前应用算法转换数据，当"加密"的数据到达接收器时，需要进行解释将其"解密"回其原始数据。加密、传输和随后解密的过程如图 6.6 所示，其中生成一个"密钥"（一个数字代码），并分发给发送方，用于加密原始消息（以纯文本表示），以及接收方用于解密密码以提取原始消息。虽然密码学可能无法实现 100% 绝对的安全性，但由于其有效性和能力，它确实是通信系统安全的重要组成部分。它被广泛应用于通信的所有方面，包括但不限于患者记录、医疗图像、供应订单处理、电子处方、交易处理等。回到图6.6，Melody 想在不让他们妈妈知道的情况下，向 Vale 发送一个秘密。他们首先就一个密钥对 $k = (c, d)$ 达成一致，以便 Melody 和 Vale 都保留同一个密钥的副本。

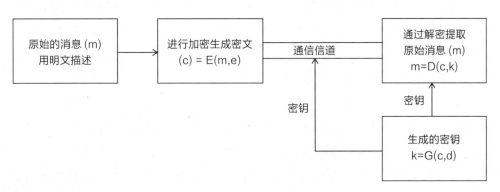

图 6.6　密码学

当 Melody 向 Vale 发送秘密消息 m 时，她使用密钥 k 生成密文 $c = E(m, k)$，并将 c 发送给 Vale。她知道消息 m 本身可以被她妈妈读到，如果她妈妈拿起 c，这对她来说就没有意义了，因为她没有密钥来"解码"来自 c 的消息。当 Vale 拿起 c 时，他使用 Melody 用密钥加密消息的反向方法，因此 $m = D(c, d)$ 从接收到的加密消息中提取原始消息 m。Melody 信任这个方法，因为她知道她的妈妈没有密钥，也不知道她用来生成 c 的方法。

所以，这是基本原理，但是为什么 Melody 需要一个密钥？事后看来，Melody 似乎可以选择其他加密方法，而 Vale 则应用了相应的解密方法。在这里，密钥的主要用途是，即使他们的妈妈发现了他们使用的方法，他们仍然可以使用它，只需要使用一个新的密钥，而不用重新设计方法。因此，这只是一个偶尔更换钥匙的问题。

简单地说，有两种加密数据的方法，对称的或非对称的。前者使用相同的密钥进行加密和解密，而后者使用一个密钥进行加密，另一个密钥用于解密。在本节中，我们将考虑两种方法。为了说明这些算法是如何工作的，我们将引入两个孩子，Melody 和 Vale，以解释底层的机制。

6.2.1 认证

"数字证书"是用于标识用户或服务器的电子文档。与任何形式的个人身份（IDs）一样，数字证书作为个人 ID 的证明，由证书颁发机构（CA）统一颁发，而 CA 是一个验证 ID 并颁发证书的实体。CA 就像任何签发个人身份证的政府机构一样，在为某人签发有效身份证之前，会执行某些检查以验证其身份证。根据各个 CA 的使用策略，用于验证 ID 的方法可能不同。这与英国驾驶员和车辆执照局（DVLA）对驾照的政策不同，以及身份证和护照服务局对身份证和护照实施的政策不同相似。

"客户端身份验证"是服务器识别客户端的过程，以便可以检查客户端上用户的身份，而"服务器身份验证"则是相反的过程，其中，客户端验证服务器的 ID，使用户可以确信服务器确实是用户想要访问的服务器，例如，确保银行网站是合法的，而不是犯罪分子试图窃取登录信息伪造的网站。

基于证书的认证在互联网上得到了广泛的应用。在这里，客户端签署一个"数字签名"（见第 6.2.4 节），然后将证书附加到要通过网络发送的签名数据上。服务器在收到签名和证书时验证签名和证书。基于证书认证的整个过程如图 6.7 所示。数字签名通常用于软件分发和 EPR 中，它是一种可以证明消息真实性的代码。数字签名对通过不安全网络发送的消息使用"非对称加密"，以确保发送者的真实身份。

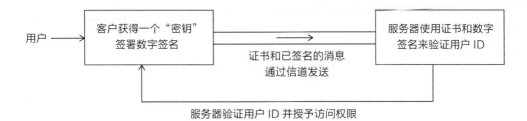

图 6.7 基于证书的身份验证

6.2.2 对称密钥加密

对称密钥加密也称为"私有密钥加密"或"秘密密钥加密",因为使用的密钥永远不会被发送方或接收方以外的其他方应用。如图 6.8 所示,其操作相当简单。假设 Vale 使用私钥加密向 Melody 发送消息,过程如下。

(1)Melody 创建一个密钥并将该密钥的副本发送给 Vale。

(2)Vale 使用此密钥加密他的消息。

(3)加密的消息通过网络发送到 Melody。

(4)Melody 获取加密的消息。

(5)她用密钥解密。

由于 Melody 仅需要生成一个密钥并将其发送给 Vale 来加密消息,因此该机制容易实现。这种机制的第一个明显问题是,Melody 无法在此处检查信息完整性和身份验证。因此,仅从接收到的消息中,她就无法确定消息是否已损坏或消息确实是由 Vale 发送的。此外,Melody 还必须提前告知 Vale 使用哪个密钥。它们必须在两侧具有相同的键才能起作用。为了克服这些基本问题,大多数现代密钥系统都使用"非对称加密"。

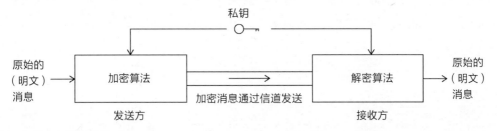

图 6.8 私钥加密

6.2.3 非对称加密

也称为"公钥加密"或"共享密钥加密"，因为生成一个密钥并将其放置在公共域中，这样任何人都可能获得该密钥。术语"公钥"是指使用已发布的密钥的加密，以便基本上每个人都可以使用。由于公钥（用于加密）可用于生成解密的私钥，因此每个人都有一对不同的密钥。任何人都可以发布一个公钥，这样，任何想要向公开密钥的发布者发送秘密消息的人都可以使用这个密钥。

要了解公钥加密是如何工作的，让我们考虑一下 Vale 向 Melody 发送消息时背后的机制。

（1）Melody 生成一个公钥并将其放在表上（每个人都可以访问此键，因为表不安全）。

（2）Vale 从表中获取公钥。

（3）Vale 使用此密钥加密消息。

（4）加密信息通过网络发送给 Melody。

（5）Melody 收到加密信息。

（6）她用私钥解密（私钥从未提供给任何人，包括 Vale）。

图 6.9 总结了这个过程，我们可以看到私钥安全地存储在接收器中。Melody 有两个密钥，一个是她保存的私钥，另一个是她放在不安全的地方的公钥，这样任何人都可以访问它。公钥只用于加密原始消息。加密的消息被发送出去，不附加任何密钥，接收者然后使用私钥进行解密。密钥生成过程如图 6.10 所示。

这种密钥系统的主要优点是它避免了共享密钥在通过通信信道时被窃取的风险。公钥最初是为了消除在通信网络上交换密钥的需要而设计的。公钥的概念最初由英国数学家克利福德·考克斯（Clifford Cocks）于 1973 年提出。原著没有参考，因为它被列为英国政府机密。公钥系统后来在 1978 年由 Ron Rivest、Adi Shamir 和 Leonard Adleman 正式定义（Rivest 等，1978），俗称 RSA 算法，以三位开发者

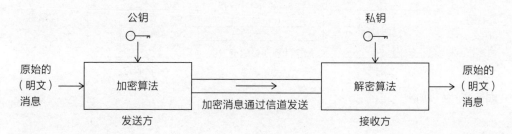

图 6.9　公钥加密

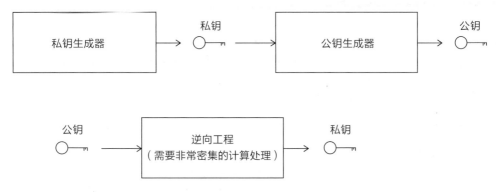

图 6.10 密钥加密过程

的姓氏命名。

在公钥系统中，每个连接到网络的人都可以访问公钥，因此这个密钥可以用来加密消息，以便将加密消息发送给发布密钥的人。只有接收者可以用不公开的私钥解密消息。该系统的主要特点是密钥不需要通过网络发送，从而消除了在传输过程中被窃取的风险。这个系统消除了就使用哪一个密钥而必须达成一致的需要，因为它始终是公开可用的密钥。只要接收方对私钥保密，消息将会保持安全。公钥密码术使用证书只标识一个人，因此可以保证真实性。然而，由于私钥（用于解密）可以通过使用每个人都可以获得的公钥生成，因此该系统容易遭受明文攻击，从而使此类加密被黑客解码。虽然这种威胁可以通过适当的加密过程设计和实现来最小化，但实际上可以使用具有必要计算能力的算法从公钥生成私钥来解决。所以，公钥密码本身并不是 100% 万无一失的。破坏公钥系统背后的原理不在本文的讨论范围内；但是，Wong（2005）对 RSA 系统的攻击进行了概述。

6.2.4 数字签名

公钥加密使用数字签名来保证数据的完整性。数字签名以数据代码的形式附在电文上。它可以用来检查消息在传输过程中是否被篡改。发送方使用一个唯一的签名，以便用"消息摘要算法"对消息进行加密。形成数字签名的代码集是根据消息和发送方的私钥计算的。

与手写签名一样，数字签名依赖于由不同实体创建的两个相同签名永远不存在的小概率事件之上的。当使用公钥系统生成数字签名时，发送方基于消息和私钥加密"数字指纹"来实现。任何人都可以用公钥验证签名。为了了解这是如何工作的，让我们看看 Vale 是如何向 Melody 发送签名消息的。图 6.11 所示过程如下。

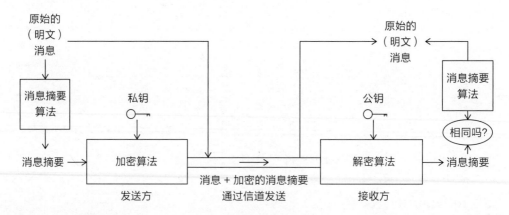

图 6.11　数字签名

（1）Vale 通过使用应用于消息的消息摘要算法来生成消息摘要。

（2）Vale 用自己的私钥加密消息摘要，以生成数字签名。

（3）Vale 发送带有加密的消息摘要的消息。

（4）Melody 通过应用相同的消息摘要算法对签名进行身份验证。

（5）Melody 使用 Vale 的公钥将消息摘要解密，以与（4）进行比较。

（6）数字签名验证（4）和（5）的结果是否相同。

（7）如果（4）和（5）不匹配，则身份验证失败。这告诉 Melody 该消息是假冒 Vale 的某人发送的，或者该消息已被篡改。

通过仅加密消息摘要而不加密整个消息本身来创建数字签名的明显优势是计算速度，因为消息摘要比消息短得多。主要问题是"冲突"可能会发生，当发件人用相同的消息摘要签署另一条消息时，就会发生"冲突"。消息摘要算法应设计为避免冲突。

6.3　保护患者病史

EPR 系统得到英国议会的认可，可以提高临床沟通效率，减少错误并协助诊断和治疗使用者和从业人员受益（Barron 等，2007）。该报道介绍了 NHS 护理记录服务（NCRS），该服务创建了两个 EPR 系统，即国家简要护理记录（SCR）和本地详细护理记录（DCR）。顾名思义，SCR 包含整个英国的一般信息，而 DCR 包含本地情况下的全部临床信息。在 NCRS 发布后将近一年，Greenhalgh 等（2008）推出了一项关于患者对 SCR 态度的研究，该研究发现，公众对共享记录的政策尚不清楚，而大多数受访者认为该系统是一个积极的发展。现在可以通过 HealthSpace 网站向英国居民提供 SCR。居住在英国 16 岁或以上的任何人都可以注册基本账户，从而使用户可以预约医院就诊。注册高级账户需要用户的本地 NHS 服务参与 NCRS。只有高级服务才能使用户访问其 SCR。

NHS 最初通过 HealthSpace 网站提供一系列服务，用户可以在上面用鼠标向下滚动以获取除账户注册之外的相关服务。

- 即使没有账户也可以预约医院。
- 含有各种参数的健康和生活方式信息，如血压，胆固醇水平和药物使用。
- 提供诊所、药房和 NHS 办公室的预约及位置。
- 使用高级账户登录来访问 SCR。

起初产品旨在帮助用户访问信息，但是在 EPR 架构下的 NHS 首次生效后于 2013 年 3 月关闭。它的关闭与使用 HealthSpace 遇到的困难有关。 NHS 中的健康记录最后一次更新是在 2018 年 5 月 24 日。其中包括许多不同的在线服务提供商，如图 6.12 的屏幕截图所示。通过访问各个服务提供商的相关信息，健康信息检索的过程应该比以前的 HealthSpace 产品更加有效。

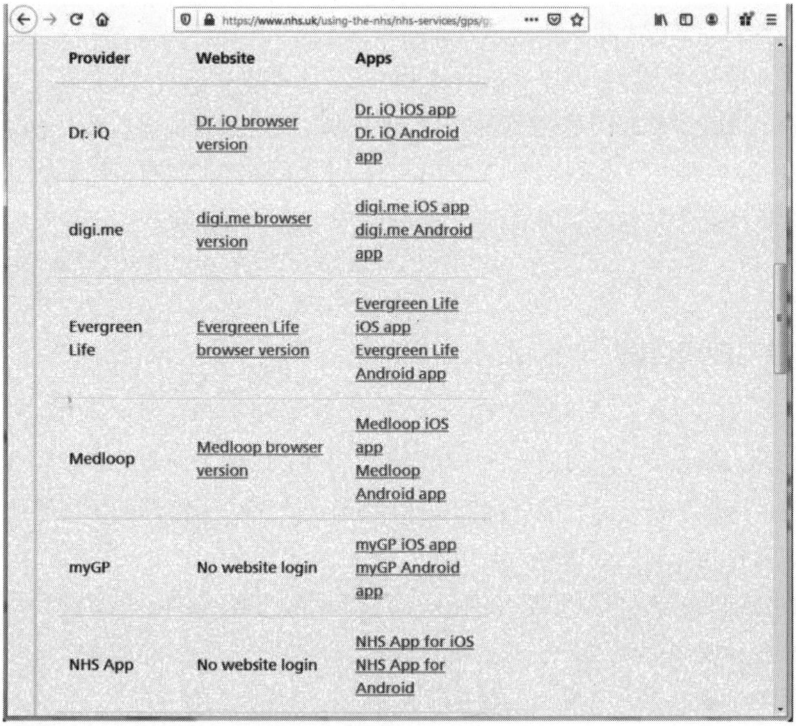

Provider	Website	Apps
Dr. iQ	Dr. iQ browser version	Dr. iQ iOS app Dr. iQ Android app
digi.me	digi.me browser version	digi.me iOS app digi.me Android app
Evergreen Life	Evergreen Life browser version	Evergreen Life iOS app Evergreen Life Android app
Medloop	Medloop browser version	Medloop iOS app Medloop Android app
myGP	No website login	myGP iOS app myGP Android app
NHS App	No website login	NHS App for iOS NHS App for Android

图 6.12　各种 NHS 在线服务提供商的屏幕截图

6.3.1　国家电子病历

从 HealthSpace 到 myGP 和 Medloop 等最新产品的所有服务，其共同目标是为英国居民提供一种在线访问其自身健康信息的工具。必要时，医疗服务提供商可以查寻紧急治疗的重要信息，如药物过敏和正在进行的治疗。由于 EPR 的一系列功能，芬兰社会保险机构还运行类似于 HealthSpace 的系统。芬兰的主要特点是具有可用于医学图像存档的远程医疗系统。芬兰所有医疗专业人员添加的条目都可以将信息附加到患者档案中。它还支持处方的自动交付，这有助于处方和配药流程。

国家 EPR 系统确实也有缺点。在荷兰，相关问题已有报道（Weitzman 等，2009）。荷兰在 researchblogging.org 上发表的评论表明，31% 的荷兰医师不愿参加国家 EPR，另有 25% 的医师考虑加入。荷兰体系有什么问题呢？他们的系统第一个问题是虚拟 EPR，这意味着医疗数据将在物理上存储在原始位置，而不是在国家服务器上。因此，这要求所有参与的医师都必须始终在线访问其服务。在所有诊所之间连接服务器意味着将花费大量用于网络连接的软件和硬件的费用，而荷兰当局又不会全额补贴。除此问题外，该系统最初是由两个独立单元合并实施，一个是电子药品记录，另一个是副全科记录。前者存储有关每位患者就诊的信息，包括处方详细信息，后者则提供在下班后访问患者的数据。这种安排容易导致未经授权就可以访问患者个人数据，因为任何可以访问诊所计算机的人都可以访问所有患者记录。从理论上讲，在涉嫌侵犯隐私的情况下，应通过联系监管机构来保护患者的隐私。然而，这种采用报告的方式要求患者在怀疑自己的数据未经同意就访问后才开始调查，这在实践中几乎是闻所未闻的，因为没有任何机制来提醒患者未经授权的数据访问。

6.3.2　个人控制健康档案（PCHR）

PCHR 是一种允许患者控制其健康数据访问权限和内容的表单。用户通过订阅和适当的访问控制机制（如密码访问）来实现操控。该系统使患者能够拥有和管理完整、安全的电子病历副本。患者可以自由选择将他们的记录与诊所和药房等实体相连接。这可以改善他们的医疗数据管理和分析效果。

一种类似的方法是个人健康档案（PHR），它可以通过互联网获取 EPR 的汇总数据，其中包含各种医疗信息和历史，以及其他个人信息，如年龄、地址等。这两个著名的系统是 Google health 和 Microsoft HealthVault。

6.3.3 患者的顾虑

国家 EPR 数据库的巨大规模可能会引起许多人对其数据是否能安全存储而担忧。再看看芬兰的例子，其 520 万人口预计将占用多达 500 PB 的存储空间（每 PB 相当于 1024 TB）。我们可以说是用 50 万个巨大的（截至 2009 年底）1TB 的硬盘来存储芬兰的 EPR。粗略地说，每个患者约有 100GB 的存储空间。但安全永远是最大的顾虑。在芬兰，只有持有国家法医事务管理局颁发的证书的用户才能访问。数字签名用于用户识别，并记录所有访问过程。即使访问权问题得到解决，也不能保证 EPR 系统是绝对正确的，例如输入错误肯定是有的。此外，软件可靠性不足也会破坏 EPR 系统。依赖于某些操作系统（OSs）的 ERP 可能会因为软件错误而让整个系统崩溃（Cohen，2005）。

荷兰的例子还有几个潜在的问题（Spaink，2005）。一般公众似乎不赞成在所有政府部门中统一使用公务员号码（CSN）系统，包括医疗、执法、教育和税务。据报道，该系统没有为荷兰公民提供 EPR 软件支持，更多的是推广应用生物特征识别卡，而不是让公民查看他们的 EPR。事实证明，EPR 给患者带来的好处并没有被广泛接受。然而，EPR 还是有一些好处的，比如减少医疗差错和成本，以及减少国家卫生系统的官僚作风等。

在世界范围内，输入错误和隐私问题是阻碍公众接受 EPR 的主要因素。在 EPR 推出之前，当局需要更全面的推广方案和公众教育。

6.4 匿名数据收集和处理

芬兰的 EPR 系统意味着一个个人病历约占用 100GB 的数据存储空间。考虑到 2020 年生产的一台典型笔记本电脑使用传统的硬盘驱动器（HDD）至少有 4TB 的存储空间，如果笔记本电脑配备了固态驱动器（SSD），至少有 256G 的存储空间，临床医师用笔记本电脑访问时（有时是无线的），那么就不可避免地需要大量额外的存储空间。在这本书中，我们研究了健康信息的许多方面，包括生命体征、图像、每次就诊的记录和服用的药物——基本上，从一个人出生到死亡整个生命周期，与健康相关的一切都是如此。这些信息会告诉你很多关于个人的细节。

病历的各种信息在许多领域中极为有用，如市场营销、政府计划和病理分析。公司能够利用大量资源来找出个人的状况，以进行精准营销。尽管营销是促进与医疗技术相关服务的重要主题，但它不在本文讨论范围之内，因此鼓励读者阅读

Hung 等（2009）的详细资料。

现在让我们专注于与国家医疗服务直接相关的问题。满足整个国家的医疗保健需求绝非易事。它涉及非常复杂的治理结构。例如，仅在英国就有以下机构：NHS（包括 NHS 的威尔士，苏格兰和北爱尔兰的单独实体），服务于不同地区的10 个战略卫生机构、健康教育机构和 10 个负责不同卫生相关问题的特别卫生机构。图 6.13 显示的是简化了的医疗保健结构。除了英格兰的政府机构外，整个英国还有数百个信托机构。这些机构的覆盖范围包括救护车、心理健康和众多初级保健信托（PCT）。在整个医疗保健系统中，有如此多的实体雇用超过 100 万人，因此谁可以访问哪些信息及如何共享数据仍然很复杂。万一未经授权的信息泄露发生，必须建立机制以查明发生了什么并找出对泄露负责的员工。

6.4.1　不同部门和机构之间的信息共享

在信息技术出现之前，纸张是主要的流通媒介，政府当局和机构之间的信息共享建立在个案基础上范围非常有限。早在 20 世纪 80 年代，医疗信息共享还没有实现实时共享（Thacker 等，1983）。在提供医疗保健服务过程中，不同实体（如诊所、医院、实验室和保险公司）之间流动的数据通常只在聚合级别共享。今天，数据共享受到过多的法律法规和书面指南的引导限制。为了在各机构之间建立适当的信息共享程序，必须扫清许多障碍。这些障碍大多与技术问题无关。政治和社会障碍很难解决，但很重要。在许多国家，官僚主义及州和联邦法律的差异极大地阻碍建立这种共享机制的前景。

生物恐怖主义威胁的增加突出了发展疾病监测和信息共享机制的必要性，并发布关于自然发生和人为病毒暴发的信息以支持实时数据分析和保护（Clinton，1999）。随着 EPRs 从纸质日志卡向电子数据库管理系统的转换，诸如互操作性、灵活性、可访问性和可扩展性等问题变得越来越重要。西尼罗病毒肉毒杆菌中毒是国家传染病信息基础设施应用的一个例子，该设施旨在捕获、访问、分析和可视化来自不同来源的疾病相关信息，以支持实时报告和警报功能。这个系统非常庞大，它包含了来自人类、动物和可能携带疾病的昆虫的数据，以及肉毒杆菌中毒的数据。这涉及许多与公共卫生和安全、动物和病虫害控制有关的机构，以及负责美国肉毒杆菌中毒管理的国家过敏和传染病研究所。跟踪肉毒杆菌，即引起肉毒中毒的细菌，是由所有参与机构共同完成的。其他相关信息，如气候类型和鸟类迁徙也被记录下来，以分析和跟踪疾病的发生和传播因素。在美国，州和地方法规管理机构之间的信息共享，需要相关机构管理层的事先批准，禁止这些机构之间签订非正式的信息

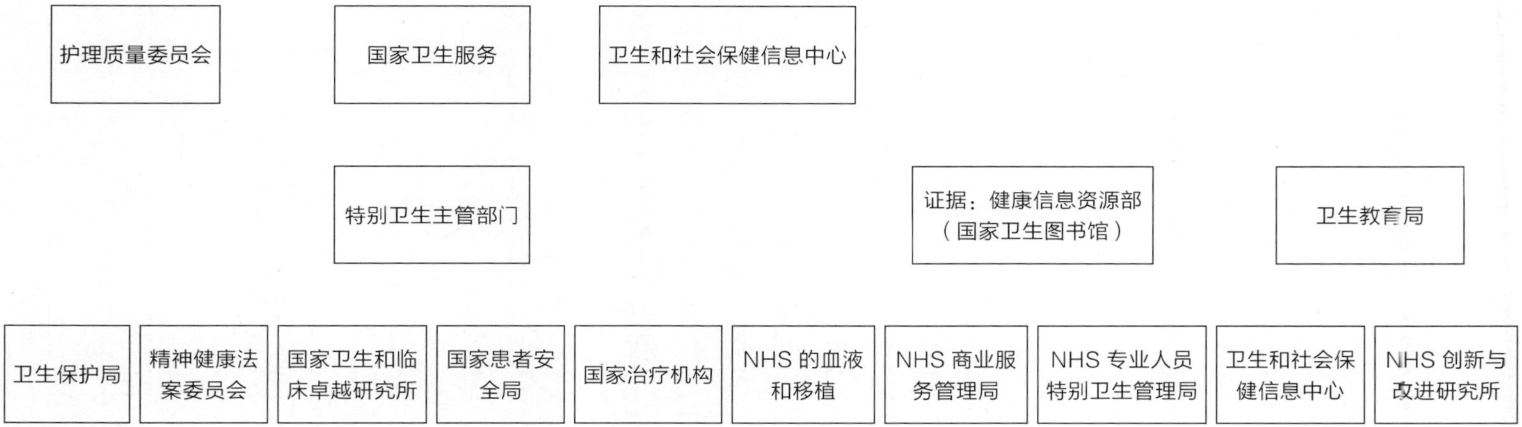

卫生教育局

NHS 创新与改进研究所

卫生和社会保健信息中心

证据：健康信息资源部
（国家卫生图书馆）

NHS 专业人员特别卫生管理局

NHS 商业服务管理局

卫生和社会保健信息中心

NHS 的血液和移植

国家治疗机构

国家卫生服务

卫生和社会保健信息中心

特别卫生主管部门

国家患者安全局

护理质量委员会

精神健康法案委员会

国家卫生和临床卓越研究所

特别卫生主管部门

卫生保护局
精神健康法案委员会
国家卫生和临床卓越研究所
国家患者安全局
国家治疗机构
NHS 的血液和移植
NHS 商业服务管理局
NHS 专业人员特别卫生管理局
卫生和社会保健信息中心
NHS 创新与改进研究所

图 6.13 医疗保健服务基础架构

共享协议。这些法规可能在保密要求和数据保存时间方面有所不同。由于隐私问题，某些法规将禁止对个人或实际地点进行唯一识别，这使疾病追踪更加困难。

6.4.2 疾病控制

疾病暴发可以蔓延到各州、国家和世界各大洲。暴发在本质上可以是"公开的"，也可以是"隐蔽的"，这意味着它可以很容易地被视为自然原因，也可以被视为是秘密的目的。公开的疫情最初可能会被公共卫生机构发现和管理，而隐性疫情将无法识别，因而最初由公共卫生机构管理，然后转交给执法机构，以追踪源头（Butler等，2002）。公开的疾病通常可以通过动物或人类活动的进行追踪。由大规模生物恐怖主义事件触发的隐性疾病暴发，其发生将是随机的，因此需要国家和国家间进行信息共享，这可能涉及建立比上述案例更复杂的数据共享机制。对自然病毒和生物恐怖主义疾病的传播模式进行分析，需要收集每一病例发生的时间和地点的数据。

在流行病学中，疾病传播通常表现出一定的空间模式。病毒在流行期间的时空动态通常用来预测病毒的传播速度。Viboud 等的长期研究（2006）表明，通过对传染病的长期传播量化研究，人口高密度地区之间更高的成对同步性证明了病毒暴发呈等级空间传播。描述空间扩展模式的统计模型可以通过多种方法进行计算，如 Pasma（2008）提出的方法。图 6.14 简化了该计算过程。该图显示了根据疾病的聚集位置是否已知为判定规则，通过执行一些常用的聚类测试来处理空间统计数据的顺序（Besag and Newell，1991）。"集群"是指在空间和（或）时间上具有明确

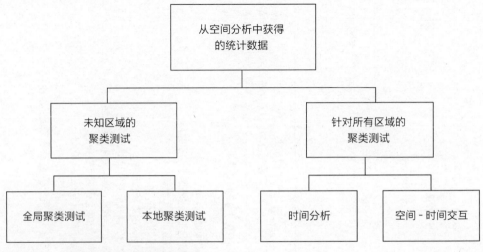

图 6.14　分析传染病传播模式的过程

传播模式的病例按相似程度进行分组（Yan and Clayton，2006）。对于未知位置的聚类测试分为全局测试和局部测试。前者有助于确定报告病例与集群之间的可能关系，如果病例发生在非常近的地方，将导致无法控制，如禽流感暴发（Lycett and Segato，2019）；局部聚类检验可以显示病例发生率，并通过比较不同组别中的疾病发生率，将受影响的区域确定为一个簇。为了更清楚地了解扩散模式，还应对所有区域进行聚类测试。时间序列分析有助于检测随时间变化的疾病簇，而时空交互分析则使用时间和空间信息来分析在同一时间发生的相互接近的病例。

聚类分析包括历史疾病数据中疾病的聚类检测、聚焦聚类分析和空间聚类检测。推导出聚集空间结构的主要目的是将可能看起来是随机疾病病例分在一组，以便通过数据描述揭示其发生模式，便于可视化。疾病数据除了可用于建立预测疾病传播模式的空间和时间统计模型外，还用于控制疾病的其他有用信息包括感染者的人口统计学信息，此外在评估流行病病史严重程度的情况下，对于预先存在的情况和处方药也非常有用。

准确预测疾病传播、平衡数据采集和尊重患者隐私这三个方面在疾病控制中同样重要。让我们来看看一个猪流感病例，它让300多个健康人被强制隔离1周（Yuan，2009），当地政府决定隔离所有340名酒店客人和员工，因为其中一名客人被诊断出感染了H1N1病毒，在之后的4个多月里，就有1万人感染了甲型H1N1流感，死亡率在统计学上与其他大多数流感病毒株相似。虽然我们无法辩论强制隔离是否合理，但让我们看看在事件发生后5个月后得出的一些结论，以便我们能够很好地了解病毒传播模式的预测对我们有什么帮助，以及在公共卫生和隐私之间需要权衡的方面。

- 与同一地区的H1N1猪流感和H5N1禽流感相比，H5N1在统计学上更致命，而H1N1的传播速度更快。
- H5N1/H1N1重组病毒具有严重危害性，但没有科学证据证明这类病毒的产生。
- 在1918年的流感大流行中，"西班牙流感"几乎蔓延到地球上的任何地方，H1N1被认为是一种致命的病毒，造成至少5000万人死亡，这些主要是健康的年轻人（Mitka，2005）。
- 抗病毒药物（如达菲）仅对个别耐药病例有效（社区中心，2009）。
- 具有相当高的流行率，在首次报告的疫情暴发4个月内，超过1/1000的感染率，携带者可以在飞机、轮船和火车上自由进出。
- 常规季节性流感病毒H3N2比H1N1更具威胁性（Higgins等，2009）。

- 第二种 H1N1 病毒株可能在事件发生的同一时间发生突变（Ushirogawa 等，2016）。

除了病毒本身的各种特性外，还有一些人类自身问题。

- 成百上千的游客的假期被毁。
- 如果没有适当的计划,突然失去商业机会可能会导致各种各样的问题（Cheng 等，2009），这对酒店本身和客人的商务旅行都有影响。
- 人们被非自愿地关在一个封闭的房间里 1 周，如 Weaver（2009）报告说，一名妓女被迫与付费客户同住一个房间，而不是给她独立的房间，因此她少赚了一大笔钱。
- 可能有数百人来提供后勤支持，从基本必需品到娱乐。
- 由于该地区被封锁，酒店周围的企业也受到影响。

这是一场宣传秀，是真的需要，还是有政治目的？为了回答这些问题，我们可以从上面列出的要点中找到一些线索。更深入地研究这个故事，我们注意到，如果当局早些时候知道病毒仍然会在全世界传播，不管这起案件如何处理，他们很可能会把唯一的患者送进医院，同时让剩下的 300 人照常办事。最后，这又回到了对疾病传播模式的认识上。

对这种疾病的深入了解也将为当局提供有关预防和诊断的必要信息。猪流感病毒可能会增加血液的酸度，如图 6.15 所示，甲型 H1N1 流感患者的血液样本放大了 300 倍。这一样本可能提示患者存在慢性疲劳综合征。它也可能与支原体感

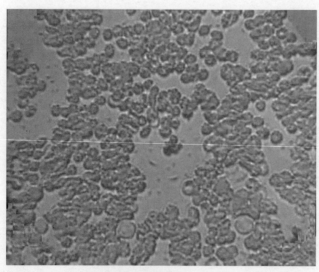

图 6.15 一个猪流感患者的血样

染相似，支原体感染看起来类似于肺炎或严重急性呼吸综合征（SARS）（He 等，2003）。这种症状可能意味着需要紧急呼吸治疗。

现在我们明白了准确预测病毒传播时的所采取行为的重要性，但说起来容易做起来难。跟踪传播过程的空间和时间变化可能主要依赖于每个报告病例的匿名信息。然而，要获得对疾病更全面的了解，可能需要分析单个患者的信息，包括患者在哪里、何时到过、与谁接触，甚至旅行的交通方式。正如 Yuan（2009）报道的那样，在上述案例研究中，甚至连出租车司机都卷入了这起事件。获取个人信息可能会影响政策规划，正如我们在下一小节中讨论的那样。

6.4.3　政策规划

当局经常收集信息进行规划。这涉及许多不同的机构和部门来处理与教育、预防、医疗系统基础设施和紧急服务相关的事务。传统上，当局使用与特定类型事故相关的统计数据，以便为风险较高的特定人群设计教育活动，例如，对与乙醇有关的交通事故的统计数据进行了分析，可以找出可能发生的时间和地点的信息，旨在针对酒后驾车风险较高的人群。这一看似简单的缓解酒后驾驶的过程涉及许多机构和组织。在英国，交通部组织预防运动和宣传材料，对人们关于道路安全的态度进行调查，并提供相关信息；地方毒品和乙醇部门也可以协助开展宣传活动。当然，警察是来抓酒后驾车的。英国皇家事故预防协会（RoSPA）负责驾驶安全和培训，反酒后驾车运动（CADD）是一个慈善机构，旨在支持车祸受害者及其家属。这些机构和组织各自有不同的用途和收集数据的方式。他们都有一个共同的责任，即严格保密，确保数据不会丢失或被盗，无论数据如何处理。

统计数据被收集起来，一些可以被不同的机构共享。显然，收集的数据不能"按原样"发送，因为它可能包含敏感信息。例如，从呼吸测试中收集的结果与特定的驾驶员相关，该驾驶员的详细信息（包括地址、驾驶证号码和车辆注册详细信息）都将被收集。用于统计分析的共享信息可能包括测试的时间和地点、驾驶员的年龄组和呼吸测试结果。未经驾驶员同意，任何能够唯一识别被测驾驶员的信息不得从一个机构转移到另一个机构。

用于政策规划的卫生统计有时涉及某个地区的机构，如一个县或一个省，或者在国家一级负责处理全国所有地区的统计数据，每个地方政府都有自己的机构，负责不同的规划职能。同时，它们还与国家机构在更广泛的范围内进行互动。例如，每个州都有自己的机构，在美国有不同的职能。在我们的案例中，研究了美国西部两个相邻州的结构，加利福尼亚州和内华达州。加州有其健康统计中心（CHS），其主要职能是管理与健康相关的统计数据的收集和分发。它由几个办公室和部门组成，如图 6.16 所示。这些办公室各自负责若干职能，如维持所有出生、死亡和婚姻登记系统，并包括签发相应的证书。重要记录还包括每年超过 100 万的杂项事件。收集的健康信息用于研究该州居民的一般健康状况。加利福尼亚州的 CHS 还负责疾病控制、地方卫生服务和公共饮用水系统的监管，该州广阔的地理范围意味着该州北部和南部需要不同的现场操作分支机构及技术操作部门、监测和评估部门，以及基础设施融资和基础设施筹资管理科等机构。在加利福尼亚州，健康数据（包括居民个人信息）也与卫生保健服务部（Department of health Care Services）和加州健康与人类服务局（California health and Human Services Agency）等机构一起使用，这其中包括居民个人信息的健康数据。

在内华达州，卫生信息由内华达州卫生和人类服务部下属的卫生统计、规划和应急响应局（HSPR）管理。它还负责出生、死亡和婚姻登记；生命和健康统计分析，以及公共卫生监测。与加利福尼亚州不同，加州卫生和人类服务局下属的州卫生规划和发展办公室负责健康规划，而内华达州的健康规划由 HSPR 负责。公共卫生规划对于确保现有资源的最佳利用和居民得到良好照顾至关重要。

卫生规划，不论组织结构如何，都涉及健康相关数据的收集、存储、处理、验证、分析和分发。这些数据能够帮助当局规划未来的医疗服务，如预测未来的需求和预防教育。例如，利用人口增长信息和周边医院的负荷情况统计，将有助于规划规模

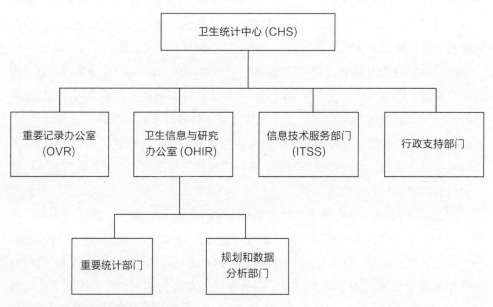

图 6.16 医疗保健服务的组织结构

适当的新医院。

许多国家都对民众的各种需求进行预测和调查。这些工作通常由一个政府机构负责，每隔几年收集和分析一次数据（联合国的建议每 10 年 一 次）。这种获取人口信息的过程可以追溯到 11 世纪，当时英国出现了 1086 年的《家庭书》，其中有关于个人家庭的信息。英国国家统计局（ONS）目前正在进行一次人口普查，以进行包括医疗政策在内的规划。在美国，这是由人口普查局管理的，其职能类似于英国国家统计局。

人口普查提供的另一个重要信息是关于人口老龄化的情况。在大多数发达国家，这种日益严重的问题意味着未来 20~30 年，医疗保健需求将大幅度上升。图 6.17 中英国国家统计数据的快照显示了一个"人口金字塔"，它传达了一些有助于长期医疗政策规划的基本信息。

（1）战后婴儿潮导致 60 岁左右人口明显激增，这表明一大批人已接近退休年龄；在未来 10 年，这些人很可能需要更多的医疗服务。

（2）在 20 世纪 60 年代中期，又出现了一次婴儿潮。我们可以推断，在约 20 年的时间里，将有大批退休人员使用医疗保健系统。

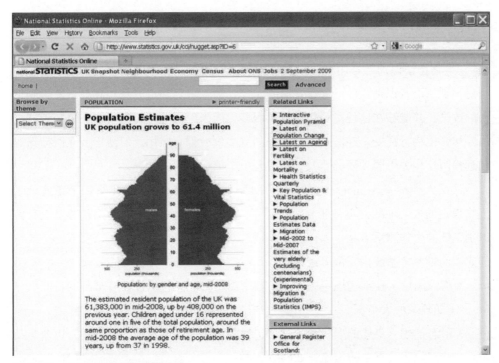

图 6.17　人口金字塔的屏幕截图

（3）它还提供有关移民的信息，即移民净增长（即在英国定居的移民人数超过从英国移民到海外永久定居的人数）。移民可以在这些国家的某些地区定居。因此，需求的增加可能会突然影响到各个医院。

（4）这种金字塔形状反映了英国人口中男女人数的相似性。男女人口平衡从70岁左右开始面向女性一侧移动，这与女性预期寿命高于男性的事实相符。老年妇女和男子可能患有不同的慢性病，需要不同的治疗。这种趋势可以用来估计医疗服务需求。

（5）通过比较不同年份的人口金字塔，一个上升的趋势证实人口老龄化正在成为一个大的问题。这项研究使当局有足够的时间制定政策，以满足医疗保健需求的预期增长。

值得注意的是，分析人口统计数字的过程非常漫长，可能需要一年以上的时间。图6.17中的信息是在2009年8月底发布的，它显示了2008年年中的数据。缺乏及时的信息和统计分析，以及所涉及的问题复杂性共同解释了为什么全世界采取最大努力的医疗政策可能还是不能满足国家需求。不管收集到的数据是否重要，在收集数据时，最重要的一点就是隐私问题。

6.5 生物特征安全和识别

"生物特征识别"是用于测量和分析人体物理特性的术语；它也可用于安全和身份识别。语音识别软件已经存在了几十年，语音识别和过滤算法在最近才得到很大的改进，并能够在远程医疗领域提供服务，因为现代计算机具有了强大的处理能力。尽管生物特征安全在医疗领域之外的许多领域都有应用，但由于其在医疗保健和远程医疗相关不同领域的普及，这也是一个值得关注的话题。

法国人类学家Alphonse Bertillon（Dirkmat等，2018）可能是第一个正式记录生物识别的人。他的开创性工作是创造了"人体测量学"，一种用于独特个人身份识别系统的生物测量方法。人体测量是通过对人体某些部位的测量来完成的。最初的人体测量鉴定系统由三部分组成。

- 物理测量：在某些规定条件下的精密测量。测量包括人体各部分的特征尺寸（如耳朵的大小）。
- 形态描述：身体的形状和轮廓，包括心理和道德属性的特征描述，以及与某些部位运动有关的描述，如四肢。

- 特殊标记描述：描述身体任何部位可能因事故、疾病或毁容而留下的任何迹象。这些包括瘢痕、痣和文身。

Bertillon 提出的相当复杂的过程甚至可能导致两种结果重复该过程时从一个人身上获得两组不同的结果。为了简化 Bertillon 的识别过程，后来有学者说耳朵是非常独特的，以至于他说"事实上，几乎不可能遇到两个在所有部分都相同的耳朵"（McLaughry，1896）。他描述了耳朵的 4 种外观特征。

- 螺旋线：耳朵边缘的三部分，以及张开的程度。
- 轮廓：紧贴面颊的程度和耳垂大小。
- 剖面图：水平方向的倾斜度和对耳屏前的复原量。
- 折叠：反螺旋的尺寸和模式（螺旋前向）。

其中记载的细节非常广泛，以至于 Mc Claughry（1896）用了超过 15 页的篇幅描述了耳朵的每一个特征，包括耳垂、耳屏、反耳郭、耳郭和上褶。这种对耳朵的深入描述虽然从未应用于个人识别，但却成为通过身体测量进行系统识别的一个重要里程碑。

生物识别的一个显著应用是限制进入医院的不同区域；工作人员可以通过唯一身份识别进入某个区域，而无须使用身份证，身份证丢失或被盗也不受影响。除了行为上的独特性，比如一个人的签名和声音，人体的某些生理属性在本质上是独一无二的，几乎没有机会找到两个人，甚至是双胞胎，拥有相同的属性。这些包括手指和掌纹、虹膜图案、光学和热轮廓方面的面部图案，以及脱氧核糖核酸（DNA）。然而，DNA 并不常用，因为目前的技术仍然需要某种人体组织进行分析。

6.5.1 指纹识别

指纹识别也许是最常用的生物识别方法。指纹印记由显示手指表面脊和谷之间物理差异的图案组成（Lee and Gaensslen，2001），其中"脊"和"谷"分别指皮肤的上部和下部。在每一个山脊的尽头，它形成了一个"细节点"，在那里的大小和形状也可能不同。另外，"脊分叉"是指一个脊分裂成两个分支。这些独特特征的位置如图 6.18 所示，完全可以用于识别一个人。山脊和山谷分别以黑色和白色显示。有 5 种基本的指纹模式，即螺纹、拱形、帐篷状拱形、左环和右环。一般来说，环覆盖了约 2/3 的指纹，而螺纹则覆盖了 1/4 的手指。剩下的 10% 由拱形覆盖。在一个环中，一个或多个脊进入纹面的两侧。一个环由一个"核心"和一个"三角形"组成。这些是圆形和三角形图案，当组合在一起形成一个环。在一个螺纹中，有些脊会转几次。至少有两个三角的部分被视为呈螺纹状。指纹分类通常可以通过

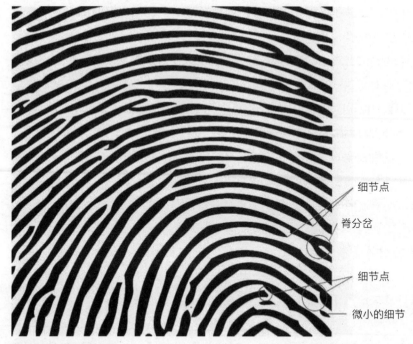

细节点

脊分岔

细节点

微小的细节

图 6.18 指纹外观

计算三角的数量来完成。缺少一个三角是一个拱形，有一个三角是一个环，而至少需要两个三角形成一个螺纹。在拱门中，脊线从一侧延伸到另一侧。

一个多世纪以来，指纹作为一种绝对可靠的识别手段被广泛接受。指纹分析已经把世界各地无数罪犯关在监狱里。这是一项经证实的技术，基于这样一种理解，在数十亿人中，从未发现过两个人的指纹是相同的。指纹印是捷克生理学家Jan Evangelista Purkyně（1823）首次正式研究的。根据 Penrose（1968）的经典研究，他的作品遵循了早期的《成长》（DeExtemoTactus Organo，1685），后者展示了后来用于识别目的的 9 种指纹图案。

强大的图像处理算法和低分辨率扫描仪的成本使得指纹识别技术在许多电子设备中得到了广泛的应用。许多中高端笔记本电脑都包括一个窄带的光学扫描仪，扫描用户指纹的一部分。当用于这些电子设备时，它依赖于将扫描指纹的部分与先前存储的印模进行比较。由于在不同的场合重复扫描手指的同一部分是不可能的，因此只有使用手指的一小部分来进行身份验证，如图 6.19 所示。由于节省空间和降低制造成本，光学扫描仪的物理尺寸（用户只需手指上一部分），与唯一识别个人的能力相比，会做出权衡。当我们查看图 6.19 时，（a）中的指纹最初存储为参考。当在（b）中的稍后时间再次扫描同一个手指时，参照存储的指纹，手指放在右边稍远，略低于下面。所以，在（b）中，只有一小部分图像与（a）的图像相同。由于存储的引用不包含整个指纹的印象，因此认证算法需要提取扫描指纹图像的某一部分，以便与参考进行比较。在这个特定的例子中，有足够大的部分"重叠"，以便在比较两个图像时可以成功地执行身份验证。也可能存在这样的情况，即对准距离比较远，以致扫描部分看起来太不同，例如图 6.20 中所扫描的，该扫描部分来自显示同一手指下部的指纹扫描仪的狭窄部分。几乎所有扫描图像相对于存储的参考超出范围。这种身份验证问题可以通过使用足够大的扫描仪（如图 6.21 所示）来修复。这种特殊的指纹扫描仪通常比智能手机中的指纹扫描仪效率高出许多。顺便注意，此样本上存在污垢和表面划痕也会严重影响认证的准确性。

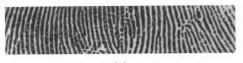 = ?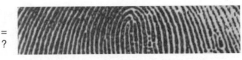

(a)　　　　　　　　　　　　　　　　　　　　　　（b）

存储在记录中的指纹用于身份验证　　　　　　　同一手指不同部分的扫描图像

图 6.19　手指不同位置的局部扫描图像

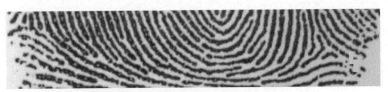

图 6.20　同一手指的另一个扫描部分

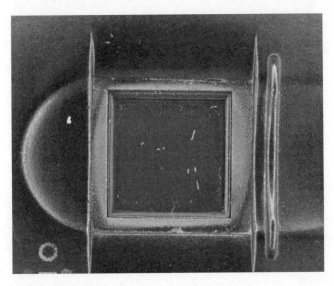

图 6.21　一种工业级指纹扫描器，带有污垢和表面划痕

6.5.2 掌纹识别

除了与指纹有某些相似之处的掌纹图案外，手掌内部的静脉也有独特的图案可以对人进行区分。近红外光的辐射可以通过手掌静脉中的血红蛋白构建具有不同吸收率的图像。由于光线反射较少，纹理将显示为黑线。扫描静脉图案的主要优点是用户在图像捕获过程中不必触摸扫描仪，从而使扫描过程更快。

有记载的最早人类手足印刻是 4000 年前埃及金字塔建造时期。据报道，在这之前很久，埃及就发现了一小部分掌纹，这种掌纹可以追溯到 1 万年前的坚硬的泥土上。在现今世界中，有些情况下掌纹扫描比使用指纹更方便，尤其是在远程医疗应用中，因为用户的干预最小整个手都可能参与操作，。掌纹更适用于触觉感知的手术机器人，在这种情况下，外科医师可以在执行手术时被识别。此外，在老年患者四处走动的远程护理系统中，通过将整个手放在扫描仪上记录出入情况将比在指纹扫描仪上对齐一个手指更快、更容易。

掌纹的识别通常是通过结合一组模糊 k- 最近邻（k-NN）分类器的选择方案来完成局部特征提取（Hennings-Yeomans 等，2007）。图像预处理采用全局直方图均衡化方法对 $M \times N$ 的扫描图像进行 G 灰度级和累积直方图 $H(g)$，其传递函数为：

$$T(g) = \frac{(G-1) \times H(g)}{M \times N} \qquad (6.1)$$

然后通过裁剪具有预定窗口大小的从左上角开始的图像进行局部直方图均衡化，然后对裁剪的图像应用直方图均衡化函数处理。而后通过在图像上移动裁剪并对每个剪裁图像均衡处理并重复相同的过程。这种对扫描过程的数学描述听起来可能相当复杂，但过程本身其实相当简单：首先，扫描手掌纹面，生成手掌的单色图像，并识别和提取整个手掌的某些特征；然后，提取一定比例的 $M \times N$ 像素，用不同的灰度等级表示。从纹面的左上角开始，在整个图像中逐步执行重复的均衡处理。

与指纹认证类似，要认证的用户拥有从扫描仪中捕获的手掌数字图像作为参考。扫描仪的分辨率必须足够高，以便在后续处理阶段和图像分析中可以检测到掌纹。同时，为了便于边缘检测，掌纹图像的背景应尽可能平淡，没有任何一个可能被误读为掌纹的图案。在认证之前，通过图像处理算法去除背景信息。

这个过程首先涉及手掌对齐。对人眼来说，识别手掌的位置听起来很容易。识别手掌的机器的光学传感器试图必须首先确定手掌的位置。这包括删除不代表手掌部分的所有背景信息。移除背景后，手掌的位置将被识别。一旦确定了手掌的位置，利用坐标变换技术进行分割，就可以从原始手掌图像中转换出手掌中心和手指的子图像。由于手指长度和手指各部分的长度在手指分析中非常重要，图 6.22 显示了一种将手指分成三部分折痕的方法。

当数据通过远程医疗网络发送时，将在电源使用和掌纹识别之间进行权衡。这意味着必须评估达到可接受的扫描速率所需的功率百分比，以便在保持足够性能的同时最小化扫描仪的功耗。而手的几何结构也被用于无须特殊设备的用户授权（Klonowski 等，2018），与分析掌纹相比，它更不安全。

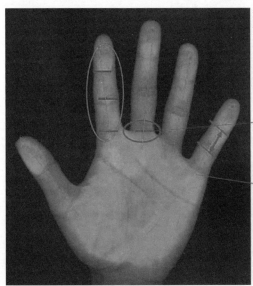

1: Find all line segments separating all fingers.
2: Group all parallel line segments. 5 groups are expected as a result. Assume that a normal palm is examined, thus each group containing 3 line segments* except one group for thumb containing only two lines.
*It is possible that for some people, there might be 3 separating palm line for thumb and 2 separating palm lines for the rest fingers.
※ Note: Also notice that more than 1 separating line segments on a finger will be detected. A threshold value of distance will be determined to group all line segments near to each other, and an average line segment will be calculated.
3: After finding all separating line segments of all fingers, a line normal to one group and passing the mid point of all line segments will be determined. The one which is normal to one group containing 2 line segments only is the one on thumb. All other normal lines of various fingers can be determined according to the angle between them and normal line of thumb. After we have the 5 normal lines and all separating line segments, length of each section of a finger can be easily calculated.

Details on finding all line segments:
1. Segments must be of a certain length in order to be considered. Segments of too short length won't be considered while doing averaging to avoid inaccuracy.
2. Segments must not be too long as well and have some parallel mates, to avoid detecting line segments at the center of palm.
*Threshold values will guide through the process.

图 6.22 掌纹扫描

6.5.3 虹膜和视网膜识别

眼扫描取决于视网膜血管的独特形态。视网膜扫描是通过将一束低强度的光束射入眼来完成的，反射光在视网膜上产生一种"毛细血管"（动脉和静脉之间的微小连接）的图案。视网膜上的血管比周围的组织吸收更多的光。这样就可以形成不同灰度的单色图像，分别代表较暗的血管和较亮的背景。扫描仪通常放置在离眼睛 1~2cm（或 0.5in）的地方。从视网膜反射回来的光将形成一个图像，如图 6.23 所示。图 6.24 所示的视网膜扫描仪捕捉到的图像呈现出独特的线条图案。

当血管在立体的眼睛内运行时，扫描生成的二维图像可能会丢失构成眼整体印象的某些细节。这种图像质量的损失不太可能像白内障、糖尿病和青光眼等疾病引起的变化那样严重。由于识别所需的高分辨率细节，视网膜扫描在过去的几十年

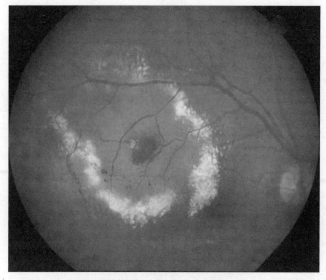

图 6.23　视网膜的图像

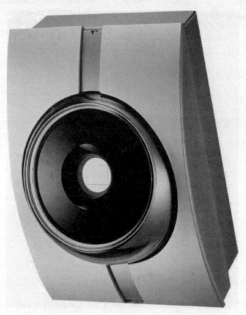

图 6.24　视网膜扫描仪，内置一个低能量红外光源

里才变得流行起来，尽管它早在 20 世纪 30 年代就被人们所熟知，当人们能够负担得起三维扫描时，视网膜扫描才变得流行起来（Simon and Goldstein，1935）。尽管视网膜扫描传统上被政府机构用于鉴定，最近又扩大到民用，但它的一个重要医学用途是早期发现疾病，因为这些疾病甚至在早期都会影响眼底，如水痘、疟疾和镰状细胞贫血流行。同样，动脉粥样硬化等慢性疾病也会在早期影响眼底。

另一种眼部扫描技术是虹膜扫描。虹膜扫描不使用静脉，而是使用其复杂的结构，这是公认的眼球的一个独特特征。一个主要的优势是它的有效性不受眼镜或隐形眼镜的影响。图6.25所示的受试者戴着隐形眼镜，眼的虹膜特征仍然清晰可见。参照被扫描对象眼睛的摄影图像，它首先提取虹膜和瞳孔的边界。这将识别构成虹膜的一部分图像。图像识别是用眼的一部分进行的，因为虹膜通常部分被眼睑覆盖。因此，利用整个眼的图像是不切实际的。与视网膜扫描相比，虹膜识别限制性更小，因为受试者只需要将一只眼对准扫描仪，虹膜扫描通常可以在1m（或3ft）远的地方进行，因此受试者不必坐在扫描仪的正前方。

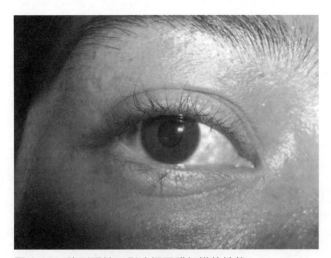

图6.25 隐形眼镜不影响视网膜扫描的性能

随着相关光学技术的日益成熟，虹膜扫描正变得越来越流行。英国边境署10年前开始在英格兰各大国际机场运行虹膜识别移民系统（IRIS），以便注册人员在通过移民入境大厅时，通过查看安装的摄像头后进入英国。

虽然眼扫描被广泛认为是比使用指纹更精确的方法，但它存在一个主要问题，就是它被认为不适合频繁扫描。长时间暴露在扫描仪发出的光下可能对眼睛有害，因此不建议频繁使用。虽然这两种技术都需要扫描10~20s，但虹膜扫描的危害较小，因为眼和扫描仪之间的距离是比较大的。

6.5.4 面部识别

这与许多现代数码相机上的人脸检测功能是不能混淆的，在现代数码相机中，算法被设计成将场景中的某些区域识别为人脸。面部识别是利用计算机视觉和图像处理技术，利用个人的某些面部特征进行独特的识别。与上述三种方法不同，这种方法主要涉及与存储在记录中的参考静止图像进行比较，面部识别还与视频（以每秒一定帧速率不断变化的图像的集合）一起工作。人脸识别算法的最新发展允许三维表示人脸的形状，如眼、鼻、口唇和下巴的轮廓可以用数字格式表示。虽然上述大多数方法使用某种光学传感器，要求受试者在短时间内保持静止，但可以通过 3D 成像技术从不同角度完成表情识别（Bonsor and Johnson，2019）。除了脸型、皮肤纹理和细节处，如模式和独特的视觉特征，也可以一起使用，以描述一个对象的脸部更相关的特征。

这项技术已经被美国国务院使用，在那里，入境签证申请的照片被储存起来，以便对每个申请人的面部进行识别。在伦敦周边安装的约 50 万台闭路电视（CCTV）中，为了帮助打击犯罪活动和满足 CCTV 法律要求（Webster，2019），伦敦金融城警方推出了公共空间监控摄像系统，控制室监控着整个伦敦市 100 个公共空间监控摄像头，摄像头能够 360° 移动。使用面部识别，可以识别进入闭路电视拍摄图像的每个人。据报道，生活在伦敦的人一天内将被摄像头记录 300 次，并就隐私权与减少犯罪、应对反社会行为展开了辩论（Lapsley and Segato，2019）。

以下是 Hallinan 等（1999 年）的第一本关于面部识别的教科书，在 21 世纪初出版了几卷关于面部识别的书，涵盖了从面部图像识别到人口因素影响的广泛主题。也有人认为，受试者的性别也有助于面部识别的有效性。近年来，许多智能手机都采用了面部识别功能，用户可以通过前置摄像头进行身份验证（Thavalengal 等，2016）。

6.5.5 语音识别

语音识别是通过分析一个人说话时所发出的来识别声音的方式。顺便指出的是，语音识别与言语识别不同，后者将某人对计算机所说的话转换成与人所说含义相对应的命令或文本字符串，而这与生物特征安全性和识别范围无关。在语音识别中，声学分析是基于软件实现的，从麦克风中提取与某人的声音相关的特有生物学因素，通常由具有附加环境噪声的输入声音组成。与指纹类似，一个人的声音被数字化为"语音打印"，图 6.26 表示了麦克风声音作为时间函数的数字表示图。在通过声带振动产生的声音进行识别的过程中，当人通过麦克风说话时，将数字化输入音频与存储在数据库中的预先记录的参考进行比较。这同样类似于指纹或掌纹识别的情况。在语音识别中，声腔的变化和说话时的嘴唇移动确立了一个人声音的独特性（Rilliard 等，2018 年）。

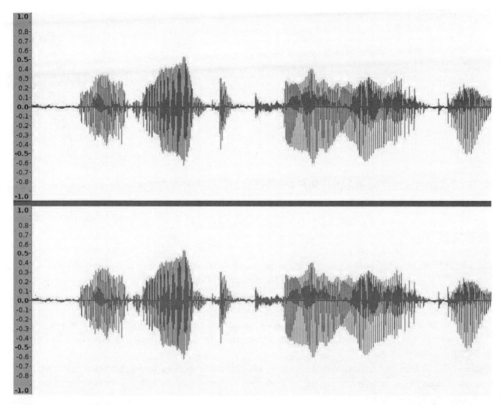

图 6.26 声纹的声谱图

当一个人通过麦克风说话时，语音（底部）的频率分量将与来自同一个人的预先录制的参考音（顶部）进行了对比。除了将语音识别应用于生物特征安全之外，还可以使用同样的原理诊断呼吸系统疾病（Priftis 等，2018）。

6.6 结论

本章讨论了信息技术中可以保护患者信息的许多领域。最后，我们看一看图6.27，图中用通用框图显示了各种生物特征认证技术是如何连接到远程医疗网络上的，以便识别用户访问和在远程医疗应用。

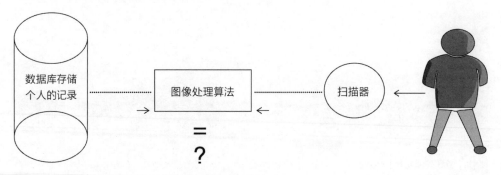

图 6.27 在远程医疗网络上进行用户识别的框架

参考文献

Barron, H.K. et al. (2007). *The Electronic Patient Record: House of Commons Health Committee-Sixth Report of Session 2006–07: Vol.* 1. London: The Stationery Office.

Besag, J. and Newell, J. (1991). The detection of clusters in rare diseases. *Journal of the Royal Statistical Society: Series A (Statistics in Society)* 154 (1): 143–155.

Bonsor, K. and Johnson, R. (2019). How facial recognition systems work. *HowStuffWorks*. http://electronics.howstuffworks.com/gadgets/high-tech-gadgets/facial-recognition.htm (accessed 20 January 2020).

Butler, J.C., Cohen, M.L., Friedman, C.R. et al. (2002). Collaboration between public health and law enforcement: new paradigms and partnerships for bioterrorism planning and response. *Emerging Infectious Diseases* 8 (10): 1152.

Cheng, L., Leung, T., and Wong, Y. (2009). *Financial Planning & Wealth Management: An International Perspective.* McGraw-Hill.

Clinton, W.J. (1999). *Remarks by the President on Keeping America Secure for the 21st Century.* Washington, DC: National Academy of Sciences.

Cohen, A. (2005). Software is too buggy and unreliable, *PC Magazine* (3 August). http://eusesconsortium.org/docs/PCMagazine-aug03-2005.pdf (accessed 20 January 2020).

Dirkmaat, D., Garvin, H., and Cabo, L.L. (2018). Forensic anthropology. In: The International Encyclopedia of Biological Anthropology (ed. W. Trevathan), 1–17. Wiley.

Greenhalgh, T., Wood, G.W., Bratan, T. et al. (2008). Patients' attitudes to the summary care record and HealthSpace: qualitative study. *British Medical Journal* 336: 1290–1295.

Hallinan, P.W., Gordon, G., Yuille, A.L. et al. (1999). *Two- and Three-Dimensional Patterns of the Face.* A.K. Peters Ltd.

He, M.L., Zheng, B., Peng, Y. et al. (2003). Inhibition of SARS-associated coronavirus infection and replication by RNA interference. *JAMA* 290 (20): 2665–2666.

Hennings-Yeomans, P.H., Kumar, B.V., and Savvides, M. (2007). Palmprint classification using multiple advanced correlation filters and palm-specific segmentation. *IEEE Transactions on Information Forensics and Security* 2 (3): 613–622.

Higgins, R.R., Eshaghi, A., Burton, L. et al. (2009). Differential patterns of amantadine-resistance in influenza A (H3N2) and (H1N1) isolates in Toronto, Canada. *Journal of Clinical Virology* 44 (1): 91–93.

Hung, H., Wong, Y.H., and Cho, V. (2009). *Ubiquitous Commerce for Creating the Personalized Marketplace: Concepts for Next Generation Adoption.* IGI Global https://www.igi-global.com/book/ubiquitous-commerce-creating-personalized-marketplace/1011 (accessed 20 January 2020).

Klonowski, M., Plata, M., and Syga, P. (2018). User authorization based on hand geometry without special equipment. *Pattern Recognition* 73: 189–201.

Lapsley, I. and Segato, F. (2019). Citizens, technology and the NPM movement. *Public Money & Management* 39 (8): 553–559.

Lee, H.C. and Gaensslen, R.E. (eds.) (2001). Methods of latent fingerprint development. In: Advances in Fingerprint Technology, vol. 2, 105–176. Boca Raton, FL: CRC Press.

Lycett, S.J., Duchatel, F., and Digard, P. (2019). A brief history of bird flu. *Philosophical Transactions of the Royal Society B* 374 (1775): 20180257.

Lysne, O. (2018). *The Huawei and Snowden Questions: Can Electronic Equipment from Untrusted Vendors be Verified? Can an Untrusted Vendor Build Trust Into Electronic Equipment? Springer.*

McClaughry, R.W. (1896). *Signaletic Instructions: Including the Theory and Practice of Anthropometrical Identification. Kessinger Publishing.*

Mitka, M. (2005). 1918 killer flu virus reconstructed, may help prevent future outbreaks. *JAMA* 294 (19): 2416–2419.

Pasma, T. (2008). Spatial epidemiology of an H3N2 swine influenza outbreak. *Canadian Veterinary Journal* 49 (2): 167.

Penrose, L.S. (1968). Medical significance of finger-prints and related phenomena. *British Medical Journal* 2 (5601): 321.

Priftis, K.N., Hadjileontiadis, L.J., and Everard, M.L. (2018). Breath Sounds: From Basic Science to Clinical Practice. Springer.

Purkyn̆e, J.E. (1823). Commentatio de examine physiologico organi visus et systematis cutanei. Prussia: University of Breslau https://ci.nii.ac.jp/naid/10031047394/ (accessed 20 January 2020).

Queiroz, L.P., Rodrigues, F.C.M., Gomes, J.P.P. et al. (2016). A fault detection method for hard disk drives based on mixture of Gaussians and nonparametric statistics. *IEEE Transactions on Industrial Informatics* 13 (2): 542–550.

Rilliard, A., d'Alessandro, C., and Evrard, M. (2018). Paradigmatic variation of vowels in expressive speech: Acoustic description and dimensional analysis. *Journal of the Acoustical Society of America* 143 (1): 109–122.

Rindfleisch, T.C. (1997). Privacy, information technology, and health care. *Communications of the ACM* 40 (8): 92–100.

Rivest, R.L., Shamir, A., and Adleman, L. (1978). A method for obtaining digital signatures and public-key cryptosystems. *Communications of the ACM* 21 (2): 120–126.

Schneier, B. (2007). *Schneier's Cryptography Classics Library: Applied Cryptography, Secrets and Lies, and Practical Cryptography. Wiley.*

Sileo, J.D. (2005). Stolen Lives: Identity Theft Prevention Made Simple. Da Vinci Publications.

Simon, C. and Goldstein, I. (1935). A new scientific method of identification. *New York State Journal of Medicine* 85 (7): 342–343.

Spaink, K. (2005). Hacking health: Electronic patient records in the Netherlands. 22nd Chaos Communication Congress, Berlin, Germany (27–30 December 2005).

Spencer, K., Sanders, C.,Whitley, E.A. et al. (2016). Patient perspectives on sharing anonymized personal health data using a digital system for dynamic consent and research feedback: a qualitative study. *Journal of Medical Internet Research* 18 (4): e66.

Stertz, S., Duprex,W.P., and Harris, M. (2018). A novel mutation in the neuraminidase gene of the 2009 pandemic H1N1 influenza A virus confers multidrug resistance. *Journal of General Virology* 99 (3): 275–276.

Thacker, S.B., Choi, K., and Brachman, P.S. (1983). The surveillance of infectious diseases. *JAMA* 249 (9): 81–85.

Thavalengal, S., Nedelcu, T., Bigioi, P., and Corcoran, P. (2016). Iris liveness detection for next generation smartphones. *IEEE Transactions on Consumer Electronics* 62 (2): 95–102.

Ushirogawa, H., Naito, T., Tokunaga, H. et al. (2016). Re-emergence of H3N2 strains carrying potential neutralizing mutations at the N-linked glycosylation site at the hemagglutinin head, post the 2009 H1N1 pandemic. *BMC Infectious Diseases* 16 (1): 380.

Viboud, C., Bjørnstad, O.N., Smith, D.L. et al. (2006). Synchrony, waves, and spatial hierarchies in the spread of influenza. *Science* 312 (5772): 447–451.

Weaver, M. (2009). Quarantine brings love in the time of swine flu at Hong Kong hotel, The Guardian (8 May). https://www.theguardian.com/world/2009/may/08/swine-flu-hotel-hong-kong (accessed 20 January 2020).

Webster, W. (2019). Surveillance cameras will soon be unrecognisable: time for an urgent public conversation. https://www.storre.stir.ac.uk/retrieve:/ab777844-8edc-4e2d-98dc-a38ce2ff948f/Webster-Conversation-2019.pdf (accessed 20 January 2020).

Weitzman, E.R., Kaci, L., andMandl, K.D. (2009). Acceptability of a personally controlled health record in a community-based setting: implications for policy and design. *Journal of Medical Internet Research* 11 (2): e14.

Wong,W.H. (2005). Timing attacks on RSA: revealing your secrets through the fourth dimension. *ACM Crossroads* 11 (3): 5.

Yan, P. and Clayton, M.K. (2006). A cluster model for space–time disease counts. *Statistics in Medicine* 25 (5): 867–881.

Yuan, E. (2009). 1 swine flu case leads to 340 quarantines in Hong Kong, CNN (4 May). http://edition.cnn.com/2009/WORLD/asiapcf/05/04/hk.flu.hotel/index.html (accessed 20 January 2020).

7　替代医学中的信息技术

　　2019年，无线医疗市场价值为739.7亿美元，预计到2025年将达到3160亿美元，在2020-2025年的预测期内复合年增长率为27.38%（Mordor Intelligence，2020）。远程医疗技术进步和人们健康意识的增强共同推动了需求的增长。个人保健技术和替代医学在这方面必将变得越来越重要。Bratman（1997）将替代医学定义为"不属于常规医学范围内的治疗实践"。诸如针灸、生物反馈、草药、催眠和瑜伽之类的示例统称为补充和替代医学（CAM）。不难发现它们有一个共同点，即不需要处方药。我们目前用于无线家庭医疗保健和保持健康的大多数内容都与替代医学的描述相符。其中许多为我们提供了有关健康状况的信息，并为我们提供了如何改善自身健康的建议。但是，几乎所有这些健康监控设备都为我们提供了与药物的直接连接。在消费电子市场中，有许多与医疗保健相关的产品，涵盖了人体每个部位。据说有些可以改善使用者的健康和新陈代谢，而另一些声称可以让使用者保持最佳状态。

　　在美国国家CAM中心的官方网站上，将中医药（TCM）归类为CAM的一部分。这就引出了将针灸和草药等中医实践与保健技术相结合的概念。中医药有着5000多年的历史，对人体各个方面的调节有助于预防和治疗（Yuan and Lin，2000）。鉴于CAM/TCM所提供的各种好处，补充CAM实践的技术对公众来说无疑具有重要价值。如上所述，TCM只是CAM所提供功能的一个子集。与CAM相关的巨大商机需要深入研究信息技术和远程医疗的各个方面如何使CAM更具经济可行性。本章旨在探讨保健品如何提供一些流行的CAM治疗方法，以及信息技术如何来改进已有数千年历史的实践。鉴于其覆盖面广，我们的目的不是深入了解CAM的细节。取而代之的是，我们试图对广大CAM市场中的几个主流话题做一个简短的介绍。

根据 Grand View Research 的最新报告，预计到 2026 年，CAM 市场将产生 2100 亿美元的收入（Grand View Research，2019）。在西方，CAM 应用的商业机会肯定远远落后于远东国家，在远东，CAM 通常与主流医学一起被广泛应用。

7.1 自然愈合和预防护理技术

在未被记录的史前医学中，人们普遍认为，植物长期以来一直是在反复试验的基础上被用作治疗剂的。在对著名的希罗多德•罗林森（Herodotus Rawlinson，1956）的翻译中，他描述了一个由医学实践支持的公共卫生系统。除了萨满教，古埃及医学还利用临床诊断和解剖学（Nunn，2002）。巴比伦人还引入了诊断、预后、体检和处方（Horstmanshoff 等，2004），这些都推动了现代医学的发展。虽然这些主要侧重于针对特定的症状，但古代中医更关注人体的总体健康状况和幸福感，而经验观察构成了中医学的基础（Veith，1972）。作为一种涵盖具体从头到脚各个部位调节全身的替代药物，中医主要依靠草药、针灸和饮食治疗。据说，中医依赖于对人体和自然的全面观察（Unschuld，2003）。

"生物反馈"是指一系列缓解与压力相关症状和恐惧症的方法。电子监护仪通过改变输出信号和生理信号及（或）环境条件来测量患者的反应。通过提高人们对肌肉中生理活动的认识，可以训练一个人控制对紧张和压力的自然生理反应，如脉搏、血压和呼吸。生物反馈干预治疗高血压是在 20 世纪 90 年代的临床试验中确立的（Nakao 等，1997）。

7.1.1 针灸与穴位按压

针灸应该是世界上最流行的中医疗法。依靠解剖学上与身体特定器官或部位相关的小区域（"穴位"），即散落在全身的数百个这样的穴位，每个穴位具有不同的愈合特性和疗效（Lu and Needham，1980）。分布在全身的穴位，如图 7.1 所示，与身体的不同器官或部位相连。穴位靠近相应器官并不一定是与其相连的。例如，在脚上的穴位上扎一根针，据说可以有效缓解消化问题。考虑到如此多的穴位是相互关联的，其复杂性使得二维图表（如图 7.1）极为混乱且难以阅读。它的唯一目的是说明图表的复杂性，而不是提供任何关于个别穴位的有用信息。穴位按压和针灸都依赖于通过"经络"的能量流（Maa 等，2003）。每一条经络都是一条连接身体外部某一点和具有某种相关生理功能的内部器官的回路。

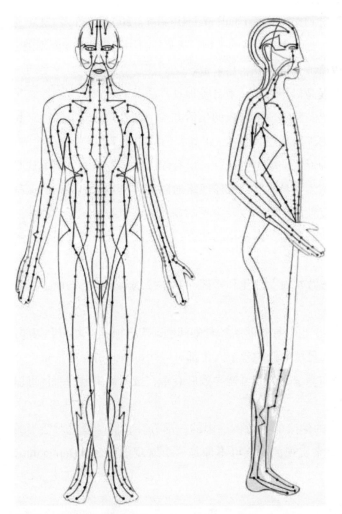

图 7.1 二维穴位图

　　这本书的目的不是讨论针灸/针灸实践或个别穴位的属性，而是探索如何应用远程医疗和相关技术来帮助这些实践。为此，在进入技术应用之前，让我们简单地看一下穴位和人体之间的一些关系。虽然我们不打算讨论这些做法的任何细节，但值得注意的是，针灸和穴位按压都使用相同的穴位进行治疗。前者依赖于细针的插入，而后者是一种无创的方法，通过手指施加压力来刺激。在讨论支持此类实践的技术时，我们不区分两者。

　　我们知道任何维持一个人健康的努力都应该从免疫系统开始。将生活方式与健康长寿联系起来的概念促使人们对自我保健非常关注（Barrett，1993）。近年来，由于人口老龄化、生活方式的改变，以及许多人因工作时间不规律而产生的压力等综合影响，它的重要性日益受到关注（Marshall and Altpeter，2005）。许多 CAM 强调的是平衡，如在不同的属性之间进行最佳的平衡，以充分利用一个人的新陈代谢。新陈代谢的过程决定了食物被消化的速度，热量被燃烧的速度。其基本思想是通过增强免疫系统来最大限度地提高机体效率。来自各种日常活动的压力经常会导致肩颈部紧张，以及影响消化系统。除了"不健康的生活方式"之外，不充分的休息和缺乏锻炼往往会让人在一天的工作后感到疲惫。正如我们将在第 7.4 节中所讨论的，许多家用电器都可以提供某种形式的缓解方法，可以有效进行缓解。为了了解这些技术是如何起作用的，我们探索了某些穴位按压经络通路对免疫系统的影响。这些问题通常是由于长时间或重复性的活动，以及常见的职业危害引起的。

- 连续使用电脑：导致情绪失衡，影响小肠功能；按压胸骨中心的穴位可缓解疼痛。
- 长时间坐在椅子上：导致贫血、消化和胃部问题，按压膝盖以下的腿上点一个穴位即可缓解。
- 过度站立：腰酸和疲劳，也会导致膀胱和肾的问题；按压锁骨下方的上胸部、下背部脊柱两侧，以及足踝内侧的各个穴位都可以缓解由此引起的紧张。
- 体力消耗：导致抽筋和痉挛，最终可能导致肝衰竭，按压足尖上的穴位可以缓解由此引起的问题。

以上是指压可以改善人的健康的无数例子中的一部分。它们是通过对适当的穴位施加稳固而稳定的压力来实现的。这可不像是一个常规的锻炼（Gerogianni，2019）。

7.1.2　人体轮廓与穴位

为了方便穴位按压，任何自动化设备和系统都需要为特定目的识别每个合适的穴位。参考图只提供了一些关于穴位大致位置的指示。对于一个没有经验的人来说，物理定位要困难得多，而对于机器来说则更为困难。每个人的身体大小和形状可能有很大的不同。例如，5ft 高瘦人身上的特定点的位置与 6ft 高的胖人身上的穴位位置可能会有很大不同。人眼所感知到的与机器所感知到的也有很大的不同。此外，人与人之间的身体轮廓会有很大的不同。一些器具，如按摩椅，通过首先扫描用户背部以获得颈部和脊椎的位置，自动搜索穴位的大致位置（由于涉及的精确度，几乎不可能精确定位）。通过目视对准髂前上棘（ASIS）和髂后上棘（PSIS），可以建立几个参考点（图 7.2）。实际上，这个图可以用来构造用户的身体轮廓，如图 7.3 所示。

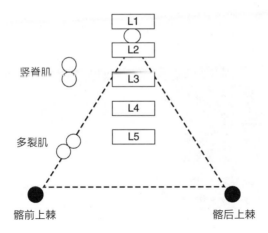

图 7.2 参考点指向髂前上棘 (ASIS) 和髂后上棘 (PSIS)

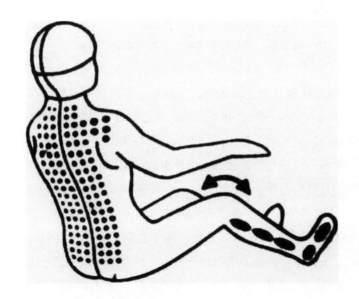

图 7.3 人体轮廓

机器如何看待事物是由"计算机视觉"技术控制的。顺便说一句,"计算机"一词指的是任何计算机器,从简单的消费电子产品到复杂的高精度医学图像扫描仪。计算机视觉是通过学习和物体识别从数字图像中识别和提取信息。首先,计算机如何区分人体和背景?人体确实有一些通用的形状,但它们都有很大的不同,如图 7.4 中的 3 个例子所示。这 3 个图在我们看来都是站着的人的形象。对我们来说,我们可以很容易地看出左边和中间是同一个人,右边的图像是图 7.1 中的草图。然而,计算机对事物的视觉化却截然不同。计算机依赖于提取特征、目标和任何特定活动的算法。

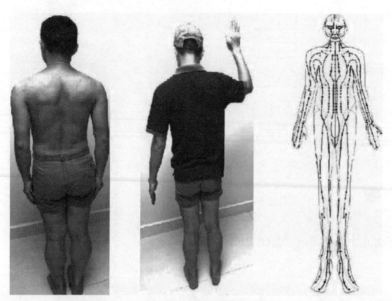

图 7.4 计算机算法不易识别的三幅人体图像，需要对姿势和服装等因素进行分析

在机器视觉算法中，人体形状被视为三维图像，可以通过模式识别和特征提取机制进行操作，如 Ezquerra and Mullick（1996）所述。考虑到可用选项的数量，传输效率也应该予以充分考虑，特别是对于那些四处走动的用户来说，这使得检测更加困难。当图像太大时，通常需要进行特征提取，以便提取和删除与用户身体无关的任何信息，只留下相关信息进行分析。

剩下的数据包含了对物体曲率的描述，它传递了诸如边缘方向和形状等信息（Hoshiai，2009）。然后将信息映射到一般的身体轮廓。除了重新组合眼所看到的东西的成像方法外，其他的方法，如将传感器压在用户身上，这样就可以根据平面的相对位置来测量各个点的距离。这可以产生一组关于身体形状的信息。

那么，这些技术如何使医疗保健行业受益呢？在本章后面讨论的各种各样的提升健康和幸福感的消费类器具，这些对使用者身体的特定部位可以应用某些疗法。在世界各地发现的另一个主要应用是去除皮肤下多余的脂肪沉积，以便在整容手术中修身。很多人愿意花几百甚至几千美元去减肥。超声波和激光吸脂已被用来塑造身体轮廓，可以通过收紧皮肤表面和去除脂肪。前者将生理盐水脂肪松解液注入相关部位，超声波为融化体脂提供能量。超声波也被用于"vaser 吸脂术"中，它是一种无创性的手术，在清除脂肪之前，用局部麻醉使该区域麻木。激光吸脂术在多余脂肪沉积的部位插入一根细管，用激光束将其清除。由于其是高聚焦光束，周围组织会不受到影响。激光主要用于手臂后部或大腿内侧等不易触及的部位。与大多数类型的手术一样，患者的病史应在手术前进行检索查寻，因为患有诸如高血压、糖尿病或心脏病等疾病的患者除了肺脂肪栓塞、黏性组织穿孔、水肿或肿胀外，还可能出现其他并发症。

穴位检测的过程甚至比计算人体轮廓更为复杂，因为穴位相对较小，而且有时可以彼此非常接近。除了根据参考图表以图形方式绘制，Liu 等（2007）描述一种利用穴位不同解剖层电特性的方法进行检测。在简要讨论了与识别身体轮廓和穴位定位相关的技术后，我们现在参考 Kausar 等（2017）使用穴位按压为紧急情况提供临时缓解。

7.1.3 临时性的现场救援处理

每个穴位都有不同的特性。Bock（2009）报道说，一些穴位可以作为一般热身和伸展动作的一部分，帮助身体准备训练。穴位在感知效果上也有所不同，即有些穴位在用力时可以迅速感觉到，而另一些穴位则可能产生更长期但较慢的效果。一个器官可能有一个以上的穴位相连，而同一个器官的这些穴位不一定就在附近。因此，任何使用穴位按压来提供暂时缓解的工作都需要对每个穴位的属性有透彻的了解。

我们看一个关于治疗晕船的案例研究。晕船是一种对身体运动的正常反应，不同的个体对感知或实际运动的反应不同（Riccio and Stoffregen，1991）。在某些情况下，内耳可能会感觉到眼看不到的滚动运动。有时，即使在运动停止后，症状也会暂时恢复。运动病会导致焦虑、头晕、恶心或呕吐。虽然药物可以控制运动病，但有些时候，有些人可能还没有为不良运动做好准备，比如在通常平静的海域突然出现波涛汹涌的海面。治疗运动病的药物如东莨菪碱和异丙嗪并不总是合适的，因为不良反应包括视物模糊、嗜睡和判断力受损。虽然生物反馈和认知行为疗法被认为能有效地管理运动病（Dobie and May，1994），前者利用仪器记录皮肤温度和肌肉张力的变化，后者依赖于身体暴露在刺激物中，通常需要一把特别设计的椅子；然而这些都不是现成的工具，人们在需要时不能很容易地获得这些工具。据报道，针刺 P6 或内关穴可有效缓解运动病（Stern，2001）。此外，Barsoum 等（1990）报道说，通过穴位按压可以减少额外止吐注射的需要。

虽然（Miller and Muth，2004）没有发现任何具体的科学证据表明穴位按压和运动病之间的联系，但是针灸仍然被游艇驾驶员广泛使用（Shupak and Gordon，2006）。这是一个通过远程医疗支持临时救济治疗非常有用的领域。海上支持只能通过无线链路提供，因为这是唯一一种即时获取任何信息的方法。在本书的前几部分中已经学习了远程医疗的基本概念，读者应该能够绘制出图 7.5 所示的支持框图。在这里，我们可以看到治疗信息可以通过无线通信传送到游艇上。在这个例子中，我们使用卫星链路来完成这项工作。为什么要花时间来讨论这个系统呢？为了回答这个问题，让我们通过深入了解当有人想提供离岸指压治疗时会发生什么来结束这一小节。

在第 7.1.1 节中，我们提到用于相同目的的穴位具有不同的治疗特性，即一些会快速反应，而另一些可能不会立即产生反应。任何试图记住一组穴位的特征的尝试都是不切实际的，因为这就相当于背诵一本完整的袖珍词典。实际上，我们需要某种在船上可以访问的数据库。通常，一个包含各种穴位信息的数据库应该可以在互联网上搜索和访问。接收到的信息包括适当穴位的位置、连接的部位及缓解的内容，如图 7.5 所示。这些信息是给那些可能没有任何实际知识的游艇手提供支持的，但由于它在游艇界的流行，他们第一次尝试练习很可能是在真正需要的时候。因此，以信息可交互式教程的形式说明如何根据需要施加压力及在何处施加压力。然而，压缩后显示的数据量对于此类插图来说可能只有几十兆字节（MB）。但对于卫星通信固有的延迟，这可能不实际。

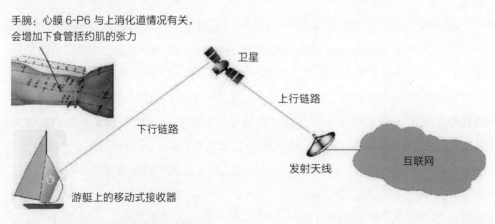

图 7.5 支持海上救援的远程医疗系统

7.1.4 草药

草药可以说是远程医疗支持的最重要的应用之一。尽管草药在远程医疗中不一定得到广泛应用，但它的起源无疑构成了支持现代医学远程的基础，正如我们在 1.1 节中所描述的那样。在电信技术出现之前的几千年里，就已经有了将药品从原产地传送出去的需求。

草本植物是一种植物或其中一部分，具有药用、芳香或美味的特性。今天使用的许多常用药物都是从古老的治疗传统发展而来的，这些治疗传统是用特定的植物来治疗的（Weiss，2000）。提取并分析一种特定草药的治疗成分，用于药物开发。直接用于呼吸系统治疗的一个很好的例子来自于公元前 2735 年，中国神农皇帝使用支气管扩张药"麻黄碱"，他的仆人从麻黄中提取并作为一种减充血药。这演变为伪麻黄碱，作为它的合成形式，现在应用于许多过敏、鼻窦炎和感冒缓解药物并能够大规模生产。约 20 年前，当 CAM 得到广泛应用时，草药与现代药理学之间的联系就有报道，高达 40% 的美国处方药含有至少一种来自草药的活性成分（Wilson，2001）。这些药物中的绝大多数要么是从植物提取物中提取出来的，要么是人工合成的天然植物化合物。

草药的第一份正式文件可能是尼古拉斯·卡普珀（Nicholas Culpeper，约 1649 年）所著的名为《物理目录》中的药房的翻译。草药的使用在整个欧洲和其他地方变得流行是因为它被写出来了。在现代世界，远程医疗允许从遥远的森林中收集有关草药材料的信息，以分析作用于人体的各种情况，研究禁忌证和任何可能的不良反应。植物的成分含有许多物质，包括维生素和矿物质。技术的一个重要方面是确保任何成分的摄入量不超过可能导致损害，而不是有益于健康的毒性水平。根据美国农业部自然资源保护局（NRCS，2009）的统计，有数十万种植物存在。活性成分的鉴定和随后的分离需要对单个植物进行彻底的研究。大量的植物物种意味着只有其中一小部分研究了它们的治疗特性。除了活性成分外，还需要研究单个植物中不同成分之间的协同作用，以全面了解它们的医学价值。在可预见的将来，植物学研究将继续在药学研究中发挥重要作用。同样，相关的远程医疗技术将是支持此类研究工作的重要组成部分。这是因为草药在所有国家的接受程度并不相同（Chitturi and Farrell，2000）。信息交流促进的跨国界研究必将加速植物学研究的漫长进程。

7.2 医疗保健互动游戏

在过去的几十年里，许多儿童和成年人都迷上了电子游戏。在电子游戏机上进行一次好的锻炼，可能会比在跑步机上锻炼的时间长。许多电子游戏让用户长时间专注于玩游戏。这种长时间持续暴露在电脑或电视屏幕上，很可能会降低视力，增加患青光眼的风险。青光眼是一种潜伏性疾病，尤其是那些近视的人。随着时间的推移，青光眼的影响可能导致周边视力的丧失。此外，Kasraee 等（2009）也报道了一例特发性小汗腺炎的确诊病例，这是一种影响游戏玩家手部的皮肤疾病。

握着游戏控制器很可能会导致出汗，这会导致手掌汗腺肿胀。此外，使用者的姿势也可能导致急性肌腱炎和背痛。这些身体症状加上已知的电子游戏成瘾的心理影响，使电子游戏以不健康而著称。虽然电子竞技是一个运动项目，作为各种体育活动的替代，但值得指出的是，存在诸如眼疲劳等负面健康影响（Sheppard and Wolffsohn，2018）。电子竞技中使用的大多数显示单元都是由一组蓝色发光二极管点亮的，这些发光二极管被一层黄色的磷光体涂层中和（Fong 等，2012）。

7.2.1 游戏和体育锻炼：电子竞技

eSport 涉及人与计算机之间的物理交互，通常会使用诸如操纵杆之类的控制器，这种控制器已被广泛使用了数十年，其中用户可以快速连续按下几个按钮。其他不同的控制方法，可以进行锻炼活动，如使用平衡板进行力量训练等（Robertson，2008）。健身游戏的概念并不是什么新鲜事物，几年来日本的几大电子游戏制造商已经推出了许多健身游戏（Brandt，2004）。一些健身游戏的功能可以记录消耗的热量及在游戏过程中获得相同结果所需的距离。在一个小房间里，人们可以站在带有传感器阵列的垫子上进行一系列的模拟体育活动。玩家的动作将通过游戏机中继到电视屏幕上。例如，可以通过将身体倾斜检测为运动来模拟滑雪，并将其转换为玩家倾斜的方向，然后将其中继并显示在电视屏幕上，如图 7.6 所示。该垫子通过无线连接到游戏机，因此在玩游戏时不会有被电线绊倒的危险。

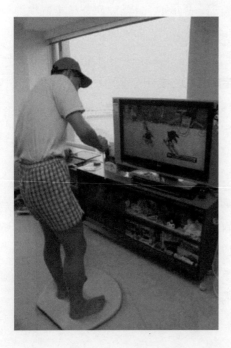

图 7.6　虚拟滑雪电子游戏

7.2.2 监测和优化儿童健康

尽管有些游戏机具有自动跟踪与用户健康相关参数的功能,如体重指数(BMI),测量胸部、二头肌、腰部和大腿等的尺寸,但技术可以做的远不止这些。一个全面的健康监测系统可以建立在图 7.7 所示的范例上,它包括以下器具。

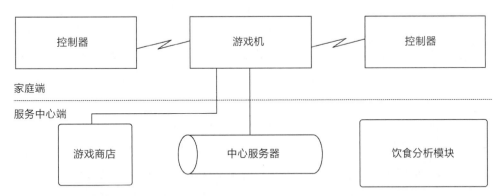

图 7.7　用于身体锻炼的电子运动游戏系统

- 游戏机:基本功能包括计算当天在学校完成的体育锻炼量,如包括预定的活动课程。这些游戏也将分为个人活动和团体活动,这样孩子们就可以分开或在家里聚在一起玩耍。与大多数现成的电脑游戏(用户控制是通过操纵杆控制身体非常有限的部位)不同,这些游戏将由安装在用户四肢不同位置的小型身体区域网络(BAN)控制,以跟踪他们的运动,从而对他们完成练习量进行评分和反馈。本模块主要由三大部分组成。
    - 游戏(软件)由适当的控制器支持,必须适合不同年龄、不同强度的体力需求。
    - 此外,平面设计必须针对用户的预期年龄进行定制。当用户进行体育活动时,游戏是通过身体运动来进行的。
    - 人工智能(AI)是底层技术的一部分,它根据用户参数(如年龄、BMI、上一餐后的时间或学校是否安排体育课)来选择适合的游戏。虽然游戏一般是按儿童年龄段开发的,但应为男孩和女孩提供一个选择,因为不同性别的儿童可能更喜欢不同主题的游戏。
- 控制器:用于健身和锻炼的游戏控制涉及检测身体各个部位的复杂运动,以达到促进体育锻炼的主要目的。将设置带有传感器的 BAN 以进行运动跟踪。触觉也将用于控制台和菜单导航。无线接收器从 BAN 捕获数据。除人体传感器网络外，基于对象提取和帧分析来分析用户动作的视频成像技术也可以用于商业模式。但这对于消费者应用而言，是不切实际的，因为在运动过程中安装的摄像头及评估肢体施加力量的复杂性可能非常昂贵。

- 饮食分析模块：可以推荐基本营养摄入量。这可以根据美国国家科学院食品与营养委员会的信息来完成，该信息足以满足各个年龄儿童的营养需求，以确保摄入足够数量的必需营养素。食品指南金字塔（FGP）等参考文献可以用作健康食品选择的工具（Welsh 等，1992）。其关键指标包括从脂肪摄入的能量不超过总能量的 30%，从饱和脂肪摄入的能量不超过总能量的 10%。幼儿（2~6 岁）的 FGP 从谷物（6 份），蔬菜（3 份），水果（2 份），牛奶（2份）和肉（2 份）中识别推荐的食物部分，以及建议限制脂肪和甜食的摄入量。可以使用成人 FGP 来确定青少年的营养需求。这些将在为用户计算最佳饮食建议时作为参考。它要求用户输入学校提供的饮食内容。在不了解每种食物种类数量的情况下，需要从一系列预编程的组合中计算出估算值，以便从学校进餐中得出摄入量的估算值。该模块将是一个计算机程序，可让用户输入学校餐食的内容，估算每种成分的含量，从而估算营养成分，生成一份推荐食品清单，以作为零食和晚餐的最佳健康选择。

- 中央服务器：除了存储支持上述模块的所有必要信息外，该模块还包含一个通过 Internet 为个人用户服务的数据库。它提供了主要的管理和支持功能，如信息更新、游戏维护和数据保护。

7.2.3 无线控制技术

无线通信在健身游戏中起着至关重要的作用，因为用户在运动时不会被电线缠住。控制器可能包括垫子和各种手持控制器。控制可以通过传统的手持设备（如图 7.6 中使用的手持设备）或一系列传感器网络来完成。所有这些都有两个共同的属性：①它们都是由板载电源供电的电池，即每个单元或传感器都是独立的；②每个都有自己的无线发射器，通常在 SoC 系统中实现芯片配置，即控制数据通过单个 IC 芯片的无线链路传输到控制台，该 IC 包含收发器，数据缓冲区和滤波器等组件。

如第 2.2 节所述，蓝牙是无线游戏控制的不错选择，其低功耗和无须视线等特性无疑使其适合于游戏控制器。但是，蓝牙标准存在某些要求和限制。电子游戏行业如此之大，以至于到 2023 年电子竞技的销售额有望超过 15 亿美元（《商业内幕》Business Insider，2020）。这个巨大的销售数字可以很好地支持数据通信专有标准的开发，该标准可以专门针对特定应用进行定制，而合规性只是唯一的限制。这就带来了在传输功率和数据吞吐量之间想权衡的挑战。应该是以最小化传输功率以延长电池寿命，同时为从移动中收集的数据保持足够的数据吞吐量。由于这些控制器由电池供申，因此开发系统必须以消除由于电池耗尽而突然失去控制的风险。用于消费类电子产品的可充电电池主要使用镍镉（NiCd）、镍氢（NiMH）或锂离子（Li-ion）电池制成。

在结束本节之前，我们快速浏览这些无线控制器中可以使用的不同类型的电池。与20世纪70年代发现的最古老的 NiCd 类型相比，NiMH 的能量密度约为其2倍，并且没有任何"记忆效应"，该术语表示电池在反复多次放电后才保留其最大容量的一部分，然后再充电。除了重量和容量优势外，NiMH 还比 NiCd 更环保，因为它们不含重金属，并且所使用的化学药品毒性较小。Li-ion 近年来变得越来越流行，并且在大多数最新的家用电器中都可以找到，它产生的能量与 NiMH 相同，但重量却减轻了 1/3。控制器的物理运动可以是一种在使用时为电池充电的充电方法。但是，每种类型都需要不同的充电模式才能正确充电，某些类型可能需要连续的电流，而其他类型可能会在特定时间间隔内被脉冲激发。在正常条件下运行的可充电电池的寿命通常少于 1000 次充放电循环，因此用户会逐渐感觉到电池的运行时间会随着时间的推移而减少。提供电池健康状况监控的机制将有助于确定电池的健康状况（Berecibar 等，2016）。利用氧化钌的新兴技术可能很快就会变得可用，这比上面讨论的三个主要电池具有许多优势。近年来，这种类型的高容量薄膜电池已成为大多数可穿戴消费和医疗设备中发现的主要电源类型。

7.3　医疗保健中的消费电子产品

下一代无线设备的出现提供了支持更多医疗服务的能力，未来几年市场肯定会继续增长。保健技术不仅限于制造商和消费者之间的联系。政府机构和保险公司等实体也有直接的利益，因为前者可以提高公众的健康意识，以减少可避免的住院和其他医疗保健服务，后者肯定会通过解决健康和福利问题而从较少的保险索赔中受益。

许多医疗保健产品的无线应用程序可能是移动电话应用程序这更具挑战性。现有网络基础设施和无线连接的可用性，尤其是在农村地区，肯定会影响销售增长。此外，这些服务依赖于诸如因特网服务提供商（ISP）等供应商的合作，这些供应商可能不愿意提供数据传输和可用性的连接保证。

7.3.1 消费品分类

在我们周围的商店里，各种各样的电子产品随处可见。从 30 美元的小电动牙刷到标价 1 万美元的巨型豪华按摩椅，应有尽有。几乎涵盖整个身体的东西，选择范围如此之广，甚至连吹风机和剃须刀都声称是保健品。不严格地说，其他可以从当地电器商店买到的设备，如血压计、数字温度计、按摩设备和美容设备，都与医疗保健有关。这些设备是否真的与医疗保健有关并不在我们的讨论范围。有这么多的保健品在身边，我们无法在一章中涵盖到每一个类别。我们无意为每种产品提供广泛的覆盖范围；相反，我们的主要关注点是基础技术。消费电子产品有一些共同的属性。首先，它们是大批量生产的，这意味着在保持最大可靠性的同时最小化每个单元的制造成本是至关重要的。因此，零件选择在这方面起着至关重要的作用（Fong and Li，2011）。与大多数电子产品不同，医疗保健设备与用户有更直接的身体接触。因此，安全风险相对较高。让我们看看一个按摩椅，其产品规格如表 7.1 所示。它给我们带来了什么？首先，它的电流可以超过 1A；它必须是电源供电。另一个是持续按摩 30min 潜在的火灾危险。事实上，这在这些产品中非常普遍。30min 后，应让机组冷却，以避免过热。倾斜时必须远离可能导致电机损坏的各种物理障碍物。接下来是体积庞大，即在人体工程学设计时应该考虑到，以尽量减少背部受伤的风险。最后，使用的材料可能会被锋利的物体损坏，例如使用者可能会坐在椅子上，裤子里的金属物体会刺穿内饰。设备的任何损坏都可能导致危险部件暴露，从而导致人身伤害甚至触电死亡。此外，许多设备是为在浴室中操作而制造的，这可能会增加触电的风险。因此，列出这个看似简短的清单，提醒我们在产品

表 7.1　一套按摩椅的产品规格

工作电压	110~120V/50~60Hz
功率	120~300W/5W（待机）
按摩等级	30min（持续）
后仰角度	115°~175°
按摩行程长度	30in./76cm
尺寸	W33in. × D45in. × H49in. （直立）/83cm × 114cm × 124cm W33in. × D75in. × H30in. （躺卧）/83cm × 190cm × 76cm
净重	190 lb/86kg
材料	阻燃 PVC 皮革

设计阶段需要仔细考虑的许多可能风险。虽然许多小型设备都是由电池供电，电击不是问题，但还有许多其他风险因素必须考虑，我们将在下面讨论。

7.3.2　安全和设计注意事项

举一个例子，婴儿监视器可能是最好的产品之一，因为它应该是人们使用的第一个无线通信设备。虽然宝宝并不真正知道它能带来什么好处，但父母可以在家里四处走动，而不会错过宝宝的任何活动。它是一种能使婴儿和父母更加亲密的装置。

医疗保健相关产品对责任及其诉讼一直是关注的一个问题，因为它们通常需要遵守不同政府对此类产品营销和销售的不同规定。这是许多医疗器械制造商都面临的一个重要挑战，因为有些国家甚至有不同的州和省的要求。许多制造商可能会在进口前寻求当地合作伙伴关系，以适应这些要求。

在许多大城市，人们经常接触污染物、毒素和电磁场。我们也许不能做很多事情来控制环境污染，但是尝试减少电子设备的电磁辐射是可以减少电磁场影响的。功率控制和适当的设备屏蔽将是减少此类影响的有效方法。

电磁干扰（EMI）对于婴儿的健康成长，无论是在操作可靠性还是辐射安全性方面，都无疑是一个重要问题。当然，没有任何无线设备可以做到无电磁干扰，但一定要进行实验室测试，以掌握设备的设计和工作特性。由此，在婴儿和设备之间施加一个最小的分离距离可以很大程度上减少电磁干扰风险。使传输功率输出最小化可以限制发射机的激活时间，从而减少用户对辐射的暴露。最大传播功率应控制在食品和药品管理局（2009）限制的范围内。在控制 EMI 暴露方面，邻近性也非常重要。图 7.8 显示了相对距离的场强。在前 10~20cm 的范围，大量的能量会损失，在距离发射机约 20cm 的距离，能量将下降到只有 5%。因此，应将发射器放置在 20cm 或 8in。远离婴儿会大大减少与 EMI 相关的辐射，因为场强发射随着距离的增加而迅速减少。在 2.1.4 节中，我们讨论了与 EMI 相反的电磁兼容性（EMC）概念，这意味着除了满足可能影响附近其他设备工作的 EMI 发射限值外，设备还需要与周围的电磁环境兼容，以便在受到干扰时仍能可靠地工作。因此，EMI "屏蔽"变得很有必要。同样值得注意的是，随着时间的推移，旧设备可能会老化，变得更容易受到电磁干扰。

婴儿的皮肤非常娇嫩敏感。材料和外壳的选择也必须非常仔细，以确保最佳的人体工程学和安全性。电池泄漏将是一个导致严重后果的问题，因为有毒化学物质可能会接触到婴儿。为避免此类风险，电池室应适当密封，以防当电池泄漏时有毒化学物质会被试漏到显示器内。

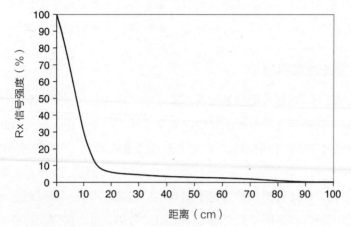

图 7.8 场强度与距离的关系

7.3.3 营销神话，声称要实现的目标

关于产品营销的神话、观点和转化概念用以下特征来描述是最好不过了（Vargo and Lusch，2004）。

- 无形性：缺乏商品的可触摸或触觉质量。
- 异质性：相对而言，无法将服务产出与商品标准化。
- 生产和消费的不可分割性：服务生产和消费的同时性，与有形产品特征的生产、购买和消费的连续性。
- 易腐性：无法对服务和商品进行库存。

营销通常被用作处理这些问题的工具（Zeithaml and Bitner，2000）。所说的可能是真的，也可能不是真的。特定产品的有效性只能在实验室进行测试。不幸的是，对于消费者来说，这些信息通常被隐瞒，这为制造商夸大其产品的功能打开了大门。与所有消费品一样，保修书中的细节往往与营销人员对其产品的评价相矛盾。在竞争激烈的市场中尤其如此，比如消费类保健品，许多制造商都能提供非常相似的产品。有时营销材料是欺骗性的。举个例子，这句直接来自按摩椅产品包装盒的话："我们在过去三十年里生产耐用、可靠、稳定的工业级保健产品而赢得了良好的声誉。"现在将这一声明与保修条款和条件中明确排除的内容进行比较。

- 运动部件的磨损。
- 商业和工业用途。

那么，它是为了稳定可靠吗？是不是意味着"工业级"？营销陈述往往具有误导性，只包含表面的噱头。有时会根据一些研究得出结论。例如，"某所大学研究……并证实……"这些研究可以在控制良好的环境中进行，以支持该领域专家的主张。玩弄心理学通常是一种有效的营销欺骗手段（Boush 等，2009）。

7.4　普通保健和健身中的远程医疗

医疗技术并不总是用于辅助治疗，它在提供一系列保持最佳健康状况的解决方案方面也极为重要。有许多技术方法，可以让我们保持健康，如饮食监测和各种按摩设备、应用反射疗法等，可以减轻压力和紧张。此外，还有瑜伽和武术等运动疗法，可以在缓解慢性疼痛的同时增强血液循环和柔韧性。毕竟，健康的生活方式是关于营养、锻炼和减压的。在本章中，我们讨论了技术发展如何来帮助我们保持健康的生活方式。在本章的最后，将探讨远程医疗和相关技术如何帮助我们在锻炼的同时优化我们的健康。

7.4.1　技术辅助练习

体育锻炼和保持健康的生活方式有益于各年龄段的人。定期进行适度的体育活动有助于保持最佳的健康状况并降低患病风险。并不是所有的体育锻炼都需要在健身房里进行，例如，30min 的散步也可以让我们保持体力运动。Tuomilehto 等（2001）的早期工作表明，体育锻炼可以降低高危人群患糖尿病的风险。可以根据个人的时间表进行各种各样的锻炼。从散步、慢跑到游泳和球类运动，科技也可以提供很多东西。

科技可以确保运动以适当和舒适的节奏进行。例如，一个简单的心率和呼吸频率的测量可以防止在运动期间及之后呼吸困难或晕倒。对于许多只在饭后散步的人来说，有一个步数计数器，也被称为计步器，计算你的步数，并确定你行走的距离和你在走路时燃烧的热量。计步器的工作原理主要是通过感知身体的运动来计算脚步的数量。所有的计步器都计算步数，尽管它们可能有不同的计数方法。这些可以是压电式加速度计、螺旋弹簧结构和游丝结构。如图 7.9 所示，所有这些都是通过压缩和随后的膨胀操作的。每个周期转化为一个步数。在知道用户通常的步幅长度的情况下，可以将计数乘以标称步幅长度来计算所覆盖的距离。最简单的计步器只计算你的步数并显示步数和距离。这甚至可以在一些手机上实现，作为一个内置功能，通过转发计步器传感器传输的数据来工作。在设计计步器时，重要的是要确保计数重置按钮不会轻易地被无意按下，并且有足够的内存可用于存储指定天数的步数。有些甚至从全球定位系统（GPS）获取地理信息，以跟踪连续的速度和距离。因此，速度表和里程表也可以在车辆仪表板上找到。用户可以下载并将训练数据覆

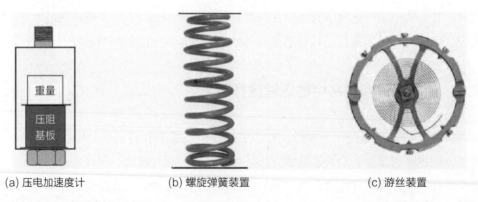

(a) 压电加速度计　　　　　　　(b) 螺旋弹簧装置　　　　　　　(c) 游丝装置

图 7.9　计步器的基本部件

盖到地图上，并获得有关他们所攀登的山的海拔和坡度的信息。然而，跟踪有一个潜在的问题，即在树下或高楼下行走可能会暂时中断 GPS 的无线通信链路。

　　GPS 技术也可以帮助骑自行车的人。一个 GPS 装置可以代替传统的周期计算机来提供诸如路线图、记录心率和脉搏数据等功能，这些功能可以下载到计算机上进行健康分析。电子设备能做的就是健身自行车的控制面板所能提供的功能。

7.4.2　健身房

　　在一个典型的健身房里有许多健身器械可供选择，如跑步机、健身自行车（包括椭圆交叉训练器）、划船机、拳击、哑铃和训练棒等。虽然如何操作它们及各种设备带来的潜在好处不在本文的范围内，但我们打算探索支持这些设备的技术。

　　以跑步机为例，它可能是最容易发生故障的，因此可靠性成为首要问题。电动机是跑步机的心脏。跑步机电机故障的主要原因是由于缺乏润滑油而产生的高行走带摩擦。更换一台电动机的费用可能高达数百美元，而预防性维护无疑可以大大延长电动机的寿命。基于跑步机状态的预测管理可以提供一个解决方案，在预期的故障之前维修电机。除了让跑步机保持正常运转外，这款看似简单易操作的设备还充满了科技含量。跑步机除了控制步行带的速度（这也会导致可靠性问题，因为这是由于鞋底和鞋底表面之间的持续摩擦而磨损最快的部件），跑步机还具有许多其他功能。完成一项训练后，可以收集一组统计数据，如图 7.10 所示，其中显示了持续时间、通过训练计算出的热量消耗量，以及在整个训练过程中步行带完成的转数所覆盖的距离。这些信息可以推断出平均速度和配速。还需要注意的是，跑步机上有一个"保存到 USB"的选项。数据可以存储起来进行分析，以跟踪用户的健康状况。也可以通过无线连接自动下载数据。

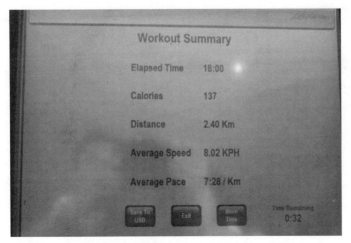

图 7.10　训练总结

大多数跑步机的一个共同特点是都有一个安装在手柄上的心率监测器。这有助于用户计算他们在锻炼过程中消耗的热量，看看跑步者是努力了还是太努力了。其他常见功能还包括模拟训练配置文件，如图 7.11 所示的自行车路径配置文件。许多设备，如心率和血压监测仪也可以进行无线连接，以收集不同的身体体征数据进行健康评估。

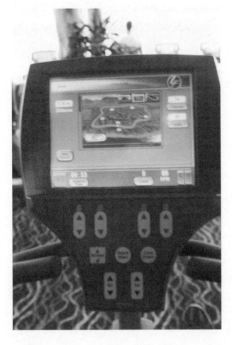

图 7.11　模拟的骑车路径轮廓

在介绍了健身房中常用的方法之后，让我们简短的回顾一下远程医疗技术在专业运动训练中的应用来结束本节。一系列小型传感器可以连接到用户身上，以收集有关运动训练课程的实时数据，其表现情况可以用计算机分析和记录。有许多类型的传感器可以满足各种需求，如拳击需要一个加速度计来进行步态和姿势分析，压力传感器可以跟踪用户被击中的位置和受力的大小。这样的生物力学测量可以量化训练期间的能力体现。这也可以通过视频运动跟踪技术来实现。另一个领域是表面肌电图（EMG）分析，它测量引起肢体运动的肌肉收缩的电信号，因此被用来量化肌肉活动和疲劳。

7.4.3　持续健康评估

事实证明，仅在美国，每年就有成千上万的人因急性病、长期健康状况、永久性残疾或绝症等需要家庭护理。因此，远程医疗对于最需要频繁联系的患者非常有用。从医院出院回家后，患有慢性疾病的患者通常需要在整个康复过程中进行密切监视。远程医疗使医疗专业人员能够连续监视患者并实时识别和干预患者的护理。尽管远程医疗对于有特殊需要的人极为重要，但它的好处也适用于正常健康的人。信息技术除了协助我们进行日常运动外，还可以帮助我们保持最佳健康状态。

到目前为止，我们已经讨论过使用各种仪表来检查身体体征，但是除了分析这些数字以确保我们保持最佳的健康状态外，还可以做更多的事情。例如，可以跟踪我们的饮食并平衡营养摄入；可以记录我们吃的食物量，并将其与当天的运动量进行比较，以确保所摄入的能量和所消耗的能量之间达到平衡。假设食品包装盒可以提供有关其内含食物的真实营养信息，那么可以使用此类信息记录我们所摄取的食物量，其中包括盐和糖类等各个成分。还可以参考 FGP 确定最佳膳食。可以在移动电话上安装基于软件的 FGP 自动分析系统，例如 Muthukannan（1995）提出的系统，以进行连续分析。对于一个健康的人来说，这可能是一件令人耳目一新的事情，但对于出于各种原因而需要控制饮食的人来说，这可能是非常有用的。例如，这可以帮助有肾病的患者确保不摄入过多的钠。

我们已经看到许多医疗保健应用程序并没有利用传统医学技术来治愈和维持身体健康。尽管医学肯定将继续成为我们所有人的主流，但仍有许多其他替代医学将信息技术应用于医疗保健。

参考文献

Barsoum, G., Perry, E.P., and Fraser, I.A. (1990). Postoperative nausea is relieved by acupressure. *Journal of the Royal Society of Medicine* 83 (2): 86–89.

Bereclbar, M., Gandiaga, I., Villarreal, I. et al. (2016). Critical review of state of health estimation methods of Li-ion batteries for real applications. *Renewable and Sustainable Energy Reviews* 56: 572–587.

Bock, D. (2009). Acupressure points for stretching & releasing tension. *EC Martial Arts Blog* (21 February). http://www.fightingarts.com/reading/article.php?id=624 (accessed 20 January 2020).

Boush, D.M., Friestad, M., andWright, P. (2009). Deception in the Marketplace. Routledge Academic.

Brandt, A. (2004). The game room: gaming for fitness. *PCWorld* (7 February). https://www.pcworld.com/article/114559/article.html (accessed 20 January 2020).

Bratman, S. (1997). *The Alternative Medicine Sourcebook.* Lowell House.

Business Insider (2020). Esports Ecosystem Report 2020: The key industry players and trends growing the esports market which is on track to surpass $1.5B by 2023. https://www.businessinsider.com/esports-ecosystem-market-report?r=US&IR=T (accessed 20 January 2020).

Chitturi, S. and Farrell, G.C. (2000). Herbal hepatotoxicity: an expanding but poorly defined problem. *Journal of Gastroenterology and Hepatology* 15 (10): 1093–1099.

Dobie, T.G. and May, J.G. (1994). Cognitive-behavioral management of motion sickness. *Aviation, Space, and Environmental Medicine* 65 (10 Pt 2): C1–C2.

Ezquerra, N. and Mullick, R. (1996). An approach to 3D pose determination. *ACM Transactions on Graphics* 15 (2): 99–120.

Food & Drug Administration (2009). Electromagnetic compatibility (EMC). https://www.fda.gov/radiation-emitting-products/radiation-safety/electromagnetic-compatibility-emc (accessed 20 January 2020).

Fong, B. and Li, C.K. (2011). Methods for assessing product reliability: looking for enhancements by adopting condition-based monitoring. *IEEE Consumer Electronics Magazine* 1 (1): 43–48.

Fong, B., Fong, A.C.M., Li, C.K. et al. (2012). A study on the reliability optimization of LED-lit backlight units in mobile devices. *IEEE/OSA Journal of Display Technology* 9 (3): 131–138.

Gerogianni, G., Babatsikou, F., Polikandrioti, M., and Grapsa, E. (2019). Management of anxiety and depression in haemodialysis patients: the role of non-pharmacological methods. *International Urology and Nephrology* 51 (1): 113–118.

Grand View Research (2019). Complementary and alternative medicine market worth $210.81 billion by 2026. https://www.grandviewresearch.com/press-release/global-alternative-complementarymedicine-therapies-market (accessed 20 January 2020).

Horstmanshoff, H.F.J., Stol, M., and Van Tilburg, C.R. (2004). *Magic and Rationality in Ancient Near Eastern and Graeco-Roman Medicine.* Brill Publishers.

Hoshiai, K., Fujie, S., and Kobayashi, T. (2009). Upper-body contour extraction using face and body shape variance information. *Lecture Notes in Computer Science* 5414 LNCS: 862–873.

Kasraee, B., Masouye, I., and Piguet, V. (2009). PlayStation palmar hidradenitis. *British Journal of Dermatology* 160 (4): 892–894.

Kausar, S., Multani, M.K., Zahoor, B., and Nazeer, A. (2017). Augmented reality based self-treatment using acupressure. In: *13th International Conference on Emerging Technologies (ICET),* 1–5. IEEE.

Liu, T.Y., Yang, H.Y., Kuai, L., and Gao, M. (2007). Problems in traditional acupoint electric characteristic detection and conception of new acupoint detection method. *Zhongguo Zhen Jiu* 27(1): 23–25.

Lu, G.D. and Needham, J. (1980). *Celestial Lancets: A History and Rationale of Acupuncture and Moxa.* New York: RoutledgeCurzon Publishers.

Maa, S.H., Sun, M.F., Hsu, K.H. et al. (2003). Effect of acupuncture or acupressure on quality of life of patients with chronic obstructive asthma: a pilot study. *Journal of Alternative & Complementary Medicine* 9 (5): 659–670.

Marshall, V.W. and Altpeter, M. (2005). Cultivating social work leadership in health promotion and aging: strategies for active aging interventions. *Health & SocialWork 30* (2): 135–144.

Miller, K.E. and Muth, E.R. (2004). Efficacy of acupressure and acustimulation bands for the prevention of motion sickness. *Aviation, Space, and Environmental Medicine* 75 (3): 227–234.

Mordor Intelligence (2020).Wireless healthcare market - growth, trends, and forecast (2020–2025). https://www.mordorintelligence.com/industry-reports/global-wireless-healthcare-market-industry (accessed 20 January 2020).

Muthukannan, J. (1995). The food guide pyramid: approach to an automated analysis of foods. *Journal of the American Dietetic Association* 95 (9): A49.

Nakao, M., Nomura, S., Shimosawa, T. et al. (1997). Clinical effects of blood pressure biofeedback treatment on hypertension by auto-shaping. *Psychosomatic Medicine* 59 (3): 331–338.

Nunn, J.F. (2002). *Ancient Egyptian Medicine.* Red River Books.

Rawlinson, G. (1956). *The History of Herodotus.* Tudor Publishing Company.

Riccio, G.E. and Stoffregen, T.A. (1991). An ecological theory of motion sickness and postural instability. *Ecological Psychology* 3 (3): 195–240.

Robertson, A. (2008). Can you really get fit withWii exercise games? *MedicineNet* (30 May). http://www.medicinenet.com/script/main/art.asp?articlekey=90064 (accessed 20 January 2020).

Sheppard, A.L. and Wolffsohn, J.S. (2018). Digital eye strain: prevalence, measurement and amelioration. *BMJ Open Ophthalmology* 3 (1): e000146.

Shupak, A. and Gordon, C.R. (2006). Motion sickness: advances in pathogenesis, prediction, prevention, and treatment. *Aviation, Space, and Environmental Medicine* 77 (12): 1213–1223.

Stern, R.M., Jokerst, M.D., Muth, E.R., and Hollis, C. (2001). Acupressure relieves the symptoms of motion sickness and reduces abnormal gastric activity. *Alternative Therapies in Health and Medicine* 7 (4): 91.

Tuomilehto, J., Lindström, J., Eriksson, J.G. et al. (2001). Prevention of type 2 diabetes mellitus by changes in lifestyle among subjects with impaired glucose tolerance. *New England Journal of Medicine* 344 (18): 1343–1350.

Unschuld, P.U. (2003). *Huang Di Nei Jing SuWen: Nature, Knowledge, Imagery in an Ancient Chinese Medical Text.* University of California Press.

NRCS. (2009). The PLANTS Database. http://plants.usda.gov (accessed 20 January 2020).

Vargo, S.L. and Lusch, R.F. (2004). The four service marketing myths: remnants of a goods-based, manufacturing model. *Journal of Service Research* 6 (4): 324–335.

Veith, I. (1972). *The Yellow Emperor's Classic of Internal Medicine.* University of California Press.

Welsh, S., Davis, C., and Shaw, A. (1992). Development of the food guide pyramid. Nutrition Today 27(6): 12–23.

Weiss, R.F. (2000). *Herbal Medicine,* 2e. Beaconsfield: Beaconsfield Publishers.

Wilson, E.O. (2001). *The Diversity of Life.* Penguin Publishing.

Yuan, R. and Lin, Y. (2000). Traditional Chinese medicine: an approach to scientific proof and clinical validation. *Pharmacology & Therapeutics* 86 (2): 191–198.

Zeithaml, V.A. and Bitner, M.J. (2000). *Services Marketing: Integrating Customer Focus Across the Firm,* 2e. Boston: McGraw-Hill.

8 数字健康与社区护理

医疗保健的首要任务是使人更安全、更健康、更长寿。预防通常能减少对医学治疗的需求。因此，远程医疗通过提供咨询和技术支持使人们减少患病或受伤的机会。为给人类创造更美好的未来，技术已经经历了若干世纪的演进。这就是为什么我们热衷于为全世界的人进一步提高医疗和保健技术，提供更高效、可支付得起的服务，并且给尽可能多的人提供便利条件。

信息技术在很多方面使服务提供者和患者都受益，包括医师、医疗保健专业人员、最终用户、工程师、设备制造商、主管部门、护理中心、诊所和医院。医疗保健服务不再局限于诊所和医院等特定场所，因为通信技术能把许多服务从诊所和医院带给移动或居家的用户。社区护理的范围包括帮助残疾人、照顾儿童和老年人、治愈患者或受伤者，以及支持弱势群体。

在前 7 章中，我们已经探讨了许多涵盖人体的不同应用、不同类型的无线通信技术。在本章中，我们将研究不同环境下开展护理所需医疗保健的相关技术。

8.1 远程护理

通过远程通信的技术进步，许多原本需要特殊照看的人也能独居生活，且能一直得到可靠的帮助以及很好的照料。相对于主动预防事故发生，尽管远程护理更多关注于事后响应，但护理人员更易找到症结所在，并随时根据需要采取措施。有时，远程护理甚至可以减少看护者到达现场的次数，因为可以通过远程提供帮助。远程护理将独处和监测这两个相反的属性以相互支持的方式放在一起。简言之，人们可以享受独处的自由，而且知道一旦需要总是可以得到帮助。

定制化是远程护理的一个关键特性。根据用户的个性化需求向其提供必要的工具，远程护理可以用作请求紧急援助的警报系统，也可以是监测用户健康状况的复杂系统。它可以是用于各种日常设备的辅助网络，也可以是提醒用户不同事情的个人助理，如吃药或烹饪后关闭燃气灶。远程护理的功能还有很多。远程护理还包括一条通信链路，可以将用户连接到临床医师或响应告警中心的信息，用于警报、生命体征健康监测。总之，远程护理包括了用于健康监测并提供按需服务所用的通信技术。

远程护理带给用户和看护者的益处是显而易见的。远程护理需要使用多种不同的技术。在研究远程护理的构成要素之前，我们首先介绍"远程保健"一词，该术语由 HealthIT.gov（2019）定义，作为改善获得优质医疗保健的方法。

8.1.1 远程保健

远程保健通常被当作远程护理的子集，它使用人体生命体征监测实现其特定目的（Li 等，2006）。它将信息技术和先进的临床实践结合在一起，收集患者信息用以监测，获得连续反馈，并可安排预约。一般健康评估是远程保健提倡的一项关键功能，它使用多种设备，几乎涵盖了人体的所有部位。图 8.1 显示了常用的设备，它们可以连接起来作为一个小型移动保健中心。远程保健全面覆盖整个人体，并使患者能够自己开展测试，从而自动更新其电子病历（EPR）。这对等待医疗诊断结果的患者特别有用。根据图 8.1 所示的用途范围，可以快速获取基本参数，如体温、体重指数（BMI）、血氧饱和度和心率，并在咨询期间把这些参数自动提供给医师。

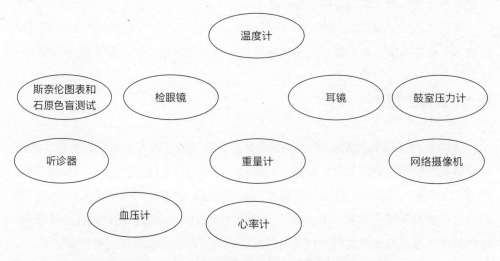

图 8.1　远程保健设备涵盖广泛，从简单的消费级产品到精密的医疗设备

　　远程保健的另一个关键特性是将患者当前健康状态信息自动发送回医院，并更新 EPR 还可以记录患者在无处方情况下从柜台购买药物的摄入量信息。图 8.2 所示的是一个用于导医调查的具有条码识读器的触摸屏，能扫描患者以被服用药物的条码，通过链接到药品数据库，就可以获取该药物的详细信息。

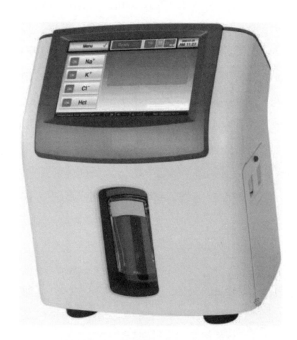

图 8.2　药品查询机

8.1.2　设备

　　由于应用的多样性，远程保健需要许多不同类型的设备，包括通信、身体评估、诊断、摄像机和传感器。所有的远程保健系统都依赖良好的无线通信网络来传输数据。所涉及的设备将取决于具体的应用。

- 心脏科：听诊器、心脏超声和心电图（ECG）监视仪。
- 放射科：探头、磁共振成像（MRI）和 X 线机。
- 眼科：视网膜摄像机、检眼镜、测厚仪和眼压计。
- 耳鼻喉科：耳镜、内镜、喉镜和鼻镜。
- 皮肤科：皮肤镜和高压灭菌器。

　　为使远程保健应用更方便，通常使用低成本的监测设备来提供远程保健服务。远程保健设备的另一个重要组成是计算机服务器，它能获取健康评估的所有数据，也可用于更新 EPR 系统。

　　远程护理网络的组成如图 8.3，其中，各种实体向最终用户提供的远程护理要通过这个远程医疗网络来处理。这里的"远程医疗网络"与"远程护理网络"是有区别的，因为同一个网络还可用于其他医疗服务，是共享同一通信系统的。服务提供商拥有上述所有医疗设备，足以提供所有类型的服务。"响应中心"通常是一个在许多领域拥有专长的地区医院，负责临床支持和所有"请求中心"（包括终端用户和农村 / 移动站点）相关事务的咨询，技术支持由负责系统维护的人员提供，他们需要诊断、网络管理和监控工具，以确保网络可用性和数据完整性。远程保健网络本身是一个复杂的通信系统，如图 8.4 的逻辑图所示，各种实体连接在一起，由数据采集设备、存储设备和传输各种医疗数据的多点对多点的网络基础设施组成。确保 EPR 正常运行的数据库运维工作，以及数据安全认证工作由技术人员负责。需要在终端用户现场或移动支持中心（临时性或永久地）安装各种生物传感器和远程患者监测设备。尽管为不同的应用提供支持需要多种设备，在 8.3 节和 8.4 节中，我们还是要分别研究农村地区服务和老年人护理的案例。到时，我们会介绍更多关于不同远程护理应用的具体要求。

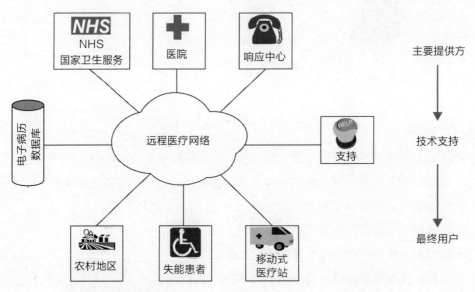

图 8.3　通用的远程护理网络

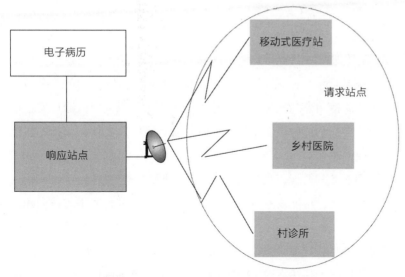

图 8.4 一种远程健康网络，为不同的请求站点提供服务

8.1.3 知觉疗法

本节关注的重点是人体的感官，而不是附着在医疗保健设备上的生物传感器。远程保健也可用于患有感觉和认知障碍的人。它可以刺激五官（视觉、听觉、味觉、嗅觉和触觉）。多媒体技术可以为不同类型的治疗建立交互式应用，也可以让患者简单地享受一下放松的环境。多媒体技术通过听觉/视觉（AV）和触觉感知（详见第 11.1 节）促进眼、耳和手的互动。为了支持这些多媒体服务，系统需要具备足够的带宽来保证传输质量（Vergados，2007）。设计多媒体医疗保健系统时，需要考虑数据流量需求、室内室外传播特性和网络结构等因素的影响。

因此音乐治疗是有趣的话题。它主要用于减轻疼痛感，改善患者的生理和认知状态（Standley and Pickett，1994）。据报道，音乐对心脏的功能、心率和呼吸频率、血压和循环，以及组织的电导性都有影响。Scott（2019）甚至报道了对癌症治疗的积极影响。除了治疗，音乐疗法也用于缓解压力。由于不同人对音乐有不同的品味，并不是所有的音乐都适用于治疗。同样，在相同条件下对两个不同的人应用相同疗法的效果也可能不同（Darrow 等，2001）。要找到对一个人起作用的音乐很困难，需要反复尝试。不规则的生理反应可能产生不良的脑电图（EEG）模式。一般来说，节奏慢的音乐（比 70bpm 的心率慢）往往更有效，而快节奏的音乐通常用于有效的刺激。

8.1.4 准备好了吗

远程护理不是医疗保健服务的新鲜事。《欧洲 eHealth》（2009）报道说，西班牙安达卢西亚社会服务基金会（FASS）进行了第 10 万个远程医疗机构的部署，通过马拉加和塞维利亚的支持站点为西班牙南部地区的老年人提供支持。通过安达卢西亚自治政府平等和社会福利部协调多个实体实现远程护理。需要协调牵扯的实体越多，存在的事项处理就越多。

为了促进远程护理业务的开展，需要解决一些基本问题。首先，对于人口稀少的地区，居民不超过几十人，可能没有现成的网络基础设施。其他基本支持资源也可能很稀缺。另一个问题是，标准化不足，当前的国际标准可能不支持某些语言的 EPR。一些被广泛接受的国际健康数据标准，如 HL7、DICOM 和 SNOMED，以及美国的《健康保险可携性和责任法案》（HIPAA），是在世界范围内广泛使用的临床数据标准。这些标准涵盖了法规要求、隐私规则、标准和实施建议。但是，这些标准是基于英语的，如果不进行某种翻译，可能不能直接应用于其他语言。除非建立了特定语言直接输入的机制，否则从业人员很少有动力将患者数据手动转换为英语。例如，FASS 只支持西班牙语信息。如果整个系统是用一种语言开发的，那么在全国范围内的实施就相当简单。但是，要覆盖整个欧洲的国家，需要多种语言支持。

但是语言问题并不是面临的唯一问题。由谁负责也是一个重要问题，即一旦系统发生故障，将由谁负责呢？回答这些问题将使我们明白，是否为开展远程护理业务做好准备，这就是我们在下一节中要研究的内容。

8.1.5 责任

远程护理工作的基础是位于不同地点的人都可以参与为最终用户的服务。远程护理覆盖范围越广，系统将越复杂。地方政府可以监督城市中的所有情况。当覆盖范围涉及被不同主管部门监督的区域时，可能会出现问题，比如国家所有权与省级所有权开放谈判的问题。为了提供全面的远程护理支持，可能涉及以下各机构实体。

- 医院和诊所：提供建议和治疗。
- 药房：提供药物和其他医疗资源。
- 政府机构：政策和行政管理。
- 医学院、公共和企业研究中心：研发。
- 设备制造商：包括但不限于医疗设备和传感器、电信、计算机、数据存储等。
- 电信服务提供商：提供并维护通信链路，将各种实体连接在一起，在它们之问进行安全可靠的数据传输。

- 健康保险公司：索赔和赔付。
- 患者和最终用户：接受临时（或长期）护理和（或）监测的公民。

如果发生系统故障或者事件发生未予关注，将会引起法律问题。远程护理系统中几乎每个地方都可能发生故障。例如，由于传感器或设备故障、网络中断、电缆被执行维护工作的工人损坏而可能导致无法护理到位的情况。在远程护理实践中可能发生法律纠纷，一旦发生事故，"要由谁负责"可能是一个需要解决的现实问题并且很复杂。

8.2 老年人看护和人口老龄化

对老年人而言，自然衰老和健康恶化使应对紧急情况极具挑战性（Veenema，2018）。发生灾难时，衰老和健康恶化对脆弱老人的影响很大（Adams 等，2018）。Quarantelli（2008）讨论了灾难背景下的许多个人和群体行为因素，Lemyre 等（2009）对社会心理因素进行了全面研究，但仍缺乏对其他健康相关因素的研究。预防性护理和健康监测技术的最新进展为看护老龄人口开辟了新的机遇。针对健康退化相关问题，可以通过为人们提供适当的辅助护理解决方案，改善安全条件和健康状况（Hussain 等，2015）。

在大多数发达国家，老年人口占比有很高，老龄化日益严重。当前的人口老龄化趋势肯定会导致护理人员短缺，并且需要在未来 10~20 年为老年人护理提供资金。除非在不久的将来有所作为，否则老年人护理质量预计会下降。尽管有三位科学家凭借在理解细胞衰老作用方面的贡献而获得了 2009 年诺贝尔生理学或医学奖（Nobel Prize，2009），但目前的基因工程技术可能远不足以阻止或逆转人体衰老过程。在此之前，远程护理正在改变人们应对健康衰老的方式。也许在遥远的将来，衰老逆转的方法可能会使远程护理过时。

据英国国家统计局（Office for National Statistics）2018 年统计，到 2042 年，生活在英国的 65 岁（含）以上的人口将超过 24%，较 2016 年的 18% 有明显增长。图 8.5 的截图显示，英国人口老龄化趋势明显呈上升趋势。到 2042 年，英国每 1000 名工作年龄的人将会有 367 名养老金领取者，比 2016 年多 67 名，这将增加国家养老金的支出。

美国的情况也好不到哪里去。美国老龄化管理局估计，到 2030 年，美国 65 岁或以上人口将占 20%，从 2006 年的 12.4% 稳步上升。加拿大统计局也展示了一个非常相似的景象，65 岁（含）以上老人占比正在稳步增加，从 2006 年的 13.7%，在后续的 25 年中将达 23.4%。图 8.6 中显示了八国集团同样令人震惊但又一致的趋势，预计日本是受影响最大的国家。在可预见的未来，支持国家保健护理

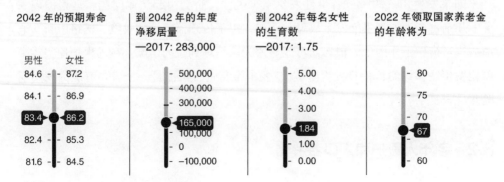

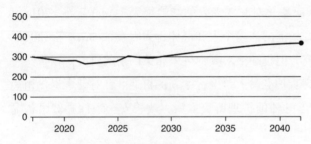

图 8.5　关于老龄化统计的截图

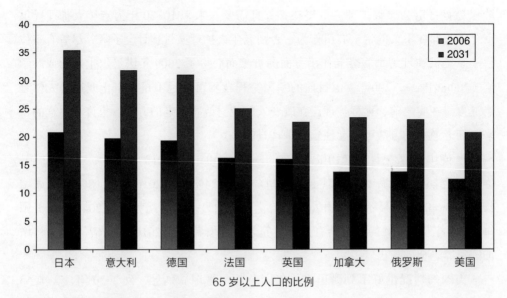

图 8.6　八国集团国家的人口老龄化预测

服务的财政负担肯定会增加（Kelliher and Parry，2015）。考虑到人口老龄化的严重性，我们必须探索使用技术手段来克服它的不利影响。

8.2.1 老年人远程护理

远程护理虽然不是为老年人提供预防性解决方案，但可以提高为老年人服务的时效性并降低成本。我们将在本节了解一个案例中所采用的信息和通信技术（ICT）解决方案，该方案使护理人员能够远程监测老年人的健康状况。为了在日常生活中帮助老年人，让他们在户外时感到更安全，可利用一个无线通信技术当作电子守卫的系统，帮助老年人时刻保持联络。这个通用的可穿戴设备，可预防潜在危险并预先提供警报，还可就某些常规活动提醒用户。可以根据预算和环境要求进行定制系统以满足个人需求。例如，对于跌倒风险较高的用户，可以配备加速计，以自动检测跌倒情况，并向护理人员发出警报，以便给予及时的关注；对于患有某些认知障碍用户，可就各种任务进行提醒，比如便后冲厕所、洗手、按时间服用处方药等。

该方案以现成的移动电话为基础，利用可穿戴设备和现有的无线通信系统，提供了一种实惠的手段，帮助老年人进行自我护理和信息采集。对于护理人员而言，从休息室到远程异地，都可以轻松收到用户状态更新和紧急情况报警，从而使远程监控更加高效。对于老年用户来说，他们可以确信将获得很好的照顾，一旦发生事故，将会提供紧急响应，他们的健康状况也会被监控到。"电子守卫"系统可以 7×24h 可靠地提醒他们做各种事情，并根据需要提供建议。因此，该系统能保证他们的安全和健康。

为了提供全面的远程护理服务，该系统将老年用户与其护理人员联系起来。该系统需由两个独立的模块组成，每一个都是独立运行，并通过骨干 3G 蜂窝无线网络连接在一起。在许多国家，选择 3G 是为了实现对乡村更大的覆盖，同样的实行原则也适用于有 4G/5G 覆盖的地区。读者可以参考第 2.2.6 节了解不同代蜂窝网络之间的关键区别。系统框图如图 8.7 所示，护理人员一方负责定制终端用户设备、充当响应中心等任务；而终端用户，即老年用户的家里，简单到只需用一部预编程的手机，而那些有特殊需要的用户，如慢性病患者，则需要用一个功能全面的复杂系统。

系统部署相当简单，用户只需接受非正式培训，就可以了解设备的功能及如何处理各种类型的警报和消息，同时他们还需要学习在某些情况下如何寻求帮助。下面的例子将详细介绍这个系统能给用户带来的好处。

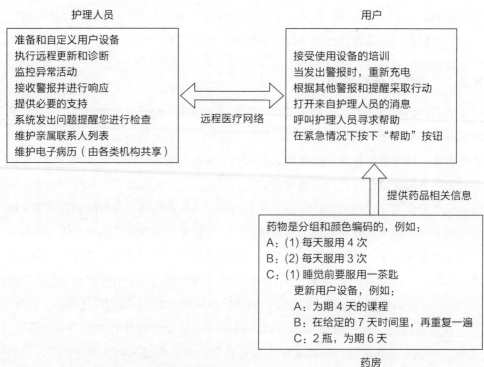

护理人员

准备和自定义用户设备
执行远程更新和诊断
监控异常活动
接收警报并进行响应
提供必要的支持
系统发出问题提醒您进行检查
维护亲属联系人列表
维护电子病历（由各类机构共享）

远程医疗网络

用户

接受使用设备的培训
当发出警报时，重新充电
根据其他警报和提醒采取行动
打开来自护理人员的消息
呼叫护理人员寻求帮助
在紧急情况下按下"帮助"按钮

提供药品相关信息

药物是分组和颜色编码的，例如：
A：（1）每天服用 4 次
B：（2）每天服用 3 次
C：（1）睡觉前要服用一茶匙
　　　更新用户设备，例如：
　　　A：为期 4 天的课程
　　　B：在给定的 7 天时间里，再重复一遍
　　　C：2 瓶，为期 6 天

药房

图 8.7　用于老年患者护理的远程保健系统框图

　　该系统依赖在配制药物时药房的协作，需要开发出一个颜色编码系统，将用适当颜色的袋子包装药物。为了达到这一目的，一种最省事的解决方案是打印彩色标签，这样就可以根据服用的数量和频次使用特定的颜色来打印药物名称。也可以通过蓝牙连接到用户设备上更新药物信息。这些信息可以嵌到处方中，这样设备就可以提醒用户何时服药。

　　在护理人员这一端，需要提供许多支持性的工作。设计原则之一就是尽量使老年用户少费劲，大多数与维护相关的事务由支持中心处理。在交付之前，用户设备将根据用户的需要对定制功能进行编程和全面配置。在配置过程中，将安装多个单独的模块（软件或配套的附件设备）。一旦设备配置好，剩下的任务就非常类似护理人员（如护士和社工）的常规职责。该系统旨在帮助他们完成一系列任务，包括活动提醒、某些情况下代替现场介入的远程检查、对某些情况自动警报等。同时可以远程提供一些诸如咨询的必要支持，如采集数据分析或存档、康复进展跟踪、监测用户的心电图（心脏病诊断，或者分类上属于高风险识别的异常活动）。为了最大限度缩短事故发生的响应时间，该系统设计用于远程检测，比如一旦有摔倒可能就立即触发警报。这个功能在养老院特别有用，老年人可以在无人照看的情况下任意散步。

该系统的模块化设计很方便，可以为不同需求和预算的用户提供定制服务。实施起来像数字助理一样简单，它为护理人员提供便利的通信链接，能为各种任务提供提醒。可以在系统中适配一些模块，用于对某些地方进行永久监测，也可以临时安装一些模块以满足某些紧急需要，如疾病康复期间的护理。

系统功能框图如图 8.8 所示。它能够为手术后正在家中康复的痴呆症患者提供服务。这个特殊的系统包括永久安装的传感器和用于术后康复的设备。该示例使用中央控制台实现了智能家居技术，其中显示了以下永久可用功能：

- 测量环境温度的温度计。
- 火灾烟雾探测器。
- 厨房传感器，确保炉灶的安全使用、提醒用户关闭。
- 药物控制台，确保按时服用处方药。
- 急救箱，带有补充药品和药品过期提醒功能。

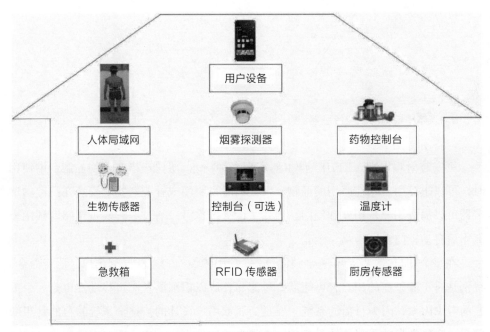

图 8.8 独自生活的辅助性家庭设置，提供全面的服务确保老年患者得到良好的照顾和支持，同时又能享受独立生活的乐趣

除此之外，本方案一个关键的设计特点是结合了智能穿戴技术（详见第 9.1.3 节），体域网中设置生物传感器和加速计检测运动和活动，以便收集与用户健康状

态相关的各种信息，如图 8.9 所示。并可根据个人需要添加不同的功能。在这个例子中，嵌入衣服中的传感器可以监测一系列信号，包括心电图、体温、血糖水平和脉搏率。此外，如果用户摔倒，将自动向响应中心报警。

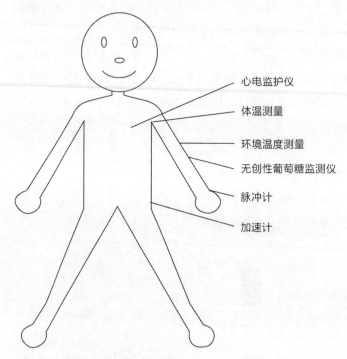

心电监护仪

体温测量

环境温度测量

无创性葡萄糖监测仪

脉冲计

加速计

图 8.9　人体局域网与生物传感器

　　可安装射频识别（RFID）读卡器实现多种功能。例如，当在药物控制台中使用时，可以跟踪用户正在服用的药物，以及何时再服用或补充药物。安装在门上的读卡器可以提醒用户带钥匙和锁门。当然，读卡器也可以通过编程实现在感应到用户离家后自动锁门。

　　在每个用户端，都会有一个独立设备，它用各种控制方法提醒用户。语音命令，特别是对于痴呆症的用户，可能需要过滤和合成以识别语音。可移动性也是一个重要的考虑因素，因为目前的系统主要是为居家用户设计的。这个系统的目的是想变成一个容易携带的工具。该设备的一个特点是通信模块，它让用户离家时也能感觉到被照料。

　　对老年用户来说，该系统的安装成本最小，所需设备可以由现有的手机充当，只需安装特定的应用程序以支持用户端的各种任务，该设备能根据个人需要为用户预先编程。Java 支持的便携式设备被用作个人助手和监视器。通过 Java 编程，几乎可以支持任何现代手机。从公开市场用 70 美元购买的一款手机，就可以运行为老年用户特别设计的应用程序，用作老年用户的助手。尽管主要设计目标之一是用户交互最小化，以便自动执行大多数任务，但需要用户注意基本的常规操作，如电池充电。此外，由于大多数手机目前都使用 Micro-SD 存储卡，可以进行功能增强，取出安装的存储卡重新编程就能提供软件更新。可以远程执行其他功能，如用户健康和系统状况的持续诊断。

为了说明设备的灵活性，参考图 8.10 中的设备，使用触摸屏的智能手机支持以下功能。虽然触摸屏让老年人使用起来更容易，但这并不是基本要求，老年人喜欢的是无线技术带给他们的基本远程护理服务。这种特定设备具有以下功能。

- 手机的所有基本功能，加上信息过滤功能，可将来自护理人员的消息分类到默认邮箱。
- 提供了用于实时支持的帮助按钮。
- 检查用户健康，通过采集的生命体征进行分析，如心率和呼吸频率、血糖水平等。
- 根据营养平衡和现在的医疗状况，建议下一餐吃什么，可以连接在线订购系统送货到家，类似于付费电视订阅机顶盒提供的功能。
- 连接到储存药品的家庭用药控制台，实施上述颜色编码系统，帮助确保每次服药的适当时间和数量。一个 RFID 系统可以跟踪服用的药物和剩余的库存。
- 图 8.8 中所示的 RFID 传感器用在用户家的主入口充当守卫。它的主要目的是确保用户在离开家之前不忘带门钥匙，同时如果用户开门没有取下钥匙，就会产生警报。同样，系统也会提醒用户在离开前安全地把门锁好，自动锁门的装置也可使用。
- 还能提供娱乐功能。在图 8.10 中，这两个选项比其他选项颜色深，因为它们是辅助功能，不如医疗保健相关支持功能重要。音乐也是一种有效的工具，可以让用户在烦躁时冷静下来；刺激用户的记忆游戏可以让用户进行一些脑力训练活动。

Java 的灵活性允许使用适当的网络传感器加入许多其他服务，包括跌倒检测、脑卒中检测、体温监测、植入医疗设备的状况预测等。基于不受许可证问题限制的开源软件，可以实现跨平台兼容，满足不同需求的应用程序开发需要。同样的应用程序在 iOS 和 Android 智能手机上都能运行。

用户友好性是设计过程中的一个重要考虑因素，因为大多数老年人不熟悉技术。另一个主要功能是收集用户的健康状况信息，如血压、体温、SpO_2 读数、药

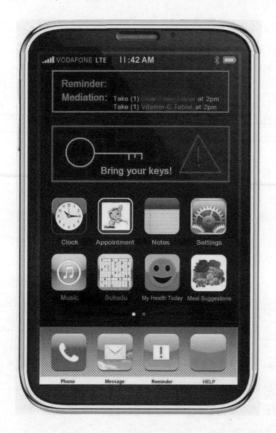

图 8.10　有辅助护理功能
的智能手机

物和营养摄入，以及跌倒史，并定期分析这些临床信息用于监测用户健康状况。此外，临床信息可以通过现有的无线网络连接到医疗保健机构（如全科医师或医院），并与之共享。此功能特别适用于患有认知障碍的老年人，如果他们出院后（如髋部骨折手术后）在家中康复，仍可受到医院工作人员的密切监视。此外，此功能有助于减少对医院资源的需求，也减少老年患者的出行时间。

8.2.2　用户界面

老年人的日常活动可以由多传感器的远程护理系统进行支持，就像电子护卫一样。有特殊需求的老年用户，如记忆丧失和认知障碍患者，可以从人机交互（HCI）和无线通信技术的进步中受益。可穿戴治疗设备提供一般性辅助、健康监测、紧急援助呼叫、警报和提醒，可以使痴呆患者安心。这一解决方案还将护理人员和老年人（特别是独居老人）连接起来保持顺畅联系。

人机交互接口决定了设备的用户友好程度，必须非常仔细地设计，特别是必须付出努力以确保老年用户方便操作。HCI 涉及以下方面的考虑。

- 语言。

- 工程可行性和成本效益。

- 机械可靠性和耐久性。

- 精度。

- 人体工程学和人为因素。

- 认知心理学和社会学。

- 人种论。

几乎有无限的实现方法可供选择，包括键盘、鼠标、触摸屏、导航菜单等。在处理用户界面设计时，我们必须提起"对话框设计的八条黄金法则"（Shniederman，2005）。

（1）力求一致性

  - 类似情况下，动作顺序要求一致。

  - 始终使用颜色、布局、大写字母和字体一致的样式。

  - 提示、菜单和帮助界面中使用相同的术语。

（2）给用户提供常用功能快捷方式

  - 可以指定缩略词、特殊键、隐藏命令和宏提高交互的质量。

（3）提供信息反馈

  - 系统应以某种方式对每个用户操作做出响应，以便用户知道输入已被系统收到。

（4）设计对话框形成闭环

  - 操作序列应分为开始、中间和结束三个组。一组动作完成后有指示性反馈来确认命令的执行。

（5）避免错误和提供简单的错误处理

  - 表单的组织方式应避免出现明显的错误，应谨慎处理某些例外，例如：电话条目可能包含诸如"＋""－"之类的字符，以及用于区号的括号。

  - 检测到错误后应提供提示，并提供简单、建设性和特定的提示用以更正。

  - 把长表单分块，分别处理每个部分，这样任何错误都不会导致已输入信息全部丢失。

（6）操作易于回退

  - 允许用户通过菜单返回。

（7）支持内部控制

  - 用户优先和手动干预。必须确保信息检索的简便性，避免死板的数据输入顺序。

（8）减轻短期记忆负担

- 理论表明，一个正常的人可以在短时间内记下 5~9 条信息。通过设计带有清晰可辨选项的屏幕，或者使用下拉菜单和图标列出所有需要记住的选项，可以减轻短期记忆负担。

最后要注意的是，操作可靠性在很大程度上取决于预防随时可能的错误。在用户界面设计可以采取必要的措施，通过使屏幕和菜单组织功能化的方法，最大限度减少错误的发生；设计独特的屏幕，从而使用户几乎不可能错误地执行不可逆的操作，也就不会导致数据丢失或系统故障。在为老年用户设计系统时，了解目标用户的行为尤为重要，这应包括识别用户使用设备时可能犯的错误，例如，按下错误的按钮或混淆了各种应用。在用户执行无效命令的情况下，异常处理可防止不可预测的系统响应。

8.2.3 主动与响应

需要提醒读者的是，远程护理并非旨在防止事故发生。例如，远程护理系统在跌倒发生时不具有保持用户平衡的能力。当某些规则被编程对不同的场景做出响应时，这样的系统在运行时应对性更强。有些远程护理设备响应速度更快，可以协助预防性护理。这样的设备有助于激励用户，使他们受到训练，使其能从事某种活动。

尽管无数次听说"预防胜于治疗"，但与所有实施的最佳实践相背，事故还是发生了。尽管技术有时可防止事故发生，但技术解决方案的被动性远比主动性大。就像现代汽车中内置许多安全特性以增强安全性一样，许多功能只能降低事故发生的风险或将其影响降至最低，但许多技术特性都不能阻止事故的发生。例如，停车距离控制（PDC）靠近物理障碍物时会自动警告驾驶员。但是，它没有应用制动器来阻止车辆撞到障碍物。只有驾驶员手动停车时才能避免碰撞。同样，远程护理技术主要是响应式的，在图 8.8 中描述了很多相关方面技术。很少有系统能够通过及早检测危险活动并主动执行任务来主动预防事故。

大多数主动式远程护理系统都涉及人工智能。例如，对日常活动进行检测和分析，可以在严重事项发生之前产生预警信号。这对于年长的用户特别有用，因为他们看到的东西和内耳的感觉有时可能有所不同。从理论上讲，任何主动系统都应解决此类差异，并在出现问题之前采取纠正措施。例如，如果检测到不平衡，从而在实际跌倒之前激活平衡保持功能，就可以防止跌倒。老年人可能会看到地面，并感觉到如何在地面上移动，但是向前迈出一步所采取的实际行动可能与感知到的不同。发生这种情况是因为视力不佳会扭曲他们的视觉参照。可以通过与万向陀螺仪类似的方式减少摇摆运动的影响，从而实现这种差异的平衡。陀螺仪有助于船舶在波浪和不利的天气条件下保持正直（Deer and Kemp，2006）。这些陀螺仪通过在船的两侧延伸翼状襟翼发挥作用。稳定结构是通过在相反方向分布自身的重量来施加力，从而抵消船舶的摇摆，保持良好的平衡。在远程护理场景中，一个等效系统通过不断监测用户的行为来追踪用户的生活习惯。可以对系统进行"训练"以便对异常做出响应，并启动相应的动作。

除了这些现有解决方案给老年人提供辅助护理之外，还有其他的实施选项，如使用机顶盒方式，通过电视远程控制，提供医疗保健监控和信息，连接信息服务的同时，还直接连接到远程医疗及监视器和无线摄像头等安全设备（Weinstein 等，2018）。通过将智能家居、人工智能、无线传感之类的各种技术结合在一起，为老年人独立生活开辟了许多机会，并让患者感到安心，使患者乐享退休时光。

8.2.4　支持独立生活

许多退休人员出于多种原因选择居住在农村社区，这给寻求医疗保健服务带来了内在的挑战。诸如家庭与医疗保健机构之间很长的通行距离、病历保护相关严格的隐私和安全要求，以及疗养院空缺和医疗保健提供者短缺等问题，都是推动通过远程医疗支持独立生活这个巨大需求的影响因素。智能和辅助技术已成为老年人社区在自动化、生活质量、幸福感和安心方面的新范式。自识别能力已成为独立起居室和疗养院都使用的家庭护理系统运行的必备能力（Fong 等，2018）。通过跟踪患者的日常饮食和活动、无须离家就可接受远程咨询等远程医疗提供的广泛服务，能可靠获得全天候护理。

患者与医师之间的实时互动，意味着只需一张简单的照片就可以在不去诊所的情况下提供远程皮肤科和远程眼科诊断。证明了远程医疗对老年人重要性的场景是从传染性疾病预防到慢性病管理的疾病管理过程。在患者离开家之前，可以检查目的地，从而避免所有目的地相关的风险，如可传染的疾病和严重的空气污染。一张显示大流行病暴发病例的地图可以使患者避开高风险区域，如图 8.11 所示，该图显示了该地区已确认的麻疹病例。

根据个体患者的健康状况使用适当的传感器，监测心脏病等患者的健康状况，可以在检测到心率或血压变化时立即做出响应。其他风险，如跌倒，亦可以通过使用加速度计自动检测，也就可以提供即时帮助。所有这些技术确保了老年人在独自生活时总能得到良好的照顾，并且可以随时获得帮助。

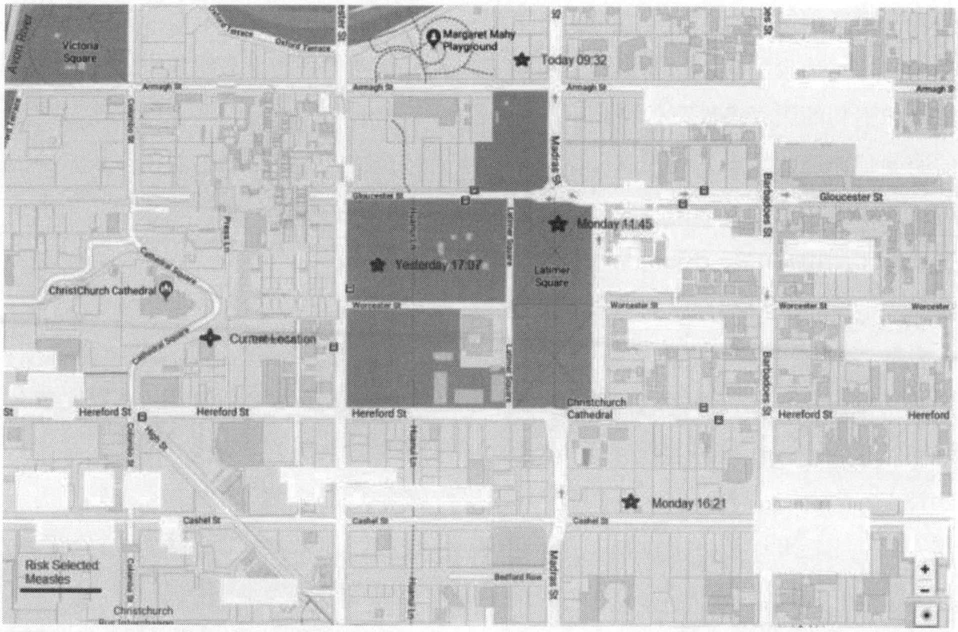

图 8.11 大流行病暴发地点图

8.3 物理疗法中的远程医疗

物理疗法又称理疗，被广泛地应用于缓解因衰老（老年病）、受伤（心肺和骨科）、疾病（神经）引起的运动方面恶化。由于身体运动涉及肢体和背部等区域，通常与操纵关节和脊柱的生物力学有关。这样的情况下，传感器可能需要很小，并且能够检测 3D 空间中的微小运动。

8.3.1 运动检测

因为恢复过程监视涉及运动的检测，主要有传感系统和视频分析等两种方法。许多传感系统是基于红外的，这意味着可以跟踪红外发射源（如人体）的运动。其他方面还涉及机械开关和传感器，如加速度计和振动感应。身体不同部位的运动可能需要不同的机制。例如，与膝盖位置相比（Brinker 等，1999），脊柱弯曲（Chow 等，2007）有着不同的要求。不管使用哪种技术，总要在覆盖区域和精度之间进行权衡。

如图 8.12 所示，视频传感系统可以轻松跟踪整个身体在狭窄区域内的运动。覆盖区域取决于相机位置和镜头焦距。在此示例中，安装了 6 个摄像机，如图 8.13 所示。所有摄像机都通过电缆或无线方式连接到计算机，因此可以比较和分析在给定时间点从每个摄像机捕获的图像。通过将所有摄像机获取的图像与相邻帧的图像

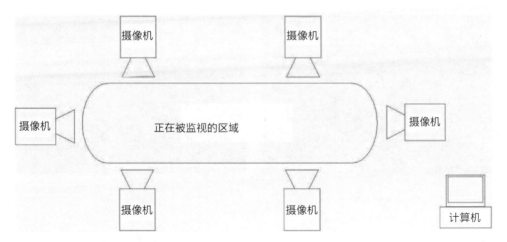

图 8.12　基于视频的运动感知网络

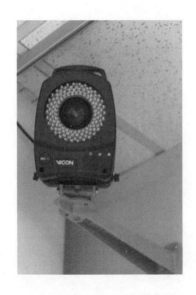

图 8.13　运动跟踪摄像头

进行比较，就可以跟踪运动。图 8.13 中的相机已安装了摄影镜头，就像在单镜头反光（SLR）相机中使用的一样。镜头的焦距越长，捕捉到的细节就越多，从而获得更高的精度，但是，覆盖角度也减小了。相反，广角镜头以较少的细节和精度为代价提供了更大的覆盖范围，这种取舍如图 8.14 所示。

　　加速度计网络是一种广泛使用的替代方案。通过在目标的身体上放置多个加速度计（如图 8.15 所示的假人），当目标移动时，每个加速度计都将感测三个维度上的运动。尽管图 8.15 中的示例使用电线将每个加速度计连接在一起，但是可以安装具有 Zigbee 通信功能的其他电路。有关管理医疗设备间通信标准的详细信息，请参阅第 2 章。加速度计价格便宜，且易于安装。

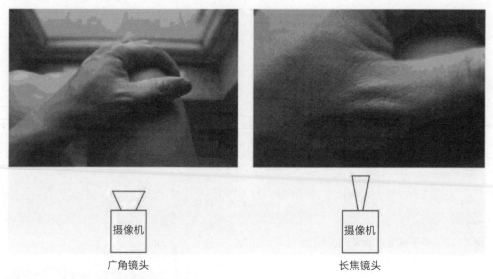

图 8.14　镜头焦距与覆盖角度

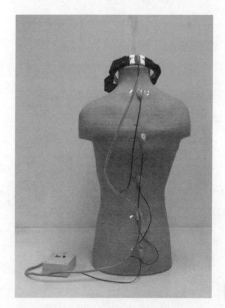

图 8.15　在假人上安装加速度计

　　图 8.16 所示的是能够检测 3D 运动的装置。安装后，可以感觉到任何运动变化，突然加速（速度或方向变化）可能预示着跌倒，将会触发远程警报。

　　所有这些都依赖技术来检测运动的幅度、方位、方向和速度。使用加速度计进行跌倒检测的主要缺点在于其工作原理是测量重力作用 F 相对自由落体的速度。因此，加速度计在自由落地下落时不会产生输出。为了解决这个问题，加速度计应以一定的偏移角进行安装，在向下降落时会相对于其垂直轴产生相对运动。

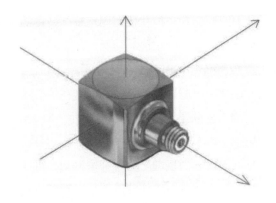

图 8.16 加速度计可感应三维运动

8.3.2 物理医学与康复

物理医学和康复，也被称为物理疗法，目标在于恢复相应的能力，努力消除残疾的影响。它涉及肌肉、骨骼、组织和神经系统的恢复。各种神经肌肉障碍的愈后可以通过神经传导研究（NCS）和针式肌电图（EMG）来完成。由于 NCS 涉及对外围神经的电刺激均可远程进行，患者就不必去诊所诊断。这种方法特别适合脊髓监测，并已用于研究书包对儿童背部的影响（Chow 等，2006）。在第 7.2.2 节案例研究中，我们研究了书包重量的分布对儿童的影响，以预防脊柱损伤。在此之前，我们将继续研究远程医疗技术进步如何缓解身体受损患者的痛苦。

长期以来，姑息治疗和康复治疗一直被视为对重病患者进行综合医疗护理的两个重要组成部分（Santiago-Palma and Payne，2001）。Santiago-Palma 和 Payne 还指出，老年人的身体功能和独立性，对患者和护理人员而言都是重要的特征。姑息治疗包括心理和精神支持，作为缓解痛苦症状的一种手段。不同国家针对应用姑息治疗的规定可能因地而异。例如，美国要求由两名医师对剩余预期寿命不足 6 个月的绝症患者进行认证，才有资格选择姑息治疗（Lamba and Mosen-thal，2012）。截至 2020 年初，大多数其他国家都没有此类法规。

8.3.3 积极预防

尽管远程护理通常不涉及预防，需要指出的是，技术提供了主动预防的机制。例如，膝关节镜检查后的患者可能需要限制运动量，以防止在过度伸展时造成进一步的伤害。为了使肢体恢复，可能需要采取必要的措施，如控制被动拉伸，保持放松、反复收缩、有辅助的主动锻炼，而对于不受影响的区域要进行自由的主动运动以减少水肿，这不会导致关节固化或僵硬程度。膝盖骨跟踪对于确保快速恢复将是必不可少的（Brunet 等，2004）。安装适当的加速度计可以检测引起挛缩和畸形运动的早期迹象，本质上就像"夹板"一样动态跟踪运动，取代使用固定整个肢体的传统静态夹板。因此有限度的运动保证不会有过度拉伸的风险。但是，由于必须在没有神经压迫的情况下安装传感器，因此在放置传感器时会遇到一些困难。同样，可以通过填充骨突出部分或骨头在皮肤下方略微突出的区域，以减小施加在传感器上的压力。传感器贴在患者皮肤上，通常会测量皮肤阻抗，如图 8.17 所示（Thaku 等，2019）。除了讨论的这些问题外，我们还需要注意两点。首先，传感器本身应该只检测特定肢体运动，而不是患者行走时可能引起的振动。为了补偿振动，可能需要对相关电子组件在不同使用条件下进行一系列测试，以使传感器可以随着目标的运动而继续获取可靠的读数（Fong and Li，2011）。另一点是获取数据的无线传输，突发情况时确保数据完整性至关重要，还要确保不错过关键事件。对每个传感器及其联网设备，可能需要一种确保连续通信链路可用的机制。例如，依次检查每个传感器就绪状态的轮询系统将确保所有传感器都在范围内。控制器必须进行预编程，用以检测风险的早期迹象。这可能涉及"模糊逻辑"的实现，即安装在嵌入式系统中的"智能"问题解决算法。模糊逻辑的关键特征是能够根据模棱两可和不完整的信息做出决策。在这种情况下，该算法能够基于细微的异常信号预先检测出需要警报的情况。

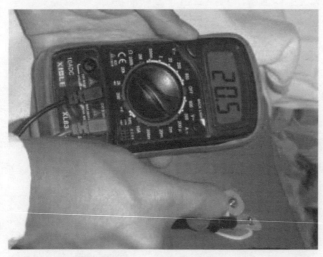

图 8.17　皮肤阻抗测量

　　在模糊逻辑控制器里，采用多值逻辑，取值不只是"0"和"1"，它不像简单的嵌入式系统控制器，后者基于许多预定义的参数执行基本响应（如在图 8.18 中的无线胰岛素控制系统这一简单案例，简单的控制器通过血糖仪的反馈来调节血糖

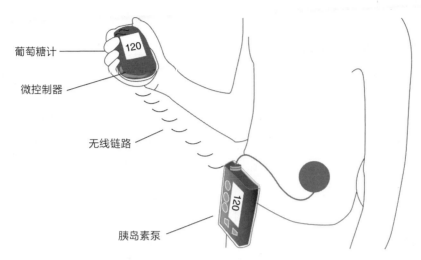

葡萄糖计

微控制器

无线链路

胰岛素泵

图 8.18 无线胰岛素泵

水平，直接根据血糖仪的读数控制胰岛素抽取的数量）。该算法依赖于从连接的传感器捕捉到的读数变化率，并对检测到的变化做出响应。例如，加速度计阵列安装后，要检测老年患者跌倒，就是依赖连续的读数，相对于稳定行走时读数的变化率，这些读数显示出明显运动变化。在相对较短的时间内，跌倒时的读数变化可能比正常活动时所产生的变化大很多倍。这些读数不必遵循任何逻辑模式，即可在跌倒检测时被识别，因此无需将读数调整为逻辑描述。模糊逻辑实现涉及定义控制标准和参数。在跌倒检测的示例中，这些参数将是从各个加速度计获得的读数。患者进行正常活动时的正常读数范围是多少？所有传感器的读数都一样吗？输入和输出的关系是什么？同时检测到突然的下降加速度是否表示跌倒或患者正在有意识的弯腰？基于规则的本质方式需要一系列表达：

IF X AND Y THEN Z

这共同定义了给定输入条件集（即一系列表达式中的 X 和 Y）的输出响应。X 和 Y 的同时出现将触发相应的预定义动作 Z。

请记住，实现模糊逻辑的目标不仅仅是检测事件的发生，而且还要主动警告事件的风险。因此，当某种风险在发生之前被检测到时，应该立即生成输出信号来指示风险。一旦检测到可能导致跌倒的不平衡状态，要在实际跌倒之前发出警告。这将由一组异常读数触发，例如 X 突然上升而 Y 下降的情况。这样就可以激活可能的预防措施。其他表达方式可能包括事件发生后采取的后续行动，如跌倒后自动给响应中心警报。

8.4 农村地区的医疗保健服务

在农村地区提供医疗保健服务涉及的问题与城市地区有很大不同。农村居民面临着一系列特殊的情况，造成了医疗保健上的差异。缺乏立法者的认可和偏远农村地区生活与外界隔绝，意味着那里的居民往往被政策制定者忽视，或者认为改善问题所需的资金不值得花费。在偏远地区，居民更可能是个体经营者或退休人员，他们享有医疗保险的可能性要小得多。

资金是所有国家医疗保健体系中的主要问题（Roemer，1993）。因此，任何扩大医疗保健服务的大型项目都必须产生可观的投资回报（ROI）。向农村地区提供医疗保健服务是重大挑战，因为人口密度使得这种医疗支持非常昂贵。为了说明服务农村地区的特殊性，我们来看一个来自美国的案例。首先，财务激励对运营者而言是个问题。生活在农村地区的数百万人中，只有少数人是医疗保险受益人。小医院的医疗保险利润尤其低。从财务角度来看，为建立设备齐全的医院找到理由是很困难的。降低医疗保健服务的成本将增加服务提供商的利润率。这可以通过医疗保健技术的进步、流程和手续简化来实现，这可能意味着医疗服务能更高效、更廉价地扩大到农村地区。

另一个主要问题来自事故后的恢复，以及事故与响应之间的长时间延迟。许多延迟与农村地区的出行距离增加、各响应中心的人员分布有关。20世纪90年代，为了解决这些问题，美国政府向国会提交的远程医疗报告（Kantor and Irving，1997）指出："远程医疗也有潜力在美国提升医疗保健，为城市和农村地区服务不足的社区和个人提供更广泛的服务，例如放射科、心理健康服务、皮肤病学。"这承认了通过远程医疗向农村地区提供医疗保健服务的重要性。

远程护理特别适合农村地区，那里的人们可以独自生活，并得以保证受到很好的照顾。它具有以下几个主要特点。

- 为各地的人们带来医疗保健技术。
- 提供方便使用的更高效、更实惠的服务。
- 医疗保健服务不再局限于诊所和医院等特定地点。
- 帮助残疾人，照顾儿童和老年人，医治患者或受伤人员，并支持弱势群体。

然而，需要处理一些先决条件。首先，必须提供能够覆盖被关注区域的各类基础设施，例如，具有足够带宽的无线网络才能支持所有医疗保健服务。由于远程护理涉及不同地点的人员，在提供任何远程服务之前，必须解决责任问题。在这种情况下，我们可能需要问这样的问题：谁负责监督这一过程，如果一个意外事件导致保险相关的事项怎么办，如果某件事情失败了会发生什么，谁将承担责任等。所有这些决定和责任都需要全面考虑。

系统部署要考虑的一个主要因素是现有的基础设施，是否能够提供足够的资源和地域覆盖范围来支持所需的服务。在广阔且低人口密度的地区，可能根本没有任何基础设施支持；小定居点可能只有非常基础的电信网络，如普通的老式电话系统（POTS），除了能打电话外干不了别的。为农业社区服务可能更具挑战性，因为这些房屋之间可能相距数英里。即使是建立最基本设备的当地小诊所也很困难，因为附近可能只有十几个人。由于信号损失严重，提供无线远程护理服务也非常困难。再次回到现有基础设施这一基本问题上来，在发展中国家，缺乏足够的网络资源这个问题更为普遍。近年来，云计算变得越来越流行，它可能会改变 IT 基础设施发展的方式。这可能对发展中国家特别有帮助（Cleverley，2009）。根据维基百科上的定义，"云"是互联网的隐喻，它几乎支持所有类型的服务，包括一系列的医疗保健服务。云计算，最初是作为一个平台开发，用于支持从 Web 浏览器访问的各种常见的在线业务应用，致力于改进 ICT 模型，从应用程序和硬件之间的大量静态连接、由物理设备限制所决定的离散式的扩展，转变为集成计算平台，具备更细粒度的扩展性和灵活性。这种部署方式允许通过不同实体和不同应用程序交付模式来运行广泛的多媒体远程护理服务。基本的云计算概念模型可以提供许多远程护理服务，如图 8.19 所示。

让我们来看看田纳西州格兰杰县的一个案例研究，这个农村地区约有 2 万居民，没有一所医院。该地区地理位置偏僻，受克林奇山脉和湖泊影响，道路通行受限。在该地区通过远程医疗实施了一个"农村健康护理"的项目。

美国农村卫生政策办公室农村远程医疗赠款项目和田纳西大学实现了一种跨学科的方法，其主要目标是改善医疗保健服务的可获得性，增加该县服务提供者的互联互通。该县的四个诊所都安装了交互式视听远程医疗系统，并培训临床医师使用该系统为患者提供咨询。这就支持了这些乡村诊所的初级保健医师，在检查患者的时候，能获得在一定距离之外的大学医疗中心的专家医师的远程支持。对于紧急医疗服务，两个心电图单元通过移动电话网络连接起来，其中每个单元都能将 12 导联的心电图数据从患者身上传输到本地诊所和远程的大学医疗中心。对于其他非紧急情况下的会诊，患者可以与服务提供商进行通信，使用连接到 POTS 网络的可视电话即可。这一系统为地理隔离地区的居民提供了基本的医疗保健服务机制。初期部署必须在必要资金的支持下才能实现。在农村地区实现类似的系统，经济可行

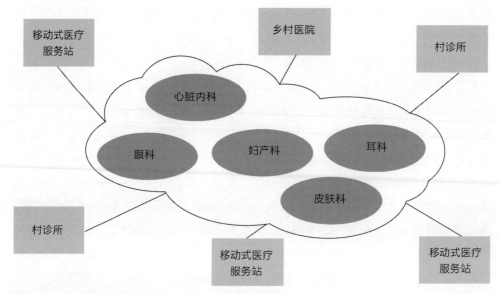

图 8.19　远程护理网络

性很可能是主要的制约因素。为必需的支持软件准备一个足够的现有网络基础设施和互操作标准，也可能是需要解决的问题。

8.5　医疗保健技术与环境

19 世纪初，工业革命改变了美国的制造业和采矿业格局，导致化石燃料燃烧和有毒气体排放显著增加，进而造成了健康方面的问题，如空气污染和酸雨。毫无疑问，工业化对人们的健康有直接的负面影响，但在战后时代，工业化趋势继续向东方蔓延至亚洲，例如，高度不卫生的电池制造业在 20 世纪 70 年代从美国转移到日本，然后约 20 年后转移到中国，与工业化相关的健康危害已经逐渐从发达国家转移到发展中国家，这些国家更容易以牺牲健康为代价去获得报酬。医疗保健与环境以及它们背后的技术有着密切的关系。在结束本章时，我们打算研究为什么医疗保健与环境有如此紧密的联系，医疗保健技术如何在环境保护中发挥作用，以及医疗保健技术能带给我们的何种环境改变。医疗保健技术对环境有许多影响，包括生物废物污染，可能有害的辐射等各个方面。保护环境的要求反过来也影响医疗保健及其相关技术，例如，法规限制可能会禁止使用某些材料。数百年来，疾病传播的环境影响也引起了社会极大的关注。

8.5.1 悠久的历史

几个世纪以来，人们一直在研究医疗保健与环境之间的联系。第一次有记载的鼠疫大流行可能是起源于埃及 541CE。更为人所知的"查士丁尼瘟疫"则影响了东罗马帝国的大部分地区（Little，2008）。人们普遍认为，鼠疫最初是借道粮船进入欧洲，有很多啮齿动物种群在船上安家。据统计，到 590 年鼠疫已经导致欧洲一半的人口死亡（Maugh 2002），仍继续在世界上蔓延了一个世纪。接下来是"黑死病"，在 14 世纪中叶困扰着世界的大部分地区。这可能是广为人知的证明医疗保健技术与环境之间存在紧密联系的例子。约在 600 年前，人们认为有三种鼠疫，是导致估计一半的欧洲人被消灭的罪魁祸首。Kelly（2005）指出，很可能是啮齿动物传播的病毒性出血热。有学者提出携带鼠疫的跳蚤起源于亚洲，而老鼠则通过商船将它们带到欧洲（Bramanti 等，2016）。当症状开始出现时，受害者一般剩余预期寿命约为 1 周。因为没法抵御，或缺乏致病原因的知识，医师无法提供任何治疗方法，被感染者只能被遗弃。当受害者将其传播给靠近的人时，该疾病就扩散地非常迅速。

遏制疾病的任何努力都必须涉及其传播方面知识，任何可以抵抗这种疾病的机制都需要收集信息。然而暴发期间没有任何此类可用的"技术"。实际上，直到 19 世纪才发现鼠疫传播致死的原因。鼠疫最初附着在啮齿动物身上，通过跳蚤传播给人类的。一只跳蚤，从宿主即啮齿动物，吸取了被鼠疫感染的血液，在离开旧宿主后和找到新宿主（即人）之前，可以生存长达 1 个月。因此，当跳蚤从人体中吸取血液时会将它体内已有的一些血液注入受害者体内，鼠疫就开始扩散。当人们意识到一定的隔离期可以遏制鼠疫的扩散时，早期的远程医疗开始出现。对怀疑携带鼠疫的船舶进行了隔离，并用旗帜做标识。仅在隔离期过后鼠疫被认为已被消灭时才允许他们停靠。图 8.20 所示即为原始的远程医疗卫生信息通信技术，是早期远程医疗部署很好的一个例子。在此示例中，有关环境和船内状况的信息被发送到一个远程的位置进行调查研究。船舶将与控制中心进行通信，在确保船上的环境安全以前，防止携带鼠疫的啮齿动物和跳蚤登上海岸。

如果当时有可用的技术，可能对很多方面都会有所帮助。首先，远程医疗系统可以帮助诊断和隔离感染者，提供治疗信息，从而提高生存率。感染者的群体可以联系在一起进行信息共享。此外，还可以分析鼠疫的传播模式，从而遏制鼠疫进一步传播的风险。鼠疫研究可以为其他类型的流行病提供一些参考。尽管我们现在知道鼠疫可以通过链霉素、庆大霉素或四环素等抗生素来控制（麻省理工学院，2008），但全球每年仍有约 2000 人死于鼠疫。远程医疗可以为防治瘟疫提供一种

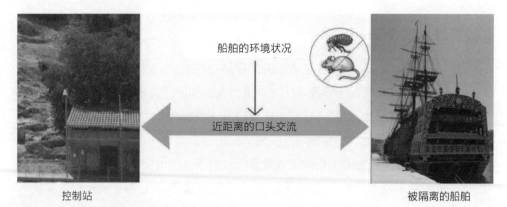

图 8.20　一种古老的远程医疗系统

措施，即使用移动医疗监测设备不断评估不同地区人们的健康状况，这样的监测系统将提高不同地区政府卫生机构的能力，从而能对不同细菌或病毒引起的疾病暴发及流行病传播，做出反应和进行预测。

　　为了评估疾病传播模式和分析环境对疾病暴发的影响，计算建模被认为是最合适的方法（Bloch，2009）。根据收集到的感染发生的时空信息，可以生成一个计算模型，例如，一种渐进模型能分析流行病在同构和异构网络中的传播情况（Zhang 等，2011）。这些模型被开发用来计算在不同场景下国家和地区的环境、气候和人口流动疾病效应。收集每个报告病例的信息以计算疾病暴发的动态趋势，通过添加适当的人口和流动性信息，形成关联聚类。这将扩展为一个空间上和时间上结构化的随机疾病模型，模拟流行病从一个可疑的源头传播到全球。例如，2009 年甲型（H1N1）流感被认为起源于墨西哥（疾病控制和预防中心，2009）。为了预测它的传播，建立了一个计算模型，使用最早的数据集来模拟，其中包括 2009 年 3 月发生的一组感染的数据。随着疾病的蔓延，预测感染区域将从源头向外扩展。最初的数据是在个别国家这一层级收集的，由于航空旅行带来的人口快速流动，世界各地都出现了感染点。更多暴发病例有关的地点和时间被追加，从而构建一个随时间变化的更为全面的模型。

　　然而，在对疾病传播建模中存在不确定性。在现代世界中，近似随机的飞机移动将感染者带到世界各地，可能会以一种混乱的模式携带着疾病，因此基于物理学知识的传播现象不再适用。与查士丁尼瘟疫时期的历史事件一样，环境在控制疾病传播中起着至关重要的作用。环境与疾病之间的关系也可以从疾病的传播中看出来，因为环境污染引起的生态系统变化促进了病原体的生长（Briggs，2003）。水污染、不完善的卫生设施和恶劣的卫生条件都是导致疾病迅速传播的因素。因此，环境保护仍然是疾病控制的一个重要因素。

8.5.2 节能与安全

人们通常认为节能与环境保护关系密切，因为不可再生资源的消耗会影响环境。因此，设计一个节能的医疗设备是实现投资回报率和产品可靠性最大化的重要一步。对于移动医疗设备尤其重要，节能可提高设备的成本效益，并延长电池寿命。而与医疗器械使用相关的安全至关重要，因为器械故障可能导致用户死亡。安全保证可能包括如下几点：

- 识别操作过程中的潜在危险。
- 量化潜在损害，如通过计算建模或预测技术。
- 评估所有必要的安全措施。
- 采取补救措施降低和控制风险。
- 培训用户确保正确使用。

防护外壳一直是确保操作安全的重要措施。然而，可能需要在使用效率和选择相关保护等级材料之间进行折中。例如，金属外壳可提供对物理冲击和电磁干扰的保护，但金属通常不是在远程医疗中使用的医疗设备的合适材料，因为许多设备通过无线介质传输和接收数据。对于无线医疗诊断和监测设备而言，金属通常不适合，因为它的导电特性会在其表面反射电磁能量，除非采用极高的频率。电磁能量穿透金属的距离随着波长增加，这就是所谓的"表皮深度"。因此，如果壳壁足够薄，低频电磁波可以透过金属中传播，并伴有一定的衰减；而高频电磁波不会明显地穿透金属，而是像被镜子反射一样。这些特性也是有用的，因为设备的导电外壳能有效遮罩内部的电子电路，使其免受高频电磁干扰，避免了对设备运行产生不利影响。

如果发射天线也在导电外壳内，就需要仔细的设计以便节约能源和提高传输效率。遥测是一种能远程测量和报告信息的技术，必须使用低载波频率进行，因为外壳有效地起到了低通滤波器作用，这降低了由无线链路支持的有效数据速率，增加了内置设备向远程设备发送获取数据必需的发射功率。这种对内置设备额外的传输功率要求，造成设备的运行范围受到限制。

在这些发射设备中，特别是对于内置设备，效率和定向可能影响能耗。这种应用的天线应与反射板配套，以增加天线在选定方向上的增益。这通常是指远离患者的身体。当遇到身体组织和水等障碍物时，天线发射的电磁波会衰减。设计有选定传输方向的天线被称为"定向天线"。它的主要优点是在选定的方向上增强天线功率，从而增加传输距离。这种类型的天线通常在一侧有一个反射板，增加天线的方向性并增加天线的增益。反射板在发射和接收时反射发射的信号，也就增加了天线的定向发射增益。

除了天线效率外，还需要优化电磁波比吸收率（SAR）的控制以节省能耗。在一些国家，传输设备必须满足对最高 SAR 水平的监管要求。这些法规旨在从人体组织吸收能量的角度对无线设备的用户施加适当的限制。SAR 是对密度为 ρ 的体积元 dV 中所包含的能量增量 dU 除以质量增量 dM 对时间 t 的导数的描述，其形式为：

$$SAR = \frac{d[dU/dM]}{dt} = \frac{E^2}{\rho} \tag{8.1}$$

SAR 的度量单位是瓦特每千克（或毫瓦每克 mW/g），是一种估计单位质量人体组织吸收的射频功率的方法。根据规定，SAR 限制在 1.6~2.0mW/g。此外，对人体不同部位的 SAR 限制也可能不同。要遵从所能采用的最大 SAR 限制通常还需要考虑特定的环境和操作条件。

实际的 SAR 值可能会偏离预期测量结果，一般常见的原因有以下几个：

- 入射辐射频率或能量与被测组织成分的相对性。
- 设备的辐射强度及设备与组织的距离。
- 附近的反射面及其方位。
- 建立和维持通信的设备传输功率。
- 磁场矢量相对于组织的方向（极性）。

所有这些都需要在设计阶段进行考虑。然而，为了符合某些标准，载波频率可以是固定的。主动控制传输的输出功率可以优化电池寿命。为了提高传输效率，还必须防止天线失谐，这种失谐可能在靠近物体时由电磁电容或电感耦合引起。使用合适的外壳进行屏蔽或天线的主动控制可以解决这些问题。

8.5.3 医疗辐射——风险、神话和误解

医学成像 X 射线的运用依赖于不同类型组织（和骨骼）对 X 射线有不同的能量吸收率，自这一发现以来，诊断性医学检查中的辐射暴露已被考量了一个多世纪（Filler，2010）。如之前的第 4.2.1.2 节所述，X 射线照相的有效性取决于射线剂量的强度。所以需要彻底研究可能导致健康问题的辐射量数值。Villforth（1985）提出，在美国，人们接触到的电离辐射几乎都与医学诊断放射有关，这表明来自周围环境的辐射可能与来自医学放射成像的辐射一样高。这个问题确实有值得争论的地

方，因为天然存在的放射性物质核分解所产生的"γ射线"比X射线释放更多的能量（Als-Nielsen and McMorrow，2001）。

放射治疗自然会涉及更高的照射量，其相关风险需由医生在检查前进行评估。许多典型的诊断类医疗过程可给出标准化的辐射剂量估计，但是剂量可能会因个别情况而有很大差异。在确定剂量时，患者的新陈代谢水平和检查类型都是重要的考虑因素。人们普遍认为这些照射与周围环境中自然辐射通常产生的辐射具有可比性。显然，X射线的一些能量在体内被吸收，因为骨头和组织会阻挡一些辐射，这些辐射又反过来会形成放射线照片，显示为胶片上的阴影。结果，某些细胞可能会过早死亡 - 尽管细胞的损害程度很小。这种受损的细胞会被自然的替换，因此实际上没有任何风险。但是，某些细胞可能不会死亡，而是遭受基因损害，这可能引起健康风险，在极少数情况下，此类细胞损伤可能导致癌变。

剂量因应用和诊断领域而异。例如，牙科X射线的典型剂量约为胸部X射线的1/3。计算机轴向断层扫描（CAT）扫描，又称CT扫描，患者需在X射线扫描器中的时间少于30min完成全身扫描。某些CAT扫描仪最多使用300个X射线扫描器，分别拍摄300张照片。这将生成约90 000个X射线切片，或叫断层图，以形成整体图像。CAT扫描中受到的辐射量通常约为10mSv。这相当于约60次医学X射线剂量。顺便提一下，这约是对孕妇建议的最大放射剂量的两倍。因此，孕妇应避免使用CAT。

如第4.2.2节所述，正电子发射断层扫描（PET）是一种核医学成像技术，它依赖于注入的放射性物质的循环，该放射性物质会散发"正电子"（高速电子）和γ射线（亚原子级粒子交互产生的高能电离辐射）。PET依靠检测放射性示踪剂间接发射的成对伽马射线，而扫描器像CAT扫描器读取X射线那样读取伽马射线。随着放射性示踪剂穿过人体的某些部位，PET能够产生特定器官更详细的图像。但是，发射的γ射线可能会危害健康。因为典型剂量略高于CAT扫描，除非绝对必要，否则应避免使用PET。

周围环境中的放射性源包括无色无味的放射性惰性气体氡（Rn^{222}），它本身是世界各地的土壤和岩石中发现的铀（U^{238}）天然放射性衰变链的产物（Adams等，1964）。铀和氡都发射γ射线。由于铀的半衰期长达数十亿年（"半衰期"是一个术语，对应于一半数量的此种原子衰变为另一种元素所需要的时间，如从铀到氡），这两种放射性物质都将以相同的浓度存在，产生的放射性量保持相同（美国有毒物质和疾病登记署，2012）。暴露于过高浓度的氡（在地下室等低海拔室内封闭空间内）会造成健康风险，并且已知会增加患肺癌的风险（国家癌症研究所，2020）。

氡及其漂浮的放射性产物，如钋（Po^{218}）和铅（Pb^{214}），可经呼吸被人体吸收。因此，数十年来重金属颗粒以氡的形式积聚在体内。氡与氧和一氧化碳等其他气体一起很容易溶解在血液中，并存在全身循环。所以，当我们呼吸时氡和空气会一起被吸入。它也可以通过肺部呼气或通过皮肤出汗离开身体。环境保护署（2016）报告了其严重性，报告称仅在美国就有超过 2 万人死于氡诱发的肺癌。普通人在家中受到的氡辐射剂量比其他地方中自然和人造辐射源加起来的剂量都多。从图 8.21 所示的成分中，我们可以看到约一半的天然辐射来源于氡。

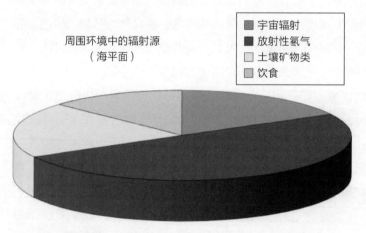

图 8.21　辐射源

在自然界中，任何吸入的氡原子如果在离开人体前衰变的话，将会形成重金属颗粒，主要以分叉形式积聚在肺部和气管支气管树中。积累的重金属后续的放射性衰变可能会释放出足够的能量损伤周围的上皮细胞。如果被滞留在血液中，由于氡衰变留下的放射性残留物，也有风险导致白血病或镰状细胞贫血。

来自外太空和太阳的宇宙辐射由质子和氦离子等高能带电粒子组成，已知会影响空中旅客。人们普遍认为，与 X 射线或 γ 射线相比，亚原子粒子造成的生物损伤更为严重。根据美国联邦航空管理局研究（FAA，2014），宇宙辐射强度取决于海拔、纬度和太阳活动。在巡航高度约 33 000ft（10 000m）时，飞机受到的宇宙辐射约是在海平面上的 100 倍。由于地球磁场屏蔽效应逐渐减弱，飞行时宇宙辐射强度通常随着从赤道向两极远离而增加。平均来说，每年飞行几百小时吸收的辐射剂量，与地面上一个普通人吸收的辐射剂量相当（Lewis 等，2000）。

辐射释放的能量，包括 X 射线和放射现象，可以携带足够的能量来触发细胞 DNA 的基因组变化，包括突变和转变。如果携带了有缺陷的基因，基因突变和染色体畸变的后果可能会导致后代的出生缺陷，另一个潜在的问题是细胞内产生的化学自由基。

辐射对胎儿的危害比儿童高，因为过量的能量会损害脆弱的胚胎细胞。由于细胞分裂迅速和较高的呼吸频率综合作用，儿童更容易受到放射性排放物的影响，也意味着吸入更多放射性的氡气。孕妇在孕期的前 6 周接受一次 X 射线检查，会导致胎儿患癌症和白血病的风险增加 50%。致癌物质会对细胞核内的染色体和 DNA 分子造成随机损伤。虽然这种损伤通常会完全破坏细胞，但部分受损的细胞仍有可能存活，并在缺陷持续存在的情况下繁殖。这样的细胞可以在癌变过程中增殖，最终发展成癌症。

那么，超过多少才算多呢？定量描述来自医学诊断和自然环境的辐射量有时会令人困惑，因为存在不同的标准和单位。millirem（毫雷姆）、mrem、millirad 和 mrad 都是相同的度量单位。此外，1mSv（毫西弗）相当于 100 millirem（毫雷姆）。为了解一个单位的 mSv 是多少，我们根据 Wall 和 Hart（1997）和 UNSCEAR（2017）研究给出的数字，生成一个显示 X 射线典型剂量的图，见图 8.22。这张图显示，与普通人每年遭受的自然辐射相比，几次 X 线检查的剂量总和非常微不足道。来自 CT 扫描的暴露影响累积起来，可能会略微增加患癌症的风险（Reinberg，2009）。

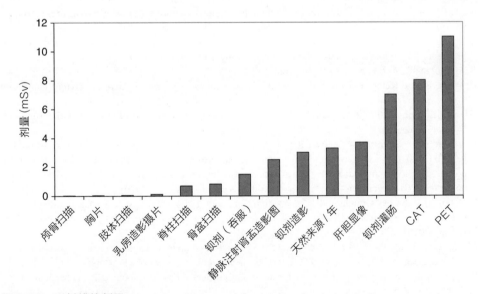

图 8.22　X 射线的剂量

参考文献

Adams, J.A.S., Louder,W.M., Phair, G., and Gottfried, D. (1964). *The Natural Radiation Environment.* US Department of Energy Nuclear Testing Archive, Accession Number: NV0053511, Document Number: 57452.

Adams, C., Ide, T., Barnett, J., and Detges, A. (2018). Sampling bias in climate–conflict research. *Nature Climate Change* 8 (3): 200–203.

Agency for Toxic Substances and Disease Registry (ATSDR) (2012). *Toxicological Profile for Radon.* Atlanta, GA. https://www.atsdr.cdc.gov/ToxProfiles/tp.asp?id=407&tid=71 (accessed 20 January 2020): Public Health Service.

Als-Nielsen, J. and McMorrow, D. (2001). *Elements of Modern X-ray Physics.*Wiley.

Bloch, C. (2009). NIH Awards Grants. *Federal Telemedicine News* (8 September). http://telemedicinenews.blogspot.com/2009/09/nih-awards-grants.html (accessed 20 January 2020).

Bramanti, B., Stenseth, N.C., Walløe, L., and Lei, X. (2016). Plague: A disease which changed the path of human civilization. *Advances in Experimental Medicine and Biology* 918: 1–26.

Briggs, D. (2003). Environmental pollution and the global burden of disease. *British Medical Bulletin* 68(1): 1–24.

Brinker, M.R., Garcia, R., Barrack, R.L. et al. (1999). An analysis of sports knee evaluation instruments. *American Journal of Knee Surgery* 12 (1): 15–24.

Brunet, M.E., Brinker, M.R., Cook, S.D. et al. (2004). *Disease and History,* 2e. Sutton Publishing.

Centers for Disease Control and Prevention (2009). Outbreak of Swine-Origin Influenza A (H1N1) Virus Infection: Mexico, March–April 2009. MMWR (30 April). http://www.cdc.gov/mmwr/preview/mmwrhtml/mm58d0430a2.htm (accessed 20 January 2020).

Chow, D.H., Kwok, M.L., Cheng, J.C. et al. (2006). The effect of backpack weight on the standing posture and balance of schoolgirls with adolescent idiopathic scoliosis and normal controls. *Gait & Posture* 24 (2): 173–181.

Chow, D.H., Leung, D.S., and Holmes, A.D. (2007). The effects of load carriage and bracing on the balance of schoolgirls with adolescent idiopathic scoliosis. European Spine Journal 16 (9): 1351–1358.

Cleverley, M. (2009). How ICT advances might help developing nations. *Communications of the ACM* 52 (9): 30–32.

Darrow, A.A., Johnson, C.M., Ghetti, C.M., and Achey, C.A. (2001). An analysis of music therapy student practicum behaviors and their relationship to clinical effectiveness: an exploratory investigation. *Journal of Music Therapy* 38 (4): 307–320.

Deer, J.C.B. and Kemp, P. (2006). *The Oxford Companion to Ships and the Sea,* 2e. Oxford University Press.

eHealth Europe (2009). FASS up to 100,000 telecare deployments. http://www.ehealtheurope.net/News/4985/fass_up_to_100000_telecare_deployments

Environment Protection Agency (2016). Assessment of risks from radon in homes (EPA 402/K-12/002 |2016|): a citizen's guide to radon: the guide to protecting yourself and your family from radon. US Environmental Protection Agency. https://www.epa.gov/sites/production/files/2016-12/documents/2016_a_citizens_guide_to_radon.pdf (accessed 20 January 2020).

FAA (2014). Advisory Circular 120-61B In-Flight Radiation Exposure. https://www.faa.gov/regulations_policies/advisory_circulars/index.cfm/go/document.information/documentID/1026386(accessed 20 January 2020).

Filler, A.G. (2010). The history, development and impact of computed imaging in neurological diagnosis and neurosurgery: CT, MRI, and DTI. Internet *Journal of Neurosurgery* 7 (1): 1–69.

Fong, B. and Li, C.K. (2011). Methods for assessing product reliability: looking for enhancements by adopting condition-based monitoring. *IEEE Consumer Electronics Magazine* 1 (1): 43–48.

Fong, A.C.M., Fong, B., and Hong, G. (2018). Short-range tracking using smart clothing sensors: a case study of using low power wireless sensors for patient tracking in a nursing home setting. In: 2018. *IEEE 3rd International Conference on Communication and Information Systems (ICCIS),* 169–172.

IEEE.

Hussain, A.,Wenbi, R., da Silva, A.L. et al. (2015). Health and emergency-care platform for the elderly and disabled people in the smart city. *Journal of Systems and Software* 110: 253–263.

HealthIT.gov (2019). Telemedicine and telehealth. https://www.healthIt.gov/topic/health-itinitiatives/telemedicine-and-telehealth (accessed 20 January 2020).

Kantor, M., & Irving, L. (1997). Telemedicine Report to Congress. US Department of Commerce in conjunction with the Department of Health and Human Services. http://www.ntia.doc.gov/reports/telemed/index.htm (accessed 20 January 2020).

Kelliher, C. and Parry, E. (2015). Change in healthcare: the impact on NHS managers. *Journal of Organizational Change Management* 28 (4): 591–602.

Kelly, J. (2005). *The Great Mortality: An Intimate History of the Black Death, the Most Devastating Plague of All Time*. HarperCollins Publishers.

Lamba, S. and Mosenthal, A.C. (2012). Hospice and palliative medicine: a novel subspecialty of emergency medicine. *Journal of Emergency Medicine* 43 (5): 849–853.

Lemyre, L., Gibson, S., Zlepnig, J. et al. (2009). Emergency preparedness for higher risk populations: psychosocial considerations. *Radiation Protection Dosimetry* 134 (3–4): 207–214.

Lewis, B.J., Bennett, L.G.I., and Green, A.R. (2000). Cosmic radiation exposure on Canadian-based commercial airline routes. *Radiation Protection Dosimetry* 87 (4): 299–301.

Li, J., Wilson, L.S., Qiao, R.Y. et al. (2006). Development of a broadband telehealth system for critical care: process and lessons learned. *Telemedicine Journal & e-Health* 12 (5): 552–560.

Little, L.K. (2008). *Plague and the End of Antiquity: The Pandemic of 541–750*. Cambridge University Press.

Massachusetts Institute of Technology (2008). Bacterial "battle for survival" leads to new antibiotic. ScienceDaily (27 February). www.sciencedaily.com /releases/2008/02/080226115618.htm (accessed 20 January 2020).

Maugh, T. H. (2002). An empire's epidemic: scientists use DNA in search for answers to 6th century plague. Los Angeles Times (6 May). https://www.latimes.com/archives/la-xpm-2002-may-06-sciplague6-story.html (accessed 20 January 2020).

National Cancer Institute (2020). Radon and cancer. https://www.cancer.gov/about-cancer/causesprevention/risk/substances/radon/radon-fact-sheet (accessed 20 January 2020).

National Statistics (2018). Population estimates for the UK, England andWales, Scotland and Northern Ireland: mid-2018. https://www.ons.gov.uk/peoplepopulationandcommunity/populationandmigration/populationestimates/bulletins/annualmidyearpopulationestimates/mid2018 (accessed 20 January 2020).

Nobel Prize (2009). The Nobel Prize in Physiology or Medicine 2009. http://nobelprize.org/nobel_prizes/medicine/laureates/2009 (accessed 20 January 2020).

Quarantelli, E.L. (2008). Conventional beliefs and counterintuitive realities. *Social Research: An International Quarterly* 75 (3): 873–904.

Reinberg, S. (2009), As CT radiation accumulates, cancer risk may rise. *US News andWorld Report* (31 March). http://health.usnews.com/articles/health/healthday/2009/03/31/as-ct-radiationaccumulates-cancer-risk-may-rise.html (accessed 20 January 2020).

Roemer, M.I. (1993). *National Health Systems of theWorld: The Issues*. Oxford University Press.

Santiago-Palma, J. and Payne, R. (2001). Palliative care and rehabilitation. Cancer 924: 1049–1052.

Shneiderman, B. (2005). *Designing the User Interface: Strategies for Effective. Human-Computer Interaction*. Reading, MA: Addison-Wesley Publishers.

Standley, J.M. and Prickett, C.A. (1994). *Research in Music Therapy: A Tradition of Excellence*. The National Association for Music Therapy, Inc.

Thakur, R., Jin, A., Nair, A., and Fridman, G.Y. (2019). Nerve cuff electrode pressure estimation via electrical impedance measurement. *Journal of Neural Engineering* 16 (6): 064003. https://doi.org/10.1088/1741-2552/ab486f.

UNSCEAR (2017). *Sources and Effects of Ionizing Radiation*. New York: United Nations Scientific Committee on the Effects of Atomic Radiation.

Veenema, T.G. (ed.) (2018). *Disaster Nursing and Emergency Preparedness*. Springer Publishing

Company.

Vergados, D.D. (2007). Simulation and modeling bandwidth control in wireless healthcare information systems. *Simulation* 83 (4): 347–364.

Villforth, J.C. (1985). Medical radiation protection: a long view. *American Journal of Roentgenology* 145(6): 1114–1118.

Wall, B.F. and Hart, D. (1997). Revised radiation doses for typical X-ray examinations: report on a recent review of doses to patients from medical X-ray examinations in the UK by NRPB: National Radiological Protection Board. *The British Journal of Radiology* 70 (833): 437–439.

Weinstein, R.S., Krupinski, E.A., and Doarn, C.R. (2018). Clinical examination component of telemedicine, telehealth, mhealth, and connected health medical practices. *Medical Clinics* 102 (3): 533–544.

Zhang, H., Small, M., and Fu, X. (2011). Staged progression model for epidemic spread on homogeneous and heterogeneous networks. *Journal of Systems Science and Complexity* 24 (4): 619.

9 穿戴式医疗

近 10 年来，可穿戴设备的发展为远程医疗服务创造了无限空间，特别是随着传感器和电池等组件的小型化，许多医疗保健应用能够整合到一个独立的可穿戴设备中（Tricoli 等，2017），很多移动医疗系统已经小型化到微型多功能可穿戴设备，在本章中，我们将重点介绍在远程医疗中通过可穿戴技术提供全面和预防性护理的应用。穿戴式医疗设备包括从用于健身轨迹记录的健康监视器到为慢性病管理提供全天候支持的无创医疗设备，这两种类型的可穿戴设备主要区别在于医疗诊断时所需数据的测量精度不同，这将在第 9.2 节进行详细介绍。

9.1 从移动到可穿戴

近年来，片上系统（SoC，又称系统级芯片）和电池技术的迅速发展，使许多电子设备不断小型化（Alioto and Shahghasemi，2017），小型化不仅使医疗保健设备更加便携，而且为植入式医疗传感系统和介入诊断提供了许多机会（Naranjo-Hernández 等，2019）。实际上，许多此类设备都是出于控制和健康监测之类的目的而连接的，如自动胰岛素泵和心电监护仪中等。像大多数电子产品一样，如从 20 世纪的 CRT（阴极射线管）电视转变到现代的具有互联网功能的 OLED（有机发光二极管）电视，以及从 20 世纪 80 年代的模拟手机转变到近些年的智能手机，这些设备被制造得小巧更轻，同时提供了比以前更多的功能，这样的趋势同样适用于医疗保健设备也就不足为奇了。设备佩戴甚至植入患者体内的舒适度均取决于其尺寸，而且尺寸变小的同时又不能影响安全性和性能。

9.1.1 尺寸问题

在过去的 10 年里，移动设备已经演化为微型可穿戴设备，患者可以在不影响日常活动的情况下全天随身穿戴。远程医疗作为物联网（IoT）医疗保健系统的一个组成部分，在连接各种医疗设备方面起着至关重要的作用，其可以通过智能城市框架来支持更加全面高效的医疗服务，如图 9.1 所示（Dimitrov，2016）。从患者角度看，通过物联网主干始终与医院相连接，患者能得到整个城市医疗体系的全面覆盖，不仅支持健康监测，还可以支持生活的方方面面，从而提高生活质量（Mohanty等，2016），例如慢性阻塞性肺疾病（COPD）患者可以获得空气污染严重程度的实时信息，并且可以定制最佳通勤路线，以避开污染最严重的地区（Pérez Roman 等，2020），此外，如第 8.2.1 节所述，还可以通过智能家居远程查看老年父母的健康状况。

老龄化伴随慢性病的问题是世界上许多大城市都面临的一个严峻挑战（Dantas等，2019）。将远程系统连接范围扩展到智能城市区域之外可以使老年人在保持最佳健康的同时独立生活，并通过与家庭护理员、朋友和家人建立联系增加社会参与度。智能城市远程医疗中的物联网除了为智能城市区域内的居民提供高效的医疗服务外，还将为老年人的医疗保健和生活方式管理提供解决方案，远程医疗通过将物联网与固定式和可穿戴式传感器一起用于疾病管理和诊断，医院和诊所可以提供个性化和预防性的护理服务。

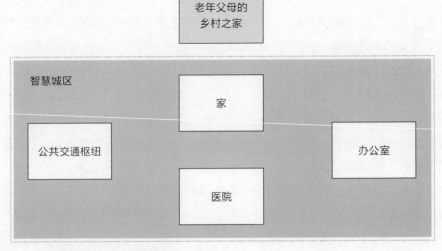

图 9.1　智能城市框架中的远程医疗

远程医疗服务使用众多应用程序来跟踪食物摄入、日常活动和地理位置等数据，可用于从常规饮食监测、慢性疾病管理到保护认知障碍患者等各个方面。此类信息的获取及后续分析处理都在设备内部进行也就是说设备应该能够执行某些关键功能，如异常警告。通过远程医疗网络发送的信息，应该是已被分析确认过的，以便启动协助或存储在电子病历（EPR）数据库中，这是因为将任何数据发送到响应中心或数据存储设施，都会受到不可控因素的影响，而且数据可能会丢失或损坏。如 2.4 节所述智能手表的示例，小型可穿戴设备能够通过各种内置传感器执行多种任务，小型设备和系统可以以不同的形式运行，如嵌入衣服、鞋子和配件中。

在 10.5.2 节中，我们将介绍腕带式无创血糖监测仪的设计，在这里，我们来看一个案例，该案例展示监测仪的原型设计，如图 9.2 所示，在光密封袋中用一个夹子固定测量葡萄糖浓度光感应的关键组件，该夹子中有一对波长为 950nm 的红外发光二极管（LED）和光电二极管。测试对象将其示指放入夹子中，并通过比较透过手指前后光功率与 LED 的输出功率，来测量光吸收量。

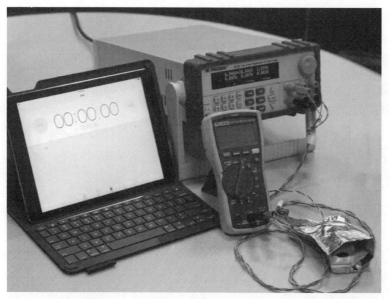

图 9.2　无创葡萄糖监测仪原型的实验设置；表 9.1 中列出的读数反映了两名测试对象用餐前后血糖水平的变化

表 9.1　来自受控实验的测量结果

对象 1	女性	32 岁	5′5″	103 lb				
时间	脉冲	血红蛋白	血糖	血流	SaO₂浓度	手指温度	湿度	室温
	（次／分）	（g/L）	（mmol/L）	（ml/min）		（℃）	（%）	（℃）
09:52	57	151.5	6.6	180	98	29.6	84.6	26.1
11:56	79	149.8	17.5	203	99	30.5	83.4	26.9
对象 2	男性	28 岁	5′10″	139 lb				
时间	脉冲	血红蛋白	血糖	血流	SaO₂浓度	手指温度	湿度	室温
	（次／分）	（g/L）	（mmol/L）	（ml/min）		（℃）	（%）	（℃）
09:45	82	157	7.4	292	97	34.1	99	24.2
11:17	84	156.5	11.9	285	96	32.5	92.9	23.3

该设备原型设计时必须平衡电池体积和每次充满电后设备的工作时长，这一概念与我们的智能手机完全相同，智能手机的电池容量 [以毫安时（mAh）为单位] 决定了电池充满电后可以使用手机的时长，如智能手机的电池容量为 3000mAh，运行时消耗 150mA 的恒定电流，当电池从 100% 完全放电至 0% 时，手机可持续使用 3000/150 = 20h。显然，容量大的电池可以为设备供电的时间更长，但需要增加体积和重量。为了便于说明，我们查看了一种使用普通 AA 或 AAA 尺寸电池的设备，其容量分别为 2400mAh 和 1000mAh。在此特定情况下，使用 AA 电池可使设备工作时间更长，但同时也增加了体积和重量。

另一个重要组件是天线，它需要便携性和运行性能之间进行平衡。具有更好的接收灵敏度和干扰缓解能力的多路输入多路输出（MIMO）天线阵列在物理上比单个微带天线更大，如图 9.3 所示（Chi 等，2016）。因此，优化运行性能和便携性是设计过程中一个重要因素。与单个微带天线相比，图 9.3a 中的多路输入多路输出（MIMO）天线以 2×4 矩阵中的 8 个天线阵列为特征，这些天线是独立馈电单元，它们共同工作，就像安装在印刷电路板（PCB）上的单个天线一样，印刷电路板（PCB）的背面是一个普通的铜底板，可以作为反射器。

9.1.2　连续监测与持续监测

由于电池容量按照电池类型和大小是固定的，因此设备每次充满电可以持续时间长短，很大程度上取决于设备的使用频率，这对于健康监视器而言，即为读数的频率和捕获数据的传输频率。在理想情况下，应在确保将数据丢失的风险最小化的同时减少读数频率，以减少电池的使用。

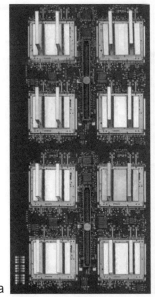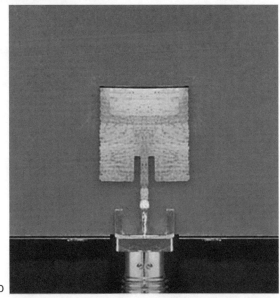

图 9.3 MIMO 天线（a）比微带天线性能更好，但比起 PCB 上简单的铜质贴片，制造成本更高

以葡萄糖监测仪为例，对于 2 型糖尿病患者，每天连续读取 2~3 次数据通常就够了，而对于 2 型糖尿病患者则需要更频繁的读数（Cariou 等，2017），在这两种情况下，大多数糖尿病患者通常每小时连续读数不超过一次即可（Beck 等，2017）。

在进一步探讨远程医疗应用之前，先明确一下持续测量和连续测量之间的本质区别，持续测量是指需要不间断的读数，如心电图信号采样是持续的数据流，捕获连续的心电图（ECG），而连续测量是重复读数，类似糖尿病监测，每天要进行几次体内葡萄糖水平测量。

应该多长时间进行一次读数，在很大程度上取决于疾病的类型。尽管我们注意到糖尿病管理通常需要每天多次连续监测葡萄糖水平，但在监测慢性心力衰竭患者时，如心电图异常检测和心律失常检测，可能需要连续监测（Steinberg 等，2017）。某些疾病的患者可能需要多个传感器，如对癫痫发作的心脏监护，还可以使用加速度测量仪进行跌倒检测，对患者跌倒进行预警，提高管理效率（Cogan 等，2017）。在确定测量频率时，应统筹考虑电池寿命与误检测异常事件的风险。

9.1.3 可穿戴的监控系统

穿戴式健康监护仪不仅在患者管理中应用越来越广，而且还有助于提高对其他相关人员的安全性。例如，职业驾驶员通过佩戴嵌入式传感器可以检测到诸如癫痫发作、嗜睡等健康风险，并与汽车电子设备结合，在驾驶员失去意识时强制车辆自动停车，从而使行驶过程更加安全。驾驶员可配备适当的传感器来监测健康风险，避免危险发生，如图 9.4 所示，测试对象连接了一系列传感器（Fong 等，2016）。我们以职业驾驶员为例，他们由于工作性质，往往容易患糖尿病和心血管疾病等慢性病（Egger 等，2017）。

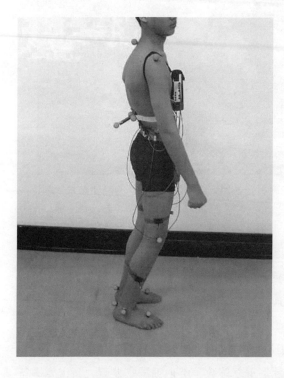

图 9.4　放置可穿戴传感器、标记和肌电图 (EMG) 电极的测试对象。在这个特殊的实验中，心脏和电动图测量是在驾驶模拟器时进行的

这个具体的例子是一个简单的带有脉冲计数器的穿戴式心率监测器，用于检测驾驶员面临健康危害时的数据，心率监测特别重要，因为它可在驾驶员驾车时指示其健康状态。当患者在诊所进行测量时，由于焦虑会测量出高于正常的读数，而在患者处于轻松状态时测量，能确保获得更具代表性的数据集（Man 等，2017）。

只要动脉离体表足够近，便可以检测到脉搏，为了方便起见，可以根据不同情况使用不同位置进行测量。

- 桡动脉（手腕）。
- 颈动脉（颈部）。
- 股动脉（腹股沟）。
- 肱动脉（肘部）。
- 拇指动脉。

　　小型无线脉搏计数器可以放在衣服内，如袖口和腕带。这些计数器都可以通过蓝牙连接到驾驶员的智能手机或车内控制台，以存储每个部位的数据。可以在驾驶员不注意的情况下获取读数，这样就可以获得正常的静息心率。

　　静息心率的变化可能受到生病或疲劳，以及受咖啡因和处方药等物质的影响，因此应进行适当的调整，以免发生误报或漏检等异常情况。另一个重要因素是驾驶员服用的处方药也会影响正常驾驶，如有的药物会导致困倦。

　　穿戴式健康监护仪越来越受欢迎，它不仅能提高被监测对象的安全性，而且能提高被监测对象周围相关人的安全性，可穿戴监护仪增强了各年龄段人群的健康，如图 9.5 所示的由两个廉价传感器组成的婴儿监护系统，可有效防止婴儿猝死，并在婴儿熟睡时提醒更换尿布，这种简单的可穿戴式监控系统安装后，父母可在婴儿睡觉时在隔壁继续进行日常活动，因为他们的智能手机能在婴儿需要的时候发出提醒。

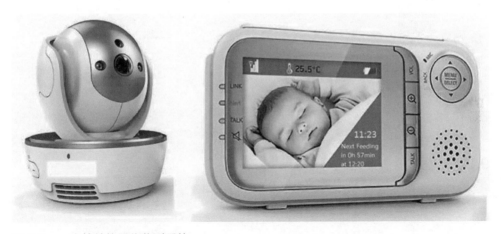

图 9.5　一个简单的婴儿监测系统

9.2　医疗器械与消费电子产品

　　可穿戴设备可以采取不同的形式穿戴，如嵌入式服装和智能手表等。市场上许多电子产品都宣称能够提供许多健康监测功能，如图 9.6 所示的应用程序。虽然有很多承诺，但它们实际在健康监测方面可以做哪些事情仍然没有答案，因为电子产品生成的报告结果通常没有临床证据的支持。相反，医疗器械必须提供足够准确的数据以进行诊断和治疗，因此与电子产品不同之处在于它不用于日常生活中（我们将在下一节中讨论）。

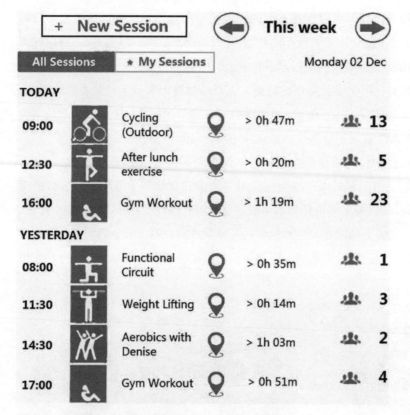

图 9.6 智能手机应用程序辅助跟踪一般的健康状况

9.2.1 医疗器械的定义

世界卫生组织（WHO）在其网站上（https：//www.who.int/medical_devices/full_deffinition/en/）发布了医疗器械的定义。

"医疗器械"是指直接或者间接用于人体的仪器、设备、器具、体外诊断试剂及校准物、计算机软件和材料，以及其他类似或者相关的物品，能够实现以下一个或多个特定医疗目的。

- 疾病的诊断、预防、监护、治疗或者缓解。
- 损伤的诊断、监护、治疗、缓解或者功能补偿。
- 生理结构或者生理过程的检验、替代、调节或者支持。
- 生命支持或者维持。
- 妊娠控制。
- 医疗器械消毒。
- 对人体样本进行检查，为医疗或者诊断目的提供信息。

主要结果通过物理等方式获得，而不是通过药理学、免疫学或者代谢的方式获取，或者虽然有这些方式参与但是只起辅助作用。

注：在某些司法管辖区，还有些产品被视为医疗器械。

- 消毒物品。
- 残疾人辅助设备。
- 包含动物和（或）人体组织的设备。
- 体外受精或辅助生殖技术的设备。

以上就可以看出医疗器械对医学专业人员意味着什么。一般来讲，医疗器械受美国联邦食品、药品和化妆品法案（FD & C 法案）监管数十年，美国食品药品监督管理局（FDA）下属的器械和放射卫生中心（CDRH）目前负责医疗器械的监管。虽然 FDA 对医疗器械的定义与世界卫生组织（WHO）非常相似，但一个显著的区别是 FDA 的定义涵盖了"包含动物和（或）人体组织的设备"，这意味着用于动物的器械也同样受到监管。在美国,任何医疗器械都必须经过上市前批准(PMA)，以及上市后监管控制（Jarow and Baxley，2015）。

在美国推出新的医疗器械之前，必须首先按照 510（k）（上市前通告，FDA 2014 年颁布）获得上市许可或通过 PMA 批准上市，上市后的监管控制包括器械清单、医疗器械报告（MDR）、机构注册，以及质量体系合规性检查等。

9.2.2 器械分类

FDA 对器械的监管分类主要是根据医疗器械给使用者带来的风险来确定，根据该器械可能导致的风险，监管控制的层级分为三类，从风险最低的第一类到风险最高的第三类，根据美国联邦食品、药品和化妆品（FD&C）法案的基本要求，所有类别的器械都要接受上市前管理。

基于设备的用途和使用指南分类时，本节开始时就明确区分了医疗器械和消费类医疗保健设备，后者不需要监管机构批准并只提供指导性数据，但 FDA 器械分类的"使用指南"具有不同的含义，FDA 在 2014 中有专门说明，它实际上表示用途的类型，如下面的示例所示：

穿戴式光学葡萄糖监测仪的用途是进行无创葡萄糖浓度测量，其作为在皮肤上进行连续测量仪器的一种，并附加了专门的使用指南。

在产品发布之前，给器械确定分类非常重要。但有些情况下，可以豁免。通过搜索 FDA 的在线产品分类数据库，可以找到这些器械的分类，如图 9.7 所示。

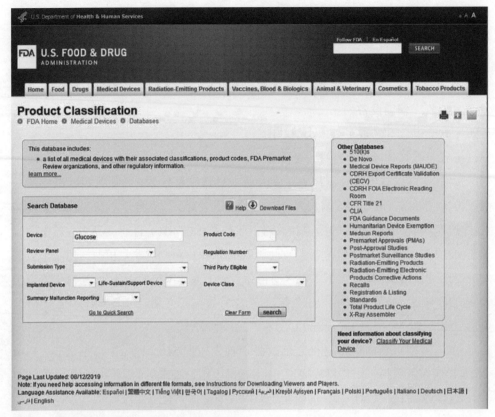

图 9.7　用于确定设备类别的产品分类数据库

许多国家都有类似的医疗器械监管法规，如英国的药品和医疗保健品监管局（MHRA）负责监管医疗器械产品注册过程，美国和英国在分类上的主要区别在于，第Ⅱ类又进一步细分为 a 类和 b 类。另外需要注意的是，截至撰写本书时（在英国脱欧前不久），所有在英国销售的医疗器械都必须使用有效的 CE 标志（需要临床评估报告或 CER），来确认其符合欧盟医疗器械法规。欧盟有单独的医疗器械法规（MDR）和体外诊断法规（IVDR），用来管理在欧盟销售的医疗器械。

对需要严格遵守监管的医疗器械和一般消费类医疗器械做了清晰区分之后，我们现在讨论一般消费类医疗器械，由于与医疗器械相关的具体细节不在本书讨论的范围内，建议可阅读专门的医疗器械相关的书籍。

9.3 数据联通

9.3.1 部署选项

多种医疗保健设备都使用内置的加速度计来估算行走的步数，如图 9.8 所示。目前疼痛管理已经成为一个可以通过鞋内传感器进行监测的新领域，穿戴式医疗保健设备可以监测全身从头到脚的各种参数，如图 9.9 所示的智能头盔，这种头盔不仅可以跟踪健康状况和周围环境的参数，还可以检测道路中的危险因素（如交通拥堵或道路障碍物）来辅助安全驾驶（Fong and Siu，2012），此外，使碰撞传感器触发符合欧盟车载紧急呼叫系统（eCall）方案自动紧急警报（Lego 等，2020）。在本书中，我们已看到了许多类似关于不同类型的穿戴式健康监护仪是如何组成远程医疗系统的例子，我们现在通过研究智能鞋的实际设计案例来深入地了解部署选项，该鞋使用磁力计进行步态分析来监测疼痛，这些传感器不仅能分析疲劳程度、计算热量、得出预防伤害的姿势，而且还控制一个处理器，用于泵送气垫以产生最佳形状，所有捕获的数据都可以通过蓝牙发送到智能手机进行分析和存储。

总之，智能鞋和智能头盔在设计原理上有许多相同的因素需要考虑，与数据采集相关最重要的因素是传感器的布置，以保证数据精度不受用户移动的影响。这与安装在密闭空间内传感器的位置和数量有关，不会对安全和人体工程学产生任何影响，天线布置是确保连接可用性的另一个重要因素，因为这会影响能耗及无线电链路的可靠性。

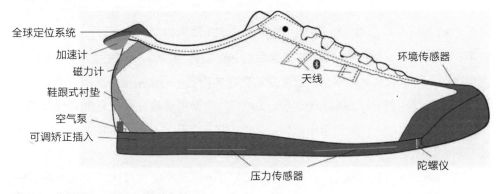

图 9.8　智能鞋，用于启动疼痛管理

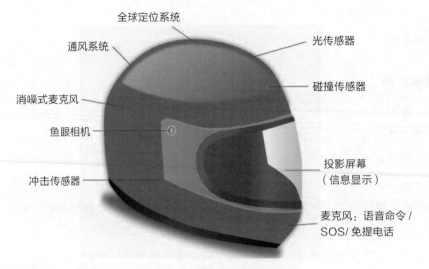

全球定位系统

通风系统

光传感器

碰撞传感器

消噪式麦克风

鱼眼相机

投影屏幕
（信息显示）

冲击传感器

麦克风：语音命令 /
SOS/ 免提电话

图 9.9　安全帽配备集成传感器，增强健康和安全监控

9.3.2　用于质量监控的连通性

互联互通（Connectivity），是远程医疗的重要组成部分，也是国际联合委员会（JCI）认证框架下医院、临床实验室等进行质量监控的重要平台，并且可以通过简单的感应网络来管理诸如防止坠落和降低火灾风险之类的安全防护功能，可穿戴式传感器能够在紧急疏散事件中检测跌倒和位置跟踪，我们将通过下一节管理紧急情况的案例研究，进一步了解如何在符合 JCI 规定下使用远程医疗系统。

9.4　提高护理效率

正如我们在本章中了解到的，穿戴式可互联传感器在远程医疗中发挥了重要作用，我们将之前在 3.4 节关于智能医院的讨论延伸到本章，并通过一个养老院护理能力的案例研究来总结本章关于可穿戴医疗的内容。养老院的需求随着老年人数量的不断增长而增长（Lakdawalla 等，2003），根据由菲迪亚顾问有限责任公司建立的美国国家护理人员图书馆给出的定义，养老院（也被称为疗养院）是为老年人或残疾人提供全天候护理的一种住宿型护理场所。

为了保证养老院居民的安全，需要深入调研居民在应对自然或人为灾难时的脆弱程度（Pelling，2012），在帮助可能有身体或认知障碍的老年居民时，研究应对灾难的方案是提高老年人安全性的一个关键问题（Gajos 等，2014），而使用可穿戴医疗解决方案的可以帮助解决这一问题，如 Tängman 等（2010）指出，养老院的居民在应对紧急情况时特别容易跌倒，因此将可互联的加速计与位置跟踪器一起使用，可以在患者跌倒时自动提醒护理人员患者的确切位置。

9.4.1 辅助活动

Mergner 和 Lippi（2018）研究了姿势和运动障碍对需要助行器的老年患者的影响。助行器可以帮助老年患者保持平衡和活动能力，但要以增加手臂负荷、增加能量消耗和提高心率为代价（Mello 等，2018）。为了提高老年患者的活动能力，需要结合 Shoup 等（1974）关于拐杖长度对未患任何疾病或残疾居民的影响的生物力学研究成果。许多依靠拐杖的老年人都患有腰椎前凸症，这是一种常见背部曲线突出的姿态，可能导致肌肉疼痛或痉挛（Walicka-Cuprys' 等，2018）。医师建议患者用一副拐杖来改善他们的平衡（Yagi 等，2017）。可穿戴传感器则可用于分析使用拐杖对身体的排列变化之间的关系，以便优化使用拐杖对行动能力的影响。

具有可运动能力的老年人有时会使用手杖来获得额外的支撑，Pang 等（2007）建议使用"总运动功能分类"量表来说明需要特殊设计的手杖协助中风后等级为 3 级的患者。如图 9.10 的示例所示，可穿戴传感器沿着背部置于合适位置用于步态监测，以协助分析痉挛。痉挛是肌肉依赖性拉伸反射，同时伴有肌肉无力、不平

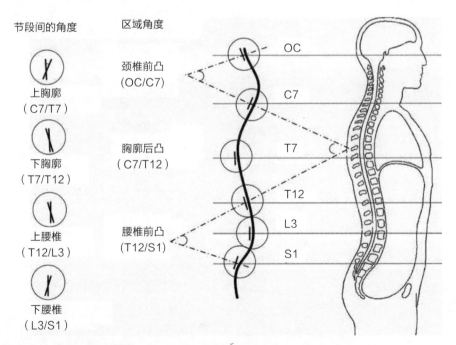

图 9.10　可穿戴传感网络，沿着脊柱放置，用于步态和姿势分析

衡及受损的选择性运动控制（Marinelli 等，2016），其目的是研究不自主的肌肉收缩和痉挛对行动不便的老年人的影响（Rooks 等，2017）。老年患者的步态和姿势可能有蹲膝、跳跃膝、僵硬膝和反屈膝，在疏散时都需要帮助（Marsden，2018），围绕膝盖放置其他传感器可以增强对拐杖使用效果的了解。

9.4.2 紧急情况准备：一个养老院的案例研究

在养老院里认知和运动能力较差的高龄老年人集中，更容易造成患者受伤（Donner and Rodríguez，2008），而 Chamberlain 等的研究（2017）表明，协助认知和运动能力较差的患者是加拿大应急管理的重大挑战，它还试图深入研究当地的资源问题，以便可以得出有效解决方案以满足世界各地的疗养院的需求，一名工作人员能够照顾多个患者的能力与他们的知识、技能和无障碍技术密切相关（Yager 等，2011）。

图 9.11 中的模型总结了所涉及的人员，即老年人和护理人员，他们具有不同的健康状况、特征、技能和能力。这些都会影响个人对紧急情况的反应能力，这些相互作用将三个实体联系起来。这三个实体依次描述了老年人的生活能力，以及用

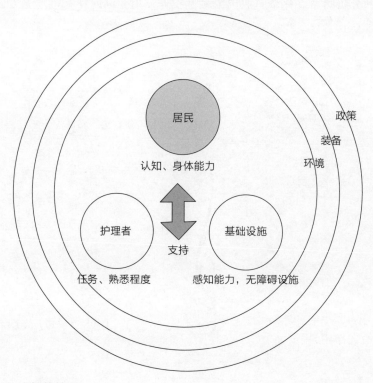

图 9.11　人机的关系

什么样的解决方案可以帮助他们应对紧急情况。

当火灾、洪水和地震发生时，养老院的老人们通常难以应对紧急情况（Sternberg，2003）。Kholshchevnikov 等（2012）报道说，发生火灾时，对老年人来说紧急疏散的关键问题是拐杖的移动能力，这意味着养老院应评估其居民在发生紧急情况时的脆弱性。Rowland 等（2007）还需要评估养老院工作人员如何在很短的时间内应对紧急情况，快速组织紧急疏散的能力。在应急准备过程涉及使用不同类型的可穿戴设备、传感器和系统。

紧急情况的具体性质会对患者安全撤离建筑物的能力有很大影响（Pierce and West，2017）。当前用于对行动不便的撤离者进行紧急管理的方法，在很大程度上依赖看护者的具体行为，在这些过程中人为因素在保证患者安全方面起着重要作用（Gaba，2000）。Díaz 等（2016）提出，紧急情况下科学技术的应用为改善养老院的疏散工作发挥重要作用。

9.5　可穿戴物理疗法

为了提升健康水平，我们虽然可以保持健康的生活方式，但也会遭受不可避免的事故，如拉伤身体（在工作或运动中）或外部事故发生之后，向理疗师咨询是不可避免的。在其他情况下，如中风，患者还需要求助专业治疗师。在这些情况下，只要在前 3 周的黄金时期内进行治疗，他们的活动能力就可能恢复（Horak 等，2015）。

下面的原因，尤其是生活在农村地区的患者，在使用此类服务时可能会遇到困难。

- 他们所在地区的专业理疗师短缺。
- 许多患者负担不起这种服务。
- 服务提供商距离患者太远。
- 受伤会限制患者的活动能力。

在这些情况下，远程医疗是最好的解决方案，但很少被予以考虑和使用。例如，患者在肌肉受伤后可使用经皮电神经刺激（TENS）或电肌肉刺激（EMS）设备来恢复，这些设备不仅在市场上很容易找到，而且使用说明书简单易于理解，但是为了使这些设备发挥最大作用，用户需要知道合适的剂量以达到准确的刺激水平（Gibson 等，2019）。此外，分析肌肉恢复程度还需要大量信息（Wu 等，2018），可以通过蓝牙等连接设备和接口获取，装有内置传感器的可穿戴 TENS 或 EMS 设备将允许监测用户设置并通过应用程序上传初始治疗的刺激强度，还可以收集用户的主观感受、评价等定性信息进行疗效分析。

使用具有领域知识库引擎的人工智能（AI）算法，用户的治疗参数可以被下载用于下一个疗程（Cypko and Stoehr，2019）。有了建议和治疗的反复反馈，可以通过适当的调整来实现对后续治疗的微调（Amatya 等，2018），这将会增强患者的体验，并为类似情况的其他患者提供有用的信息。

来看一个中风患者治疗的案例，治疗师在发病后前 3 周进行的强化护理对康复至关重要（Cunningham 等，2016），图 9.12 中所示基于外骨骼设备的可穿戴设备结合了脑电图（EEG）监控，可帮助患者移动四肢，EEG 信号允许针对特定患者定制治疗计划（Bundy 等，2017）。这也可以通过远程医疗通信信道在远程执行。在患者表现出改善、有潜力重建相关神经连接，以及某些活动能力之后，外骨骼设备可以充当辅助工具，帮助患者进行更多的运动和训练，直到患者的活动能力完全恢复。

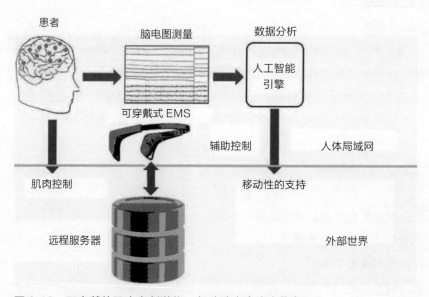

图 9.12 可穿戴的肌肉电刺激仪，帮助脑卒中患者恢复

参考文献

Alioto, M. and Shahghasemi, M. (2017). The Internet of things on its edge: trends toward its tipping point. *IEEE Consumer Electronics Magazine* 7 (1): 77–87.

Amatya, B., Young, J., and Khan, F. (2018). Non-pharmacological interventions for chronic pain in multiple sclerosis. *Cochrane Database of Systematic Reviews* (12): CD012622. https://doi.org/10.1002/14651858.CD012622.pub2.

Beck, R.W., Riddlesworth, T., Ruedy, K. et al. (2017). Effect of continuous glucose monitoring on glycemic control in adults with type 1 diabetes using insulin injections: the DIAMOND randomized clinical trial. *JAMA* 317 (4): 371–378.

Bundy, D.T., Souders, L., Baranyai, K. et al. (2017). Contralesional brain–computer interface control of a powered exoskeleton for motor recovery in chronic stroke survivors. *Stroke* 48 (7): 1908–1915.

Cariou, B., Fontaine, P., Eschwege, E. et al. (2017). Influence of organizational context on nursing home staff burnout: A cross-sectional survey of care aides inWestern Canada. *International Journal of Nursing Studies* 71: 60–69.

Chamberlain, S.A., Gruneir, A., Hoben, M. et al. (2017). Influence of organizational context on nursing home staff burnout: a cross-sectional survey of care aides inWestern Canada. *International Journal of Nursing Studies* 71: 60–69.

Chi, H.R., Tsang, K.F., Chui, K.T. et al. (2016). Interference-mitigated ZigBee-based advanced metering infrastructure. *IEEE Transactions on Industrial Informatics* 12 (2): 672–684.

Cogan, D., Birjandtalab, J., Nourani, M. et al. (2017). Multi-biosignal analysis for epileptic seizure monitoring. *International Journal of Neural Systems* 27 (01): 1650031.

Cunningham, P., Turton, A.J., Van Wijck, F., and Van Vliet, P. (2016). Task-specific reach-to-grasp training after stroke: development and description of a home-based intervention. *Clinical Rehabilitation* 30 (8): 731–740.

Cypko, M.A. and Stoehr, M. (2019). Digital patient models based on Bayesian networks for clinical treatment decision support. *Minimally Invasive Therapy & Allied Technologies* 28 (2): 105–119.

Dantas, C., van Staalduinen,W., Jegundo, A. et al. (2019). Smart healthy age-friendly environments: policy recommendations of the thematic network SHAFE. *Translational Medicine* 19: 103.

Díaz, P., Carroll, J.M., and Aedo, I. (2016). Coproduction as an approach to technology-mediated citizen participation in emergency management. *Future Internet* 8 (3): 41.

Dimitrov, D.V. (2016). Medical internet of things and big data in healthcare. *Healthcare Informatics Research* 22 (3): 156–163.

Donner,W. and Rodríguez, H. (2008). Population composition, migration and inequality: the influence of demographic changes on disaster risk and vulnerability. *Social Forces* 87 (2): 1089–1114.

Egger, G., Binns, A., Rossner, S., and Sagner, M. (2017). *Lifestyle Medicine: Lifestyle, the Environment and Preventive Medicine in Health and Disease*. Academic Press.

FDA (2014). *The 510(k) Program: Evaluating Substantial Equivalence in Premarket Notification [510(k)]: Guidance for Industry and Food and Drug Administration Staff*. US Department of Health and Human Services, Food and Drug Administration.

Fong, B. and Siu,W.C. (2012). A detection system for assisting a driver when driving a vehicle. US Patent 8,174,375, filed 19 April 2012 and issued 26 March 2013.

Fong, A.C.M., Chan, C., Situ, L., and Fong, B. (2016).Wireless biosensing network for drivers' health monitoring. In: *2016 IEEE International Conference on Consumer Electronics,* 247–248. ICCE.

Gaba, D.M. (2000). Anaesthesiology as a model for patient safety in health care. BMJ [British Medical Journal] 320 (7237): 785.

Gajos, A., Kujawski, S., Gajos, M. et al. (2014). Effect of physical activity on cognitive functions in elderly. *Journal of Health Science 4* (8): 91–100.

Gibson,W.,Wand, B.M., Meads, C. et al. (2019). Transcutaneous electrical nerve stimulation (TENS) for chronic pain-an overview of Cochrane Reviews. *Cochrane Database of Systematic Reviews* (4): CD011890. https://doi.org/10.1002/14651858.CD011890.pub3.

Horak, F., King, L., and Mancini, M. (2015). Role of body-worn movement monitor technology for balance and gait rehabilitation. *Physical Therapy* 95 (3): 461–470.

Jarow, J.P. and Baxley, J.H. (2015). Medical devices: US medical device regulation. *Urologic Oncology: Seminars and Original Investigations* 33 (3): 128–132.

Kholshchevnikov, V.V., Samoshin, D., and Istratov, R. (2012). The problems of elderly people safe evacuation from senior citizen heath care buildings in case of fire. In: *Proceedings of 5th International Symposium "Human Behaviour in Fire"*, 587–593. Cambridge: Interscience Communications.

Lakdawalla, D., Goldman, D.P., Bhattacharya, J. et al. (2003). Forecasting the nursing home population. Medical Care 41 (1): 8–20.

Lego, T., Mladenow, A., and Strauss, C. (2020). Assessment of eCall's effects on the economy and automotive industry. In: *Data-Centric Business and Applications* (eds. N. Kryvinska and M. Greguš), 409–431. Springer.

Man, S., ter Haar, C.C., de Jongh, M.C. et al. (2017). Position of ST-deviation measurements relative to the J-point: impact for ischemia detection. *Journal of Electrocardiology* 50 (1): 82–89.

Marinelli, L., Mori, L., Canneva, S. et al. (2016). The effect of cannabinoids on the stretch reflex in multiple sclerosis spasticity. *International Clinical Psychopharmacology* 31 (4): 232–239.

Marsden, J.F. (2018). Management of walking disorders in neurorehabilitation. In: *Neurorehabilitation Therapy and Therapeutics* (eds. P.S. Nair, M. González-Fernández and J.N. Panicker), 105–118. Cambridge University Press.

Mergner, T. and Lippi, V. (2018). Integrating posture control in assistive robotic devices to support standing balance. In: *International Symposium onWearable Robotics,* 321–324. Springer.

Mello, J.L.C., Souza, D.M.T., Tamaki, C.M. et al. (2018). Application of an effective methodology for analysis of fragility and its components in the elderly. In: *Information Technology-New Generations* (ed. S. Latifi), 735–739. Cham: Springer.

Mohanty, S.P., Choppali, U., and Kougianos, E. (2016). Everything you wanted to know about smart cities: the Internet of things is the backbone. *IEEE Consumer Electronics Magazine* 5 (3): 60–70.

Naranjo-Hernández, D., Reina-Tosina, J., Buendía, R., and Min, M. (2019). Bioimpedance sensors: instrumentation, models, and applications. *Journal of Sensors* 2019 Article ID 5078209 doi:https://doi.org/10.1155/2019/5078209.

Pang, M.Y., Eng, J.J., and Miller,W.C. (2007). Determinants of satisfaction with community reintegration in older adults with chronic stroke: role of balance self-efficacy. *Physical Therapy* 87(3): 282–291.

Pérez-Roman, E., Alvarado, M., and Barrett, M. (2020). Personalizing healthcare in smart cities. In: *Smart Cities in Application* (ed. S. McClellan), 3–18. Springer.

Pierce, J.R. andWest, T.A. (2017). Mortality in evacuating nursing home residents. *Journal of the American Medical Directors Association* 18 (9): 803.

Pelling, M. (2012). *The Vulnerability of Cities: Natural Disasters and Social Resilience.* Routledge.

Rooks, D., Praestgaard, J., Hariry, S. et al. (2017). Treatment of sarcopenia with bimagrumab: results from a phase II, randomized, controlled, proof-of-concept study. *Journal of the American Geriatrics Society* 65 (9): 1988–1995.

Rowland, J.L.,White, G.W., Fox, M.H., and Rooney, C. (2007). Emergency response training practices for people with disabilities: analysis of some current practices and recommendations for future training programs. *Journal of Disability Policy Studies* 17 (4): 216–222.

Steinberg, J.S., Varma, N., Cygankiewicz, I. et al. (2017). 2017 ISHNE-HRS expert consensus statement on ambulatory ECG and external cardiac monitoring/telemetry. *Heart Rhythm* 14 (7): 55–96.

Shoup, T.E., Fletcher, L.S., and Merrill, B.R. (1974). Biomechanics of crutch locomotion. *Journal of Biomechanics* 7 (1): 11–19.

Sternberg, E. (2003). Planning for resilience in hospital internal disaster. *Prehospital and Disaster Medicine* 18 (4): 291–299.

Tängman, S., Eriksson, S., Gustafson, Y., and Lundin-Olsson, L. (2010). Precipitating factors for falls among patients with dementia on a psychogeriatric ward. *International Psychogeriatrics* 22 (4): 641–649.

Tricoli, A., Nasiri, N., and De, S. (2017).Wearable and miniaturized sensor technologies for personalized and preventive medicine. *Advanced Functional Materials* 27 (15): 1605271.

Walicka-Cupry´s, K.,Wyszyn´ ska, J., Podgórska-Bednarz, J., and Drzał-Grabiec, J. (2018). Concurrent validity of photogrammetric and inclinometric techniques based on assessment of anteroposterior spinal curvatures. *European Spine Journal* 27 (2): 497–507.

Wu, Y.N., Gravel, J., Chatiwala, N. et al. (2018). Effects of electrical stimulation in people with postconcussion syndromes: a pilot study. *Health* 10 (04): 381.

Yager, P.H., Lok, J., and Klig, J.E. (2011). Advances in simulation for pediatric critical care and emergency medicine. *Current Opinion in Pediatrics* 23 (3): 293–297.

Yagi, M., Ohne, H., Konomi, T. et al. (2017).Walking balance and compensatory gait mechanisms in surgically treated patients with adult spinal deformity. *The Spine Journal* 17 (3): 409.

10　智能辅助技术

在前面的 9 章内容中，我们讨论了远程医疗和相关的数字健康技术如何支撑医疗保健和医疗实践的各个方面。前面提到的大多数技术都有悠久的历史。数据通信是由 A.G. Bell 和 Elisha Gray 设计的第一部电话演变而来的，它是当今世界许多现代远程医疗系统构成的基础（Williams，2018）。随着技术进步和创新为医疗保健服务开辟了广阔天地。英格兰国家卫生信息技术咨询小组发布的报告中（Wachter and Chair，2016）讨论了在跨学科研究、规划、管理过程中，利用信息技术（IT）提供更好、更安全医疗服务的重要性。通过医学、数据分析、计算建模和统计的综合研究，可以通过智能辅助技术开发许多具有医疗挑战的技术创新。

10.1　辅助技术的负担能力

早在 20 年前，Mann 等就提出了针对家庭环境干预措施以及研制用于老年人独立生活辅助技术设备的想法（1999）。最近，已经出现了带有智能家居控制的辅助家居自动化设施（Grossi 等，2008）。过去 10 年，随着更快的通信链路和更小的可穿戴设备的出现，医疗保健在功能和可用性方面都取得了长足发展。

10.1.1　经济实惠的辅助技术

近年来，随着物联网（IoT）将智能家居和更广泛的智能城市环境中大量设备连接在一起，数据传输成本降低，如传输蜂窝网络中一兆字节（1MB）移动数据的成本大幅度下降（Zhu 等，2017）。在许多国家和地区，数据传输成本已变得非常低廉，以至于我们可以将许多设备（如智能手表、电器及汽车）同时连接起来，以便跟踪我们的日常锻炼、找到避免交通拥堵的最佳路线；所有这些都可以通过连接轻松实现，互联设备为我们带来了大量辅助技术可以增进健康和安全。

10.1.2　人机互联

我们可通过建立视频会议，和朋友、家人之间进行联系，也可借此寻求护理人员的建议和帮助。例如，一台带有小型摄像头的电视机就可以促进不同用户之间的实时通信，用户通过遥控器或语音命令就可以进行连接而不需要键盘或鼠标。他们甚至可以和远方的朋友一起参与各种视频游戏，同样医师和其他护理人员也很容易通过视频了解老年患者的现状。

所有这些都是通过更便捷的通信实现的，数据容量的提升意味着用户可以增强移动性、健康水平及社交互动。只要可穿戴设备在蜂窝网络覆盖范围内，即可为室内外的用户提供健康监测。在设计上关键是如何提供易于使用的全面护理解决方案，使所有连接的设备成为用户日常生活中不可或缺的一部分。

用户可以连接用于从个人放松到重症监护等一系列活动的设备。设备之间相互连接，以便支持全面的服务。例如，我们提到可以将冰箱连接到微波炉，并且可以从互联网上下载食谱，并且根据冰箱中储存的食物，可以向用户提供烹饪指导。其他设备如食品加工机和咖啡机，也可以连接在一起，以辅助快速准备一顿丰盛的饭菜。

智能家居环境中的通信技术不仅使老年人受益，也使他们的亲人受益。他们获取的信息远远超过移动电话所能提供的，这些信息可以确保他们能够及时了解老年人的健康状况。如果一个人离一位年老的亲人几千英里远，或者在几个街区以外的地方工作，都可以保证在紧急情况下收到警报，并且随时提供帮助。

10.1.3　情绪管理：保持快乐和健康

充实地生活是保持幸福的关键，这对老年人和年轻人都是如此。毕竟，绝大多数老年人以不同的身份为社区辛勤贡献了数十年。在通信网络和传感器网络方面，对智能家居系统的性能进行定量评估是很容易做到的，比如误码率（BER）、时间延迟、数据丢失，以及我们在第 2 章中讨论过的一些参数。然而幸福感、自信心和自尊心呢？到目前为止，我们所讨论的只是照顾用户的身体健康，处理诸如孤独和恐惧等情感问题的技术又该如何实现呢？

对于那些独居的人来说，"说话机器人"可以帮助他们，当有人走近时，它会启动对话模式，提供有关世界各地正在发生事件的新闻简报，并对外出吃饭提出建议。肢体语言和行为习惯可以反映用户心理健康的信息。通过语音识别，可以实现社交互动（Chen 等，2007）。情绪智能应用程序可以根据用户的情绪采取措施，如当用户感到无聊时，系统可以建议用户进行一些娱乐活动。对于说话机器人，系统可以根据用户的情绪来调整对话的音调。跌倒检测可能是最重要的系统监测功能之一，它可以使老年人安心体育锻炼。互联技术有两种方式，一种是主动式的，在这种模式下，平衡机制可以帮助降低坠落风险，我们对此不讨论细节，因为这涉及大量的机械设计理论，并且目前其技术实现仍然不实用。另一种是被动地检测任何失去平衡的情况，以便发出警报，被动跌倒检测警报可以通过加速度计或视频成像之类的可操作解决方案来解决。

智能家居辅助技术还可以通过调节温度和照明来节能；空调和百叶窗可以通过安装在家里的传感器进行自适应控制。同样当用户房间环境的光线低于某个水平时，灯可以自动打开。此外，药物分配也可以连接到系统，并在不需要时自动锁定（Check 等，2005）。与冰箱一样，对于那些需要长期用药的人，每种药物可以自动跟踪，并在用完前进行重新订购，由此，智能家居技术提供了与传统家庭网络完全不同的灵活性和功能。

10.2 智能家居集成

在远程医疗的帮助下，资源利用变得更加高效，辅助医疗变得更加经济实惠。基于传感器的个人健康设备在支持用户进行日常活动的同时，大量的保健产品可以提供（Garge 等，2017）。近年来，辅助护理变得更容易，这不仅是因为制造成本降低，还得益于移动数据访问成本的降低（Yang 等，2017）。我们接下来将研究电子产品如何通过数字健康和辅助技术改变我们的日常生活。

10.2.1 家用电子消费品

包括冰箱等，智能家居技术几乎可以应用在各种家用电器中，以实现日常生活中更多的自动化和智能化。当与家庭网络或互联网结合使用时，不同的设备之间可以相互通信。它们甚至可以促进不同用户、护理人员和设备制造商之间的通信。智能家居技术已经在许多厨房（Kranz 等，2007）和客厅娱乐（Palazzi 等，2009）中得到广泛应用，以实现各种控制功能。将智能家居技术与远程医疗相结合，在老年患者的家中，除了上面提到的烹饪和娱乐功能外，还可以提供其他的功能。Demiris 等（2004）评估了智能家居技术在预防或检测跌倒、辅助视力或听力障碍、改善行动能力、减少隔离、管理药物和监测生理参数方面的应用，报道称用户主要关注点是设备的用户友好性、无人为响应，以及需要对年龄较大的学习者进行培训。（Rialle 等，2002）此外，还有家庭患者群体的多样性需求，所以需要更复杂的技术。这样的需求需要数据采集和无线通信技术来实现，使老年用户无须太多培训在家里使用时同样会感到舒适。

　　人工智能（AI）在向老年人提供辅助技术方面发挥着重要作用。回顾之前提到的智能冰箱的例子，我们可以看看 AI 是如何实现治疗性生活方式改变的（TLC）。治疗性生活方式改变（TLC）包括饮食，体重和运动的管理，对控制非酒精性脂肪肝（NAFLD）、糖尿病和胆固醇均有效（Bauer 等，2016）。

- 饮食：根据患者的健康状况，将自动生成如图 10.1 所示的饮食建议，通过推荐低饱和脂肪含量的食谱来控制胆固醇（Sialvera 等，2018）。这是智能家居网络的一部分功能，该智能家居网络还可以连接到冰箱，这样就可以根据当前冰箱中的食物来优化饮食建议。

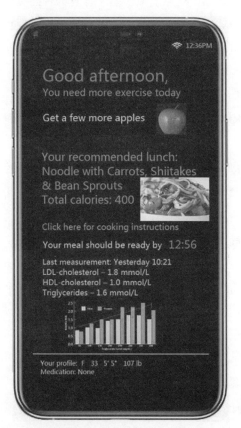

图 10.1　人工智能生成的
控制胆固醇的饮食建议

- 运动：可以根据患者的胆固醇水平和心脏状况制订运动计划。有积极生活方式的患者可以通过智能技术根据个人健康状况优化他们的健身方案，从而显著降低患冠心病（CAD）的风险（Olin 等，2016）。
- 体重：肥胖通常与低密度脂蛋白（LDL）胆固醇水平超过 160mg/dl 有关（Giagulli 等，2015）。通过治疗性生活方式改变（TLC），即使体重减少 2.3~4.5kg，也能显著降低胆固醇和三酰甘油水平（Vilar-Gomez 等，2015）。饮食管理和运动管理相结合可以为减少饱和脂肪的摄入量低于总热量的 7% 提供建议（Sasdelli 等，2016）。

10.2.2　将医疗保健和生活方式融入家庭

通过监测用户的活动及其周围的事物，还可以提高生活质量。诸如加速计、压力传感器、运动检测器和摄像机之类的监视设备可以安装在智能家居中，以收集有关老年人状况的详细信息。传感器用于从启动时记录、跟踪用户运动的多种场合。正如前文所讨论的，有多种不同的传感器用于健康监测。基于计算的智能算法还可以收集用户数据，从用户行为的长期模式中学习和分析。这可以服务许多项目，包括康复进度、异常警告和积极预防跌倒。

传感器还可以帮助有认知或视觉障碍的人。可以提醒用户的日常活动，如关闭煤气炉和服药，还可以警告即将发生的任何危险，如上楼梯或走在湿滑的地面上。智能家居技术可以根据环境条件在危险情况下提供情境指导和警告，以便及时采取预防措施。

它与远程医疗网络结合使用，医师可以检索相关用户信息并查看最新的电子病历，并查看用户是否正常饮食，以及其他行为的变化。

10.3　用于改善治疗的数字健康

正如我们在第 4.5 节末尾所了解到的，远程医疗为药物管理也提供了一个重要的平台，但我们现在将讨论数字健康和远程医疗如何彻底改变传统药理学与智能技术的融合方式。

10.3.1　治疗创新

在过去的二三十年里，计算机辅助药物设计已被广泛应用于新药的发现和开发（Åqvist 等，1994）。在过去的十年里，人工智能在基于结构的药物设计过程中得到了广泛的应用（Duch 等，2007）。虽然药物设计中配体的生物制药方面不在本文的论述范围内 [具体细节可在参考 Schneider 和 Baringhaus（2008）及 Zartler 和 Shapiro（2008）的文献]，但我们的目标是研究智能辅助技术对药物创新的贡献。这是一个特别时兴的话题，因为许多健康补充产品声称好处多多，我们将这些与药物一起概括为预防性药学品，因为没有详细验证它们的益处。

　　为了说明智能辅助技术的作用，我们从药丸的一般思想脱离出来，回头通过讨论智能药丸背后的技术来详细阐述这些思想。取而代之的是，我们看一个染发剂的案例。这个染发剂使用天然成分而非化学染料，如图 10.2 所示，是一种诱导毛发颜色变化的药物（Lademann 等，2007），并能将营养物质输送到猪的毛囊中（Lademann 等，2006）。在这里使用智能技术的想法非常简单，即使用具有颜色校准的数码相机，如图 10.3 所示，比较上次使用染料时的头发颜色，然后进行颜色匹配，以便头发能够保持前后完全相同的颜色，并且可以通过定期比较图像来检测褪色，自动图像处理可以实现颜色的一致性效果。整合到一个远程医疗网络中，参与临床试验的参与者可以相互连接在一起，这样就可以在非现场分析的同时集体评估有效性，从而可以与来自任何地方的参与者进行临床试验。

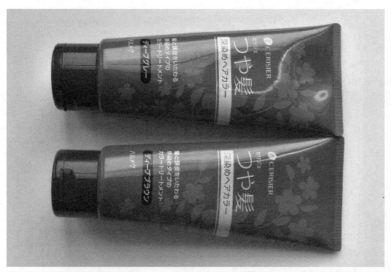

图 10.2　药物结合用染发剂：通过颜色分析仪的帮助，混合产生自然过渡和一致性的效果

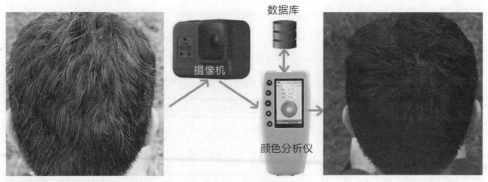

图 10.3　颜色分析仪，用于色调匹配和临床试验报告

　　智能辅助技术远远超出了颜色匹配和将营养输送到头发的范围。如图 10.4 所示，气势动态充气可以进行动态压缩以缓解静脉曲张，该方法是通过动态调节静脉曲张的压力状态来优化循环，这当然对每个患者是不同的。压力袜通常通过在足踝和足附近施加更大的压力来增加血流量，而传统压力袜的常见问题是腿部压力恒定（Gaied 等，2006），因此均匀施加的压力没有考虑到患者个人的需求（Fujii 等，2017）。通过根据个体静脉的不同状况施加不同的压力，可以较好地解决传统压力袜的问题。智能技术的另一个特点是可以进行适当的调整，例如当口服药物（如碧萝芷）与支持系统一起使用时可以自动调节药量（Nafisi and Maibach，2017）。

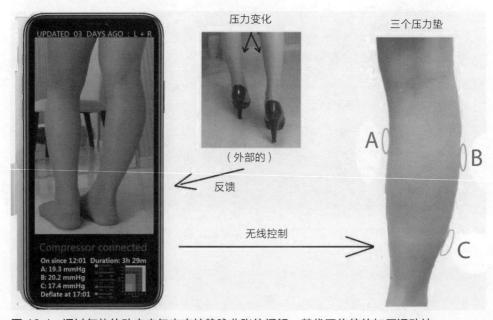

图 10.4　通过气垫的动态充气来支持静脉曲张的缓解，替代了传统的加压运动袜

该支持系统使用智能手机上的参考图像来确定需要调整压力的区域，可在整个腿部不同位置动态调整 17~22mmHg 的压力值（Baxi 等，2019）。随着腿部肿胀的改善，压力将降低。由于压力由小型填充式致动器施加，不像压缩袜（包裹整个脚和腿），该系统的设计使足部大部分部位保持裸露状态，以便更好的通风，从而最大限度地减少对皮肤刺激。通过精确放置制动器，还可以减少对周围神经病变的影响。像压力袜一样，该系统应由专业人员安装，以确保不会损坏精密的电子设备并将传感器正确放置在皮肤上。

以上是通过非常规方式应用辅助技术和智能技术来开发新治疗方法的案例。随着设备更小、更智能的趋势，在未来几年，患者肯定可以从更好的药物、预防和治疗解决方案中获益。下面我们将回到传统药丸的方法来继续我们的问题，但这些药丸使用的是智能包装。

10.3.2 智能药丸

智能药丸通常是指可摄入的无线胶囊，可以在患者体内开展各种检测。有些集成摄像头，并与低功率光源相结合，可沿着消化系统捕获图像来进行胃肠道诊断（McCaffrey 等，2008）。所有智能药丸都有内置的无线发射器，因此可以将捕获的数据发送出去进行诊断和分析。需要注意的是，智能药丸是执行多种功能的电子设备，与用于增强认知功能的智能药片完全不同（Stoeber and Hotham，2016）。智能药丸是可连接的设备，是远程医疗中诊断和治疗的重要组成部分。

由于智能药丸的外壳是可摄入体内的，因此通常不倾向于携带任何药物，尽管实际上可以在特定位置输送药物（Goffredo 等，2016）。局部药物输送的主要优势之一是提高每剂的有效性，但是释放药物的时机需要精确控制（Zarekar 等，2017）。因此，智能药丸只是用于获取健康数据和药物输送的微型设备。图 10.5 显示了智能药丸中执行这两个主要功能的关键组件。它包含 pH、压力和温度传感器，以及金属氧化物半导体（CMOS）光传感器、无线发射器、发光二极管（LED）光源和电源。还需要患者体外的接收器来从药丸中提取传输的数据。

智能药丸的最新发展是一种携带卡培他滨（Capecitabine）的药物，这是一种需要经常摄入的癌症化疗药物（Staines，2019）。在此示例中，当 pH 传感器检测到药丸已经到达患者的胃部时，就会发出信号。接收器贴片粘贴在患者的皮肤上，用于跟踪药物的接近程度。通过使用特定的芯片，如验光中的无线胶囊内镜（WCE），可以将这样的机制用于治疗癌症以外疾病的治疗（Chuquimia 等，2018）。

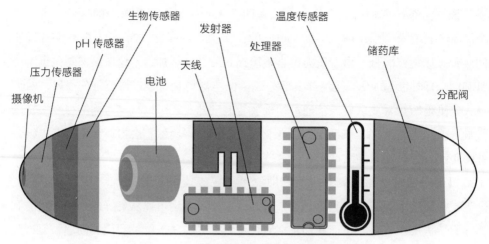

图 10.5　双重功能的智能药丸，用于健康数据采集和药物传递

　　智能辅助技术还可以帮助确定合适的临床试验候选人，例如，可以开发相关算法，通过模式识别优化试验受试者群体的分布（Leyens 等，2017）。我们在第10.4 节中讨论的预测方法可以为临床试验提供一种先进的预警机制，可以促进早期干预，从而为生物标志物的发现获得更多的结论性结果。

10.4　远程医疗中的预测

　　远程医疗无疑是提供医疗服务的重要核心技术。技术的不断发展使数据通信更快、更安全、更经济。与消费类电子产品不同的是，电子产品故障可能只会带来一些不便，如当家用计算机死机时可能会丢失未保存的工作，而在远程医疗中，任何故障都可能造成更严重的后果，如延误治疗，甚至造成本可以避免的死亡。因此，可靠性是远程医疗中最重要的因素。

　　正如我们在 5.4 节中讲到的那样，可靠性在任何系统中都是最重要的。事实上，无论系统具有什么功能，一个不可靠的系统都是无用的，因此下面我们应该了解如何优化可靠性。

　　"预测"一词通常是指根据征兆或症状来预测可能发生的情况。这意味着预测者可以用预测系统预测可能发生的情况，如在系统出现故障之前必须执行校准或预防性维护。预测在维基百科中定义如下。

　　"预测"是一门工程学科，专注于预测某个组件不再执行特定功能的时间。性能不足通常是因为组件故障引起的。预测的时间就变成了"剩余使用寿命"（RUL）。

预测学的基础是故障模式的分析，是对磨损和老化的早期迹象及故障状况的检测，然后将这些迹象与损伤传播模型相关联。预测的潜在用途是基于状态的维护。将故障机制研究与系统生命周期管理联系起来的学科通常被称为"预测和健康管理"（PHM），有时也称为"系统健康管理"（SHM）。

顺便说一句，此处"健康"一词指的是系统的健康状态，而不是本文讨论的人体健康。本质上，我们希望实现的是通过部署应用预测和健康管理（PHM）技术来优化医疗系统的健康，从而使这些系统反过来改善人类健康。根据这一定义，PHM可用于任何系统的维护，考量其运行寿命期间的任何损坏。事实上，PHM是一种被广泛应用于多种消费电子产品的成熟技术（Fong and Li，2011）。当然，消费电子产品和医疗系统的主要区别在于可靠性和精确性，故障对前者的影响远小于后者。PHM确保电子元器件、电子封装、产品可靠性和系统风险评估的可靠性（Lau and Fong，2011）。正确的预测健康管理可以确保硬件的可靠性。

10.4.1 远程医疗中的智能网络管理

"网络中断"是指无线链路由于某种原因（包括系统维护或升级等主动活动）导致网络暂时中断，通常是远程医疗系统发生故障的主要原因。整个远程医疗系统中最薄弱的环节在于网络传输部分，根据所使用的无线网络的类型，该部分可以从跨越一个城市的几千米到横跨大洲的数千千米。如前面第2.4节所述，许多因素都可能导致信号传播路径的中断。

网络故障主要是由于随机链路故障（Fong等，2012）造成的，可以用统计模型描述由于某些事件发生而导致网络故障的情况。预测技术将收集和分析有关网络数据流量的信息，以确保最大的可靠性和可用性。它利用无线网络的数据传输性能来检测潜在的问题。在无线远程医疗系统中，大多数问题是由无线连接或硬件故障引起的。预测功能可通过统计建模实现链路中断预测，并保持可靠性和性能之间的最佳平衡。通过基于状态的监视，可以调整许多参数来维护网络运行状况，从而对任何性能下降做出响应。例如，可以根据网络状况动态调整自适应功率控制和数据吞吐量。预测也可以使用不同的调制方案。虽然与高阶调制相比，QPSK具有很强的稳定性和相对较长的传输距离，但可能需要更多的光谱，特别是在降雨量较少的干旱地区。

降雨通常是影响室外无线通信性能的最主要因素。因此，必须分配足够的链路裕度以应对降雨引起的衰减效应（Shogen等，2016）。在根据许可证决定选择一个合适的载波频率时，将在带宽和传输范围之间进行权衡。一般来说，频率不超过 10GHz 时，受降雨影响较小，但信道的带宽较窄。集线器布置也是确保网络可靠性的一个重要因素，并且随着集线器间距的增加，基础架构成本和覆盖范围将降低，因此还需要进行经济上的权衡。这也导致了选择最佳点对多点（PMP）天线方向图的问题（Chou and Su，2017）。基于状态的网络监控还可以使用频率分集实现控制扇区到扇区的干扰，而空间分集可以实现高频重用。这将消除对介质访问控制（MAC）的要求，从而节省开销以提高带宽和传输效率。所获得的统计信息可以用来计算足够的裕度，以确保网络的可靠性，从而不受任何运行环境的变化的影响。

研究了 PHM 如何监视远程医疗系统各个部分的状况，让我们看一下如何实施 PHM。PHM 主要是依赖于已知数据集的计算建模（Fong and Li，2011）。它可以在远程医疗系统正常运行期间收集相关数据。例如，传输数据的有关信息可用于构建网络状态的统计模型。任何异常的数据包延迟或过多的数据包丢失都可能表明网络拥塞或节点故障。使用 PHM 技术可以轻松诊断出此类问题。在某些系统中，PHM可以通过安装诊断式内置测试电路来实现。其他实现选项包括用于错误识别和隔离的软件/固件系统，其中包含错误检测和纠正电路、自检和自验证电路。这些电路可以是适合小型生物传感器的小型预校准单元。它们共同承担的任务是收集运营数据以监视所有的性能下降的情况。除了操作可靠性之外，PHM 模型和工具还可以优化维护计划并评估投资回报（ROI）。图 10.6 总结了 PHM 的实施过程。

有关网络"健康"（状态）的统计信息通常由网络管理系统（NMS）收集。图 10.7 显示了当雨越下越大时，可能会发生的链路故障情况。大雨会导致信号大幅度衰减，从而降低链路可用性。链路状态根据数据传输信息进行连续监控，以便在网络状况恶化时调整某些网络参数，以确保数据传输的可靠性。某些网络在发送器和接收器之间没有直接链接，因此数据传输必须通过某些节点或转发器来实现。当网络降级时，沿着网络的某些路径可能会暂时与整个网络断开，以避免网络中断。当一个节点发生故障时（如图 10.8 所示，它描绘了具有多个节点的网络的一部分），每个数据包都可以沿着网络中节点组合的路径传播。当网络中的链路发生故障时，可以根据有关网络状况和故障节点位置的已知信息来重新路由数据包。如果特定路由异常的延迟或丢失的数据包发生了表明相关路由不再可靠，因此不应再有更多数据包通过该路由。丢失的数据包需要通过其他路由重传。

数据驱动的预测技术通过分析各种网络参数来监测网络的健康状况。这些参数包括数据丢失、数据包延迟、等待时间、误码率和 E_b/N_0（每比特能量与噪声功率谱密度之比），这些信息将告诉我们网络的性能如何。网络管理系统（NMS）或协议分析器（protocol analyzer）是安装在网络计算机控制台上的一个软件包，提供

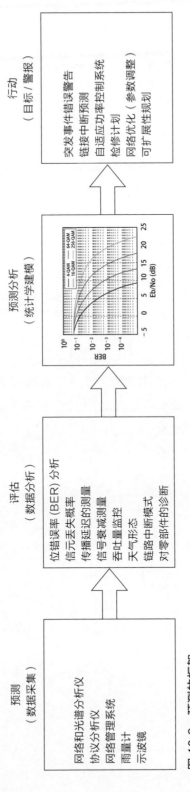

图 10.6 预测的框架

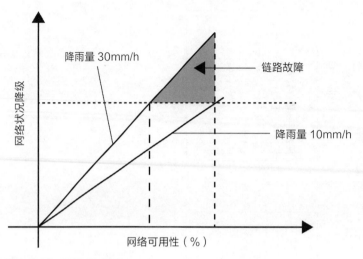

图 10.7　网络故障模型

有关整个网络运行状况的此类信息。通常，NMS 或协议分析器将生成一个与网络上传输的数据包相关的信息列表。NMS 还能主动检测异常，如图 10.8 所示的网络中链路中断的地方。数据包可以自动转移到没有故障的链路。

故障检测通常是在某些网络参数低于某个预定阈值水平时进行的。根据问题的性质，可以进一步的诊断并尝试修复问题。例如，更多系统的衰减裕度可以分配给被大雨严重影响无线链路的区域。

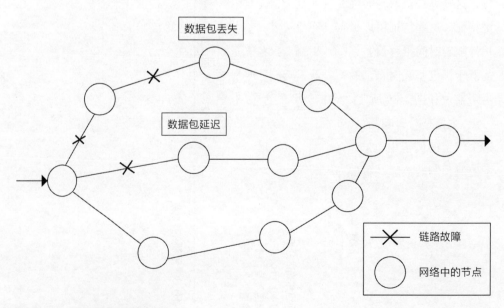

图 10.8　网络故障与重新路由

10.4.2 自校准

许多医疗器械的性能会随着时间的推移而削弱，进而需要校准、预防性维护及定期维修（WHO，2017）。当植入设备必须从患者身上取出时，此类过程尤其具有挑战（Bayrak and Chopur，2017）。为了最大限度地减少从患者身上取出置入设备，可以对其进行编程以参照特定的预设基准持续监控其性能，这是利用某些算法融合传感器数据、区分瞬时或间歇性故障、将故障与相关的系统事件和模式变化相关联、根据实际运行情况提前预测故障（Fong 等，2018）。在为患者安装置入式设备之前，故障识别和预测算法利用先进时间序列分析、最佳特征选择的方法来预测系统退化失效的硬件情况，可以提供有关设备需要多久校准一次的重要信息（Vališ 等，2016）。确定设备何时应校准的一个重要步骤是将瞬时和错误警报与实际故障区分开来，这样我们就可以了解设备何时不再按设计要求运行，同时确保不进行不必要的校准，比如在传输错误导致数据暂时丢失或患者进行活动时导致读数异常的情况。因此，应使用识别退化模式的算法进行校准，以预测故障，并确保设备在实际故障发生前正确校准。

异常检测是确定设备何时进行校准的一个重要部分。与分类不同，其重点是最大限度地减少各种不同故障状态的错误分类，而异常检测任务则侧重于最小化检测系统性能退化的延迟情况，这可能意味着需要校准。预测算法可以在设备内部运行，这些算法获取与时间相关的数据，并提取可能影响设备捕获数据集准确性的关键特征。这些特征可以拟合到在受控实验室的实验中预先确定的退化模型中，用于估计随着时间推移设备运行时的性能退化。还可以对设备进行编程，使其在实际性能低于预设基线时自动执行自校准，这时就说明所读取的读数相对于设计规范将不再可靠。如图 10.9 所示，可以通过监测性能退化的故障识别和预测边界来说明这一点，主要是对影响测量的电阻值漂移为基线进行监测。这说明通过不同的指标（在这个特定的例子中，95% 的峰值或平均峰值），设备可以被编程在不同的置信水平下监测预测的故障，可以用来故障发生前的自校准。

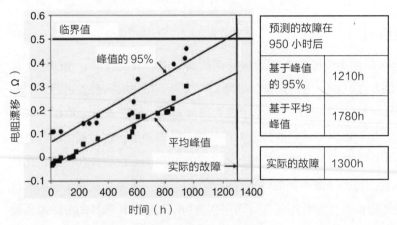

图 10.9　性能下降时，在实际故障前启动自校准

10.5　远程医疗中的服装技术

与智能家居技术一样，人工智能和计算智能也可以嵌入到服装中以完成各种任务，例如从追踪失踪者到专业运动训练（Mann 等，1999）。智能服装所涉及的远不止自发热和发光的纺织品（Grancaric´ 等，2018）。传统的智能服装已在一些专业领域应用，例如，宇航员的宇航服上装有微型电子设备，随着电子组件变得更小、更便宜而且更灵活，这对于远程医疗实际应用也越来越可行。智能服装技术可以通过嵌入射频识别（RFID）芯片来追踪失踪人员（Foroughi 等，2016）。与机场和邮政系统中用于物品追踪的标签类似，RFID 标签也可用于迷失方向或记忆力下降的老年人（Akmandor and Jha，2017）。这种个人身份识别技术还可以替代门锁，从而可以支持无钥匙进入。另一方面，这种技术也可以用来限制个人自由。锁门和类似措施可用于控制限制区域的出入或保护儿童安全。

十多年来，智能服装已用于监测体液、康复和慢性疾病监测（Coyle and Diamond，2016）。智能服装的基本原理是一种主动设备。许多智能纺织品都配备了嵌入式电子设备，可以存储和处理数据、显示信息、输入数据，以及与外界进行通信。有些可以提供与汽车安全气囊几乎相同的保护功能，如检测空气中是否存在有害化学物质，迅速部署防护滤光面罩，根据环境伪装改变颜色，并将场景的图像投射到佩戴者的身后，以实现隐身。正如我们在 9.1 节中讨论的那样，所用电池的类型，对于设备的体积和重量、功耗最小化可以使智能服装更轻薄。

10.5.1 自供电设备

电池的大小和重量，以及它所能容纳的电量在很大程度上取决于它的电荷密度，而电荷密度属于材料科学的范畴（Berg 等，2015）。目前市场上大多数可穿戴设备都是电池供电，就像智能手机和手表等电子产品一样。有些手表实际上可以通过佩戴者的运动产生能量，其方式与自动腕表的卷绕结构非常相似，如图 10.10 所示。它的工作原理很简单。由于使用者手腕的运动，转子在枢轴上转动的偏心重量使转子在其轴上来回转动，轴与棘轮缠绕机构相连。因此，佩戴者手臂的运动转化为转子的圆周运动，然后，通过一系列齿轮，使佩戴者手腕的自然运动自动缠绕主弹簧。衣服中嵌入式电子设备可以通过这样的机械装置供电，这样一旦穿上衣服就可以工作。

虽然这种电源可能不像电池那么笨重，但电子元件通常坚固笨重，这与衣服要尽可能制作的柔软和轻便这一要求相矛盾。因此，佩戴舒适性成为又一个重要的设计问题。还有一个重要的设计因素是衣服的可洗性，设计师的目标是找到一些可以像普通衣服一样洗涤的材料还有塑料纽扣。在了解了这些基本要求之后，让我们再看一个案例，它使用一个"智能腕带"持续监测 1 型糖尿病患者的血糖水平。

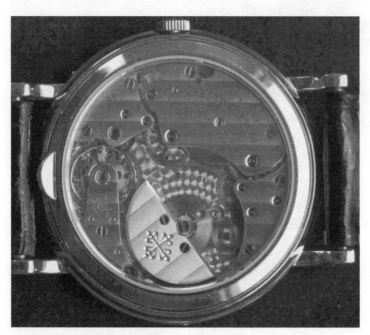

图 10.10 自动卷绕运动结构

10.5.2 案例：无创血糖监测腕带

腕带由光源、光传感器、定时器和蓝牙发射器组成，如图 10.11 所示。电子元件嵌入到腕带中。图 10.12 所示的控制器驱动红外线光束和光传感器测量血糖水平，根据血糖含量，血液将吸收一定百分比的红外光束。因此，反射的光束量代表了糖的含量。控制器还通过带有贴片天线的无线链路捕捉和转发数据。捕捉到的数据被存储起来，并通过蓝牙链接发送到支持 Java（开发的系统）的手机上。手机作为存储和分析测量数据的平台。它也可以连通用户的家庭医师。因此，检测到的任何异常都可以提醒医师采取一系列必要的后续行动。

使用前校准参考值是确保可靠性的重要步骤。这包括在已知血糖水平的受试者身上进行测试。进行血糖实验室测试设置参考值，以校准通过测量红外光吸收量获得的数据，因为总的光吸收量也包括皮肤和组织的吸收量。这通常在首次使用前测量空腹血糖（FBG）水平来实现。虽然校准保证了此后某段时间内的测量精度，但预测和系统健康管理可以有效减少由于环境参数（如环境温度、湿度、冲击和皮肤状况）的变化造成的偏离和对测量结果的影响。

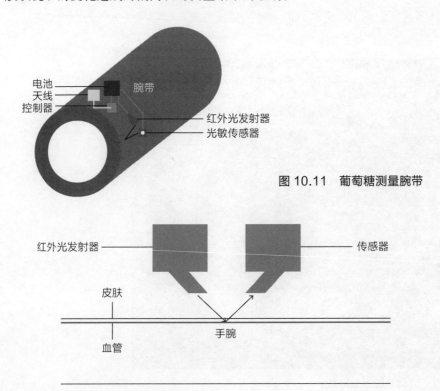

电池
天线
控制器
腕带
红外光发射器
光敏传感器

图 10.11　葡萄糖测量腕带

红外光发射器
传感器
皮肤
手腕
血管

图 10.12　非侵入式光学葡萄糖测量

在本章中，我们研究了一些比较新的应用案例，其中智能辅助技术改变了预防性护理和治疗的方式，通过与远程医疗的结合产生了许多创新的解决方案。将小型化与更快、更可靠的无线通信技术相结合，在可预见的未来，这些创新将更广泛地应用于医疗保健行业的各个部门，可以实现的功能似乎是无限的。

参考文献

Åqvist, J., Medina, C., and Samuelsson, J.E. (1994). A new method for predicting binding affinity in computer-aided drug design. *Protein Engineering, Design and Selection* 7 (3): 385–391.

Akmandor, A.O. and Jha, N.K. (2017). Smart health care: an edge-side computing perspective. *IEEE Consumer Electronics Magazine* 7 (1): 29–37.

Bauer, I.E., Gálvez, J.F., Hamilton, J.E. et al. (2016). Lifestyle interventions targeting dietary habits and exercise in bipolar disorder: a systematic review. *Journal of Psychiatric Research* 74: 1–7.

Baxi, O., Yeranosian, M., Lin, A. et al. (2019). Orthotic management of neuropathic and dysvascular feet. In: *Atlas of Orthoses and Assistive Devices* (eds. J.B.Webster and D. Murphy), 268–276. Elsevier Health Sciences.

Bayrak, T. and Çopur, F.Ö. (2017). Evaluation of the unique device identification system and an approach for medical device tracking. *Health Policy and Technology* 6 (2): 234–241.

Berg, E.J., Villevieille, C., Streich, D. et al. (2015). Rechargeable batteries: grasping for the limits of chemistry. *Journal of the Electrochemical Society* 162 (14): A2468–A2475.

Cheek, P., Nikpour, L., and Nowlin, H.D. (2005). Aging well with smart technology. *Nursing Administration Quarterly* 29 (4): 329–338.

Chen, D., Yang, J., Malkin, R., and Wactlar, H.D. (2007). Detecting social interactions of the elderly in a nursing home environment. *ACM Transactions on Multimedia Computing, Communications, and Applications* 3 (1): 1–22.

Chou, H.T. and Su, H.J. (2017). Dual-band hybrid antenna structure with spatial diversity for DTV and WLAN applications. *IEEE Transactions on Antennas and Propagation* 65 (9): 4850–4853.

Chuquimia, O., Pinna, A., Dray, X., and Granado, B. (2018). Smart vision chip for colon exploration. 13ème Colloque du GDR SoC/SiP 2018, Paris, June 2018. https://hal.archives-ouvertes.fr/hal-02089846/document (accessed 20 January 2020).

Coyle, S. and Diamond, D. (2016). Medical applications of smart textiles. In: *Advances in Smart Medical Textiles* (ed. L. van Langenhove), 215–237.Woodhead Publishing.

Demiris, G., Rantz, M.J., Aud, M.A. et al. (2004). Older adults' attitudes towards and perceptions of 'smart home' technologies: a pilot study. *Medical Informatics and the Internet in Medicine* 29 (2): 87–94.

Duch,W., Swaminathan, K., and Meller, J. (2007). Artificial intelligence approaches for rational drug design and discovery. *Current Pharmaceutical Design* 13 (14): 1497–1508.

Fong, B. and Li, C.K. (2011). Methods for assessing product reliability: looking for enhancements by adopting condition-based monitoring. *IEEE Consumer Electronics Magazine* 1 (1): 43–48.

Fong, B., Ansari, N., and Fong, A.C.M. (2012). Prognostics and health management for wireless telemedicine networks. *IEEE Wireless Communications* 19 (5): 83–89.

Fong, A.C.M., Fong, B., and Hong, G. (2018). Short-range tracking using smart clothing sensors: a case study of using low power wireless sensors for patients tracking in a nursing home setting. In: *2018 IEEE 3rd International Conference on Communication and Information Systems (ICCIS)*, 169–172. IEEE.

Foroughi, J., Mitew, T., Ogunbona, P. et al. (2016). Smart fabrics and networked clothing: recent developments in CNT-based fibers and their continual refinement. *IEEE Consumer Electronics Magazine* 5 (4): 105–111.

Fujii, N., Nikawa, T., Tsuji, B. et al. (2017).Wearing graduated compression stockings augments cutaneous vasodilation in heat-stressed resting humans. *European Journal of Applied Physiology* 117(5): 921–929.

Gaied, I., Drapier, S., and Lun, B. (2006). Experimental assessment and analytical 2D predictions of the stocking pressures induced on a model leg by medical compressive stockings. *Journal of Biomechanics* 39 (16): 3017–3025.

Garge, G.K., Balakrishna, C., and Datta, S.K. (2017). Consumer health care: current trends in consumer health monitoring. *IEEE Consumer Electronics Magazine* 7 (1): 38–46.

Giagulli, V.A., Carbone, M.D., Ramunni, M.I. et al. (2015). Adding liraglutide to lifestyle changes, metformin and testosterone therapy boosts erectile function in diabetic obese men with overt hypogonadism. *Andrology* 3 (6): 1094–1103.

Goffredo, R., Pecora, A., Maiolo, L. et al. (2016). A swallowable smart pill for local drug delivery. *Journal of Microelectromechanical Systems* 25 (2): 362–370.

Grancaric′, A.M., Jerkovic′, I., Koncar, V. et al. (2018). Conductive polymers for smart textile applications. *Journal of Industrial Textiles* 48 (3): 612–642.

Grossi, F., Bianchi, V., Matrella, G. et al. (2008, January). An assistive home automation and monitoring system. In: *2008 Digest of Technical Papers-International Conference on Consumer Electronics*, 1–2. IEEE.

Kranz, M., Schmidt, A., Rusu, R.B. et al. (2007). Sensing technologies and the player-middleware for context-awareness in kitchen environments. In: *2007 Fourth International Conference on Networked Sensing Systems*, 179–186. IEEE.

Lademann, J., Richter, H., Schaefer, U.F. et al. (2006). Hair follicles: a long-term reservoir for drug delivery. *Skin Pharmacology and Physiology* 19 (4): 232–236.

Lademann, J., Richter, H., Teichmann, A. et al. (2007). Nanoparticles: an efficient carrier for drug delivery into the hair follicles. *European Journal of Pharmaceutics and Biopharmaceutics* 66 (2): 159–164.

Lau, D. and Fong, B. (2011). Prognostics and health management. *Microelectronics Reliability* 2 (51): 253–254.

Leyens, L., Reumann, M., Malats, N., and Brand, A. (2017). Use of big data for drug development and for public and personal health and care. *Genetic Epidemiology* 41 (1): 51–60.

Mann,W.C., Ottenbacher, K.J., Fraas, L. et al. (1999). Effectiveness of assistive technology and environmental interventions in maintaining independence and reducing home care costs for the frail elderly: a randomized controlled trial. *Archives of Family Medicine* 8: 210–217.

McCaffrey, C., Chevalerias, O., O'Mathuna, C., and Twomey, K. (2008). Swallowable-capsule technology. *IEEE Pervasive Computing* 7 (1): 23–29.

Nafisi, S. and Maibach, H.I. (2017). Nanotechnology in cosmetics. In: *Cosmetic Science and Technology: Theoretical Principles and Applications*, vol. 337 (eds. K. Sakamoto, R. Lochhead, H. Maibach and Y. Yamashita). Elsevier.

Olin, J.W., White, C.J., Armstrong, E.J. et al. (2016). Peripheral artery disease: evolving role of exercise, medical therapy, and endovascular options. *Journal of the American College of Cardiology* 67 (11): 1338–1357.

Palazzi, C.E., Stievano, N., and Roccetti, M. (2009). A smart access point solution for heterogeneous flows. In: *2009 International Conference on Ultra Modern Telecommunications &Workshops*, 1–7. IEEE.

Rialle, V., Duchene, F., Noury, N. et al. (2002). Health "smart" home: information technology for patients at home. *Telemedicine Journal and E-Health* 8 (4): 395–409.

Sasdelli, A.S., Barbanti, F.A., and Marchesini, G. (2016). How much fat does one need to eat to get a fatty liver? A dietary view of NAFLD. In: *Human Nutrition from the Gastroenterologist's Perspective* (eds. E. Grossi, F. Pace and R. Stockbrugger), 109–122. Springer.

Schneider, G. and Baringhaus, K.H. (2008). *Molecular Design: Concepts and Applications.Wiley*.

Shogen, K., Kamei, M., Nakazawa, S., and Tanaka, S. (2016). Impact of interference on 12GHz band broadcasting satellite services in terms of increase rate of outage time caused by rain attenuation.

IEICE Transactions on Communications 99 (10): 2121–2127.

Sialvera, T.E., Papadopoulou, A., Efstathiou, S.P. et al. (2018). Structured advice provided by a dietitian increases adherence of consumers to diet and lifestyle changes and lowers blood low-density lipoprotein (LDL)-cholesterol: the increasing adherence of consumers to diet and lifestyle changes to lower (LDL) cholesterol (ACT) randomised controlled trial. *Journal of Human Nutrition and Dietetics* 31 (2): 197–208.

Staines, R. (2019). US patients receive Proteus' digital chemotherapy pill. Pharmaphorum (22 January). https://pharmaphorum.com/news/us-cancer-patients-trial-proteus-digital-chemotherapy-pill/(accessed 20 January 2020).

Stoeber, J. and Hotham, S. (2016). Perfectionism and attitudes toward cognitive enhancers ("smart drugs"). *Personality and Individual Differences* 88: 170–174.

Vališ, D., Žák, L., Pokora, O., and Lánský, P. (2016). Perspective analysis outcomes of selected tribodiagnostic data used as input for condition based maintenance. *Reliability Engineering & System Safety* 145: 231–242.

Vilar-Gomez, E., Martinez-Perez, Y., Calzadilla-Bertot, L. et al. (2015).Weight loss through lifestyle modification significantly reduces features of nonalcoholic steatohepatitis. *Gastroenterology* 149 (2): 367–378.

Wachter R.M. and Chair M.D. (2016). Making IT work: harnessing the power of health information technology to improve care in England: report of the National Advisory Group on Health Information Technology in England. https://assets.publishing.service.gov.uk/government/uploads/system/uploads/attachment_data/file/550866/Wachter_Review_Accessible.pdf (accessed 20 January 2020).

Williams, J.B. (2018). Give someone a bell: telephones. In: The Electric Century, 126–135. Springer.

World Health Organization (2017). *Global Atlas of Medical Devices.* WHO.

Yang, G., He, S., Shi, Z., and Chen, J. (2017). Promoting cooperation by the social incentive mechanism in mobile crowdsensing. *IEEE Communications Magazine* 55 (3): 86–92.

Zarekar, N.S., Lingayat, V.J., and Pande, V.V. (2017). Nanogel as a novel platform for smart drug delivery system. *Nanoscience and Nanotechnology* 4 (1): 25–31.

Zartler, E.R. and Shapiro, M. (eds.) (2008). *Fragment-Based Drug Discovery: A Practical Approach.* Wiley.

Zhu, H., Chang, A.S., Kalawsky, R.S. et al. (2017). Review of state-of-the-art wireless technologies and applications in smart cities. In: *IECON 2017-43rd Annual Conference of the IEEE Industrial Electronics Society:* 6187–6192. IEEE.

11 医疗保健技术发展的未来趋势

在前面的 10 章中，我们讨论了远程医疗及相关技术如何为医疗保健和医疗实践的各个方面提供帮助。大多数技术都有悠久的历史，从格雷厄姆·贝尔（Graham Bell）和伊莱莎·格雷（Elisha Gray）发明第一部电话发展而来的数据通信构成了当今大多数现代远程医疗系统的基础（Bashshur and Shannon，2009）。技术的进步和创新性突破为医疗保健服务带来了广泛的应用。

远程医疗无疑是提供医疗服务的重要技术。随着技术的发展，数据通信也变得更快、更安全、更经济。现在，通过远程医疗，可以方便地获得各种医疗保健和医疗服务，使更多的人能够从数字健康中受益。在最后总结的一章中，我们将探讨未来十年远程医疗技术将关注的更多领域。不同的是，我们在前几章中探讨了在应对现实生活挑战方面行之有效的数字健康技术，本章的目的是探索在现有技术的基础上，在可预见的未来，如何把远程医疗领域里新兴技术可靠地应用在一些选定场景中。

11.1 从业者的触觉感知

触觉感知是一种触觉反馈技术。触觉感知对用户的手部运动，包括力量、振动和动作等做出反应，这就是一个利用触觉的应用场景。值得注意的是，如果是用来感知在末梢神经系统（PNS）和中枢神经系统（CNS）的体感系统层面上被施压力大小这样的传感器，则不被视为触觉感知传感器。基于触觉感应的控制将受到摩擦、精度和触觉刺激不足的限制（Smith，1997）。为了更多地了解触觉感知的知识，我们看图 11.1 中的控制手套，在手掌周围放置许多传感器，这些传感器由实时的算法驱动，这些算法解析手的运动并驱动控制器运行。在这里，触觉机制将压力从手上传递到远程处理器。远端的处理器和控制电路，可根据用户的手部动作进行操作。这里需要考虑的因素包括执行器尺寸、精度、分辨率、频率、延迟要求、功耗和操作成本。控制器可以是闭环也可以是开环。在闭环控制中，控制器从接收到的信号中感知传感器的运动，然后根据传感器的运动实时计算和执行触觉输出的力的大小；在开环控制中，触发事件将激活控制器，实时计算触觉输出信号并将其关联到执行器。

触觉感知技术用于远程医疗的一个显著应用是远程手术机器人（Okamura，2004）。在手术机器人中使用触觉感知的一个主要优势，是医学院的学生可以在模拟器上练习，这样在学习手术时不会有伤害患者的风险（Shen 等，2008）。另一个重要的应用是针对无法可视化的手术，施加在器官或组织上的力的大小可以由执行器非常精确地控制和调节。有了机器人远程手术装置，患者可以由当地医院工作人员做好准备，并由专家级外科医师手术，他们可以在医院以外的任何地方进行手术，而无须亲自前往（Davies，2000）。

在动物外科手术中保护兽医也是触觉感知的一个主要优势，如果外科医师不直接接触正在手术的狗，被狗咬伤的风险就没有了（Cameron 等，2017）。事实上，甚至可以在笼子里放一个机器人，外科医师很容易从笼子外面对笼子里的动物实施手术。

如图 11.1 所示，任何支持远程手术机器人的系统都需要一个通信链路，将外科医师的手连接到远程执行器，或者外科练习时的一个模拟器上。这一链路需要通过信息传递，准确实时地复制手的动作。除了给执行器传输的控制信息外，充当外

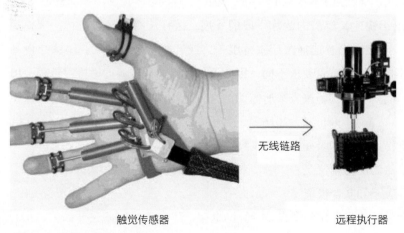

触觉传感器   无线链路   远程执行器

图 11.1 触觉手套

科医师"远视眼"的摄像机还需要将清晰的图像实时传输给外科医师（English 等，2005）。在此可靠性和带宽需求是必须解决的。需要记住的是，这里不能依赖视频压缩技术，因为任何图像细节的损失都会在手术过程中引起极其严重的后果。当前优化带宽效率和可靠性的挑战仍然存在。

11.2 医疗保健预防中的商业智能

商业智能（BI）也可以支持医疗保健服务，通过提供提高运营效率和资源利用的洞察力，从而降低成本，改善患者护理效果和安全性，并提供辅助决策（Kao 等，2016）。与其他行业中的 BI 应用程序相同的是，医疗保健服务提供商可以识别高利润业务，如医疗旅游和老年护理，同时可以将资源从未得到充分利用的服务中转移出来。

11.2.1 医疗旅游

对于许多人来说，医疗旅游是一项受欢迎的业务，可以利用其他地方更便宜的外科手术，特别是发展中国家的费用仅为患者所在国的一小部分（Kasemsap，2018）。这是一笔可观的生意，因为节省的花费往往远远超过旅行的总开销。商业激励需要一个全面的医疗旅游支持计划。

为了支持患者跨国旅行，类似于手机漫游，服务提供商可以利用商业智能（BI）将服务提供商和各种医疗设备、系统的制造商连接在一起，全方位贯穿从实验室研究到产品发布、再到售后支持的整个流程。这可以确保为所有参与方优化互操作性、保证可靠性并提升有效性（Baars and Ereth，2016）。

近年来，由于快速又经济的治疗手段的发展，医疗旅游业日益流行。理想的医疗旅游条件，应该让患者选择医疗旅行服务，或者能从任一国家获得医疗设备和药品。由于不同国家的监管要求不同，因此评估世界各地资源的做法很重要。BI 有助于收集为旅行患者提供解决方案所需的信息，并就以下关键主题为公司和组织提供指导（Laursen and Thorlund，2016）。

- 提供和支持医疗旅游服务方面的风险评估。
- 服务医疗旅游的物流情况。
- 建立伙伴关系和联合投资。
- 为管理和保险成本提供一个自动计算的框架。
- 维护服务评级的反馈打分系统。

11.2.2　信息物理系统

信息物理系统（CPS）是通过计算机算法进行监视和控制，减少对电子硬件需求的系统，同时提高资源利用效率（Mosterman and Zander，2016）。医用 CPS 通过计算解决方案将远程医疗和传感技术相结合，实现低成本的患者监护，减少了使用昂贵医疗设备的费用（Gu 等，2015）。CPS 使用软件管理工具来监视各种生命体征，如体温、脑电图（EEG）、心电图（ECG），以及心脏和呼吸频率（Dey 等，2018）。

CPS 通常被认为是使用物理组件代替独立设备实现交互计算算法的网络。这大大降低实施成本，在健康监测系统中只需要较少的设备。CPS 的关键链接需要物联网（IoT）平台，该平台将患者与物理设备相连，如执行器、传感器、智能手机以及计算单元的嵌入系统，轮流为不同的医疗保健应用提供数据流（Ochoa，2017）。医疗信息物理系统的主要功能是管理和协调远程医疗网络中各种组件之间的通信，如健康监测器、智能家居和智慧城市基础设施，它们为各种医疗保健和医疗应用之间的数据交换提供了必要的硬件链接（Xia 等，2015）。

在实践中，实时远程监测和诊断需要使用环境传感器通过多种途径收集生物信号，如心电图、血糖水平等。所有这些传感器通过远程医疗网络连接，并通过全球定位系统获得精确的位置估计，如图 11.2 所示。同一网络上运行的可穿戴生物传感器在频带内的干扰会导致许多问题，如接收信号的强度降低和数据包丢失，从而导致信号检测性能显著下降，影响健康异常检测和诊断。

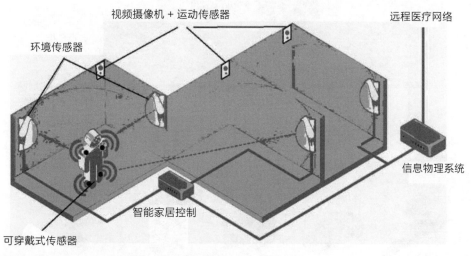

图 11.2　患者智能家庭环境中的远程健康监控 CPS

正如我们在第 2 章中提到的，附加性噪声对任何通信系统都会有很大的影响，在分析医学图像时，高斯噪声和椒盐（脉冲）噪声等的影响尤其成问题（Tu 等，2017）。在信息物理系统中，使用摄像机辅助护理患有发育性协调障碍（DCD）的患者，需要进行噪声控制。去除噪声通常需要使用高分辨率（高位深）模数转换器（ADC）来恢复稀疏生物信号（Tsakalakis，2015）。在第 11.4.2 节中，我们将深入讨论远程医疗如何解决发育性协调障碍（DCD）问题，并将当前的讨论集中在信息物理系统本身上。实现可穿戴传感器的挑战之一是开发超低功耗收发器，解决可穿戴生物传感器网络中稀疏性信息相关的问题（Wang 等，2016）。当使用模数转换器通过高速采样来处理无线网络中的高频信号时，如 Wi-Fi 和蓝牙，这一问题尤为突出。

为了更好地理解基于机器学习的智能信息物理系统，我们参考支持远程患者监控的医疗信息物理系统继续讨论，如图 11.3 所示，患者在特定的城市内旅行，城市的智能基础设施广泛覆盖，会从各个位置收集患者的健康信息。不同类型的健康数据是从一系列环境和可穿戴传感器中收集到的。在这个信息物理系统中，有两个独立层，即顶部的信息层和底部的物理层。两层之间的边界是物联网服务的集合，这些服务在信息物理系统内的不同实体之间提供物理和逻辑连接，以便进行数据通

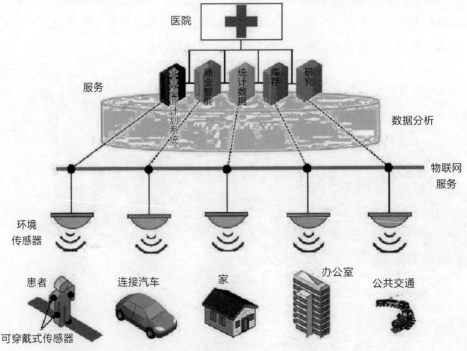

图 11.3　远程患者监控 CPS（信息物理系统）

信和分析。

商业智能是在信息物理系统中使用的一种手段，它根据患者的购买行为、健康状况和表现出的症状来促进药物和医疗保健相关产品的销售。对药物销售和健康建议的分析可以为洞察疾病暴发提供依据，我们接下来进行讨论。

11.3 跨境护理：症状监测的案例

症状监测的目标是使用一种比使用常规病例确诊报告更有效的方法来检测疾病暴发（Lewis 等，2016）。症状监测既可以用于自然疫情监测，也可以用于人为的生物攻击（Roberts and Elbe，2017）。通过分析与暴发相关的各种来源数据实现早期发现，如流感样疾病（ILI）症状、非处方药（OTC）销售、健康咨询电话、诊所就诊，以及各种形式的互联网活动，包括论坛和关键字搜索（Gardy and Loman，2018）。通过监测各种与疾病相关的指标，可以及早发现疾病暴发，从而可以有效主动地采取对策（Noufaily 等，2019）。

在过去 20 年中，SARS（严重急性呼吸系统综合征）、猪流感和其他传染病的暴发，随着国界之间大量人口流动，加剧了传染病的传播（Chan 等，2016），这也扩散到食品和新鲜农产品的运输（Garner and Kathariou，2016）。为了应对未来疾病大流行日益增加的风险，及时发现疫情并进行有效的疾病传播模拟分析，对实现大流行疫情下卫生资源管理至关重要。

在远程医疗中实施症状监测能够有效且严谨对疾病数据进行分析，并将为政府机构、医疗服务提供商和全科医师之间的信息共享创建一个共享框架。主要目标是促进早期疫情检测、缓解策略、预测和管理（Tsui 等，2008）。远程医疗的主要特点之一是能够在广阔的地理区域内连接设备和系统。这对于从医院和诊所实时收集医疗注册数据支持实时疫情和疾病监测（RODS）至关重要（Hughes 等，2019）。Thomas 等（2018）描述了一种公共卫生生物恐怖主义监测框架，用于从诊所和急诊部门就诊的患者中获取多个数据流，并与非处方药（OTC）销售信息相结合，通过分析每个事件期间的呼吸综合征病例，再将不同事件数据集作为真实症状监测信号，来检测和刻画公共卫生危机暴发的可能性，例如图 11.4 中的生物恐怖袭击。

用于预测未来卫生危机发生的症状监测算法主要包括回归分析、自动回归综合移动平均（ARIMA）和霍尔特-温特斯（HW）指数平滑之类的自动时间序列建模预测算法。此外，时空扫描统计方法已用于未来环境疾病暴发的前瞻性检测（Mouly 等，2018）。

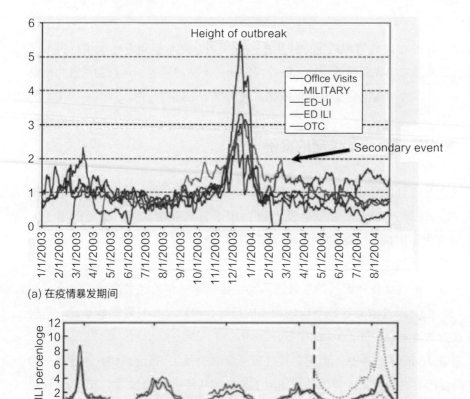

(a) 在疫情暴发期间

(b) 模型估计数与疾控中心报告的 ILI 百分比的比较

图 11.4　呼吸系统综合征的数据

　　空间扫描统计业已广泛用于评估儿科地理性疾病群（Burkom，2016），在第 11.4.1 节将对其进行进一步讨论，并提供一个关于协助发育性协调障碍（DCD）患者的具体实例。总而言之，如图 11.5 所示的远程医疗为独立或相关地区的时间和空间监测提供了一个基于似然比统计分析的框架，该框架可以识别因为空间扫描统计参数估计错误而导致的对人口较多地区的偏差（Lin 等，2016）。

　　症状监测的另一个关注点是将会遇到多重测试问题。通常多个数据源共同起作用，并且每个数据源中有多个系列，其中的许多系列又可进一步细分为子系列。可以通过监测疾病症状相关指标来加快检测速度，允许在不同地点共享信息，也能监测已确认的事件。

　　除了上述提到的应用领域外，症状检测的另一个重要应用领域是模拟疾病传播。在微观或社会层面的传染病传播模型中，对感染概率进行量化是非常重要的。

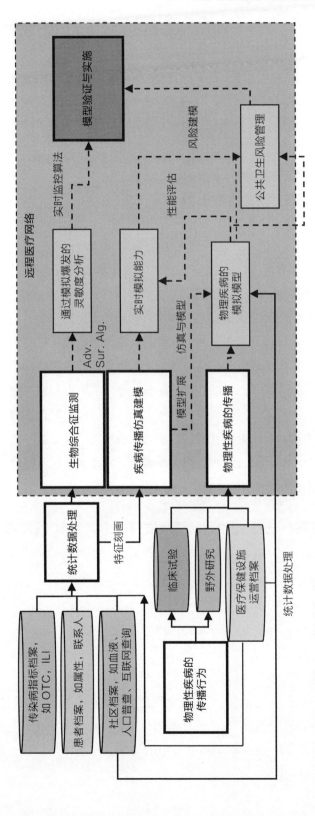

图 11.5 综合征监测中的远程医学网络

以前有关于充满病原体的呼气气溶胶的研究，但没有调查实体医院和诊所环境中的传染源强度，该研究受到颗粒大小依赖的动力学效应对呼气气溶胶清除和扩散的影响（Jones and Brosseau，2015）。环境传感网络可以优化封闭环境感染可能性的预测模型，诸如医院和机场等，以更好地了解传染病传播机制。模拟研究在支持大流行情况预测和了解疾病传播方面发挥着重要作用，但这需要从不同地理位置获取和分析环境数据（Charlton 等，2018）。

11.4　基于 5G 的无线远程医疗

可穿戴传感器的最新进展是把 5G 作为远程健康监测的重要基础设施，可用于智能城市中的不同实体监测，如家庭、建筑物和道路（无论是用于增强驾驶安全，还是作为交通网络的一部分）。如第 11.2.2 节所述，信息物理系统（CPS）支持智能移动医疗服务平台，使临床医师和护理人员能够远程监测患者，并提供建议或反馈，帮助患者保持最佳健康状态，并且在外科康复期间提供支持，而不需要考虑患者身处何地。CPS 由大量环境传感器组成，这些传感器收集患者和周围环境的大量数据，并连接到 5G 网络中，用充足的带宽来支持几乎所有的实时健康应用。通过连接传感器和设备，可随时对患者进行远程监测，通过在不同位置的穿戴式设备和环境传感器收集患者数据，并将其发送给不同的服务器进行分析。这里的关键点是数据传输速率要能支持同时连接多个设备的需要，并（或）能支持具有高分辨率和不同视角的增强图像清晰度。

11.4.1　案例研究：5G 和物联网解决发育性协调障碍（DCD）

脑瘫（CP）和 DCD 对儿童的日常活动从很小的年龄就产生重大影响（Acharya 等，2016），这些影响幼龄儿童的神经发育障碍可导致活动受限，这是由非进展性障碍所导致的（Wong 等，2010）。这些年幼患者的运动障碍通常与感觉、认知、交流、知觉，以及可能需要刺激和辅助护理的失误有关。使用惯性传感器对步态进行分析，便于 DCD 诊断（Mannini 等，2017）。此外还发现视频分析中使用标签对 DCD 患者的步态分析也很有效（Wilmut 等，2017）。

除诊断外，据报道，机器人辅助技术在提高 DCD 患者的运动技能、诊断、辅助护理方面也很有效，通过一系列传感器和执行器，可以帮助患者进行适当调整，增强移动性（Lobo 等，2016）。辅助框架中的每个组件都需要数据连接，而 5G 网络能够同时支持这些连接。

11.4.2 支持远程医疗虚拟现实（VR）的快速无线通信

化疗经常需要对患者注射化疗药物，这些化疗药物可以抑制并杀死体内的癌细胞。但在治疗癌症的同时，强力药物也会侵蚀正常细胞，引起不良反应（Brown，2016）。

为避免患者忍受漫长而痛苦的过程，可将患者放置在具有美妙景色的虚拟现实中，转移他们对不适的注意力。虚拟现实让一切看起来很逼真，因此患者可以坐在封闭的蓝白病房中，在接受化疗的同时享受虚拟的安静。

这是虚拟现实在治疗严重疾病中最有价值的用途。生活瞬息万变，技术的进步将我们每天的生活推向新的高度。电影中的幻想已经变成了现实，或者至少是可以感觉到。医师和患者可能并不知道虚拟现实逐渐成为一种医疗工具。虚拟现实本身并不能治愈任何疾病，但它可以或多或少地带来希望和安慰，但就患者而言，这些都是宝贵的需要。

日本兵库县的公立医院 Ashiya 有一个姑息治疗室，该医院使用虚拟现实让接受姑息治疗的患者"回家"（Piazza 等，2017）。Piazza 等报道一例胸膜间皮瘤患者。这种疾病使患者无法抵抗外界的细菌，因此他们不能离开病房。在这种情况下，他仍有"有一天可以回家"的请求。这可通过给患者配备虚拟现实设备来实现。患者的妻子模仿他平时的生活方式，用摄像机记录下家里的场景，她坐在丈夫（患者）以前坐过的沙发上，频道调到他最喜欢的高尔夫节目，然后来到卧室、客厅等处，镜头最终来到他开了多年的汽车上，他的妻子努力模仿他平时的驾驶方式。除了这名男性患者，还有其他 10 多名患者接受过这种虚拟现实疗法。有些人戴上眼镜回到了家乡，有人回到他们举行婚礼的地方。后来，医院进行了一项调查得出，使用虚拟现实技术后，这些患者的焦虑水平已经大大降低。

虽然这并不意味着他们的症状得到了缓解，但结果对帮助患者是非常显著的。类似于这样虚拟现实辅助患者，也可以向 DCD 患者展示成功完成一系列艰巨任务的场景。这可以极大增强患者的信心。比照目前治疗 DCD 儿童的方法，这样处理可能超出了我们的想象，但 VR 确实可以给重病和障碍患者带来希望，心理康复过程能使 DCD 儿童看到自己潜在的成就。

游泳对 DCD 患者来说非常困难的，但用一个水下模拟程序可以让患者看到水下的情况，观察水母游动及周围的其他海洋生物。这是一个沉浸式虚拟现实完美造福患者的示例。

许多人未能意识到，采用超高清晰度（4K UHD）360° 图像的虚拟现实要求非常高的数据吞吐量，需达到几十甚至几百 MB/s，只有这样才能把患者带进虚幻世界。这对支持虚拟现实的远程医疗网络的带宽提出了很高的要求。

近年来，一项名为 Walk Again 的项目利用虚拟现实帮助截瘫患者恢复使用他们下肢的能力（Donati 等，2016）。根据发表的结果，参与研究的 8 例患者均有了一些明显的变化。据研究人员介绍，他们发现当这些患者想象行走时，在他们大脑中找不到任何信号，这表明这些患者的大脑中已经没有了行走的概念。为了重获运动能力，研究人员在这些患者身上安装了虚拟现实设备，让他们学习用大脑控制自己在虚拟世界中的角色。当大脑重获行走的概念时，患者可以依靠外骨骼尝试恢复神经。一例 13 岁的患者通过这项训练已经能够轻微地挪动双腿。虽然在虚拟世界里，他们只是"行走"。这对大多数人来说是一种非常平淡的体验，但是对于那些多年困坐轮椅的人来说，这是一种非常愉快的体验。

11.5　人人享有的远程医疗和信息技术未来: 新生儿、医疗专业人员、退休

无线远程医疗的主要优势之一是能够提供高移动性的医疗服务。近年来，无线通信技术的进步使新业务成为可能。移动监测可显著节省医疗成本。比如患者可以在手术后很快出院居家康复，并利用现有的无线家庭网络进行监测，以便在没有任何不良影响的情况下尽可能缩短住院时间。此外，持续的健康监测可以使患者保持最佳健康状况来减少对医疗资源的需求。其他好处包括减少医疗保险索赔和生产力损失。然而，根据患者的疾病性质和身体状况，患者出院早期会有不同程度的风险。有些可能需要由家庭成员照顾，有些则需要医疗护理。由于不同场景中存在的各种可能性很多，如即使都是心脏手术，冠状动脉旁路移植手术与急性心肌梗死患者手术后的风险也大不相同。

远程医疗技术为医护人员提供了许多不同监测患者的方法，如 8.3 节所述，脊柱损伤或背痛所用的姿势感知应用可以使用加速度计或视频成像技术。这些技术可用于术后康复、防止背包对儿童的影响和消费类设备的设计，如按摩椅和家庭视听系统的最佳定位校准。通过远程医疗应用，可以对膝关节和足部恢复进行运动检测，如在 ACL（前交叉韧带）手术后、步行或慢跑时的监测机制，后者记录诸如速度、距离、心率和燃烧的热量等参数。可以分析这些参数以建立恢复状态文件。无线 ECG（心电图）测量可大大减少移动限制，并减少 ECG 遥测导线上病原体引起的感染风险。

其他服务包括各种草药的替代药物特性，以及对针灸治疗的支持。这种可扩展的信息学框架还可以通过在分析遗传计算中收集的大量数据和疾病传播模式，更好地了解复杂疾病的遗传原因。

无线技术适合所有年龄段的人。在上面的例子中，我们看到几乎每个人都可以利用远程医疗。在本章的剩余部分，我们将以一个名叫 Melody 的女婴的名义来通视远程医疗，了解信息技术将如何帮助她度过一生。我们将研究存在的各种可能性，目的不是对技术发展方向做出粗略的预测，而是结合本文所涵盖的内容，希望启发读者理解当前技术将如何被向前推动并帮助各年龄段人完成各种任务。

当 Melody 离开母亲的子宫，她会得到一个戴在手腕上的射频识别（RFID）标签。这也许是她第一次接触无线通信技术。由于多数婴儿看起来非常相似，所以 RFID 标签提供了一种安全可靠的方法来唯一识别每个新生婴儿。标签上嵌入了信息，包括她母亲的名字、Melody 出生日期和具体时间，以及她出生住院的最初几天里接受监测时所接受的治疗。在不了解周围发生了什么的情况下，Melody 已经得到了无线通信技术的帮助，尽管这种技术在 30 年前她的母亲出生时还无法使用。

Melody 的父母在她出生几天后把她带回家。她的父母给她买了一台婴儿监护仪，如第 7.3.2 节所述，图 11.6 所示。借助摄像机和 Melody 周围的传感器，她的父母可以让她独自一人躺在婴儿床中确保 Melody 睡眠良好，而大人在隔壁房间享受一些家庭娱乐活动。压力传感器可确保婴儿在睡觉时不会翻身，并可警告父母可能翻身的风险。麦克风可以让她的父母听到正在发生的事情，语音处理算法还可以分析出 Melody 的哭声，并建议可能需要采取的行动，如她是否需要关注或是否饿了。她的父母可以不进房间就能看到她的状况。这也可以防止扰乱 Melody 的睡眠。最后智能家居技术对周围环境进行了全面监管。

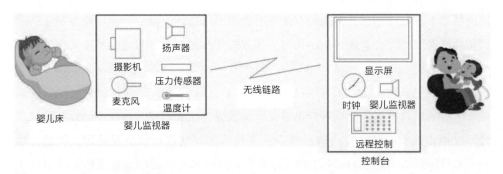

图 11.6　无线婴儿监视器

当 Melody 成为小孩子的时候，她可以享受定期的体检，通过在家里进行自我诊断和测试来确保正常成长。所有的数据都会链接到她的电子病历并自动获取和更新。当她进行正常活动时，诸如体重指数（BMI）、血糖水平和心电图等参数都会被记录下来。她甚至可以通过视频会议进行远程就诊。

Melody 长大了，最终成为医学院的学生。移动学习（m-learning）系统让学生随时随地学习，并鼓励真正积极的学习和教学。"移动学习"是指使用移动和手持设备，如个人数字助理、移动电话、笔记本电脑和平板电脑等，以更高效方便的方式随时随地进行教学。其他教育环境下的移动学习通常在技术支持和基础设施方面还面临重大挑战（KukulskaHulme and Traxler, 2005）。解决这类问题被当地医疗保健组织的法定机构和利益相关者视为核心能力（Lennox and Petersen, 1998）。新学员没有遇到典型问题求解环境，可能既不明确解决患者问题时他们所需的角色，也没有准备好应用知识或技能来形成解决方案满足患者的需求。然而，学生们可能没有意识到他们需要在基于情境的实践中证明他们掌握了智力和心理活动技能。问题求解的过程需要高等级的思考，这与批判性思维和寻求最佳解决方案的技能有关。有了在课堂上学到的理论知识，医师们会尽其所能找到可能解决问题的认知过程。即对提供安全实践所需的问题求解体现出的这些属性和能力特点，如对个人和背景等保持警惕、识别和管理风险、减少错误、研究实际解决方案。事实上，临床问题求解是概念理解和认知技能的结合。学生可能没有意识到，他们的表现与一系列综合属性和技能有关，这涉及整合事实信息、理论概念和流程的能力。为了推动在急症护理环境中培养医学生临床问题解决能力，可以开发具备移动交付形式的模拟临床问题解决（SCPS）组件。移动学习平台提供了一个 SCPS 组件，它是一个需要主动积极参与的自学习元素。通过创造性思维、自主学习和体验式学习的整合教学法，可以鼓励学习者在 SCPS 中学习相关技能。因此，Melody 可以在触觉感应手术模拟器的帮助下，获得尽可能多的机会来练习她的手术技巧，她也知道即使她犯了一个严重的错误，也不会造成真正的伤害。远程医疗和相关技术肯定会使未来医学生的学习更加容易。

作为一名医师，她可以利用基于现有家庭无线网络的健康监测系统远程跟踪患者术后的康复过程，分析医疗设备获取的数据，如临时安装在家中的血氧饱和度计，以便传输到医院。对出院后检查的支持范围包括药物和营养管理、体温，以及 SpO_2 读数等。这些信息可以被分析并添加到患者的病历中。这样的系统有助于减少对医院资源的需求，节约患者和医护人员的时间，这对老年和残疾患者尤其有帮助。

利用消费类医疗保健技术和网络传感器对老年人、脆弱患者进行全面健康评估，是辅助医师的另一个主要领域。远程医疗同信息技术集成，利用可扩展的信息学框架，将临床研究数据与基础科学研究产生的大量数据库连接起来，以便更好地监测人们的健康。家庭医疗保健系统基于现有的家庭 IEEE 802.11 WLAN（无线局域网）网络，促进了各种网络设备，如计算机和视听系统，之间的同步和独立连接。就像之前的例子，生物传感器还可以收集患者的生理数据。该系统很灵活，支持广泛的医疗监测服务。这样的患者监测系统被集成到现有的家庭无线局域网系统中，该系统提供了许多网络接入和设备控制功能。这样可以确保在患者家中进行整个监测过程，而且把网络干扰降到最低。这个家庭网络能有效提供一个通向外部远程医疗系统的接入点，直接连接到医院。这意味着通过使用公共网络，医务人员可以在患者不离家的情况下进行远程诊断和咨询。根据监测患者病情进展和对各种突发情况获取数据的需要，可以将各种仪器连接到系统上。它的设置简单、经济，患者家里的所有设备均可临时安装上去。使用可穿戴计算机从生物传感器采集数据，为患者提供灵活的监测，并且患者在接受监测时能够自由活动。

远程医疗技术的进步帮助 Melody 度过了职业生涯从开始到退休的全过程。老年人的日常活动可以由一个多传感器的远程护理系统作为电子卫士来支持。人机交互界面（HCI）和无线通信技术的进步可使有特殊需要的老年人，如失忆和认知障碍患者，受益匪浅。可穿戴治疗设备可以提供日常协助，比如健康监测、紧急援助呼叫、危险警报，可以让痴呆患者安心。设备移动性也是一个重要考虑因素，因为目前的系统主要是为居家用户设计的。用户友好性是一个重要的设计因素，因为大多数老年人不熟悉技术。另一个主要功能是收集用户的健康状况、药物及营养摄入情况和跌倒史的信息，并定期分析这些临床信息，以便于监测。此外，他们的临床信息可以通过无线网络链接到医疗设施（如全科医师或医院）并与之共享。此功能特别适用于有认知障碍的老年人出院后居家康复（如髋部骨折手术后），他们需要医护人员的密切监视。

警报和提醒功能可协助日常活动，如服药、便后冲水、安全使用煤气炉和火灾风险等。该系统设计为通过安装适当的仪器和生物传感器来帮助老年人完成各种任务和日常活动。通过将药物信息嵌入到包装的 RFID 芯片中，可以自动产生药物服用提醒和说明。

在这里，我们通过研究远程医疗和相关技术如何帮助一个人从出生到退休的各个阶段的一系列任务来结束本章。技术的进步无疑为医学科学和医疗保健带来了无数激动人心的机会，从业者和患者都能受益。

参考文献

Acharya, K., Pellerite, M., Lagatta, J. et al. (2016). Cerebral palsy, developmental coordination disorder, visual and hearing impairments in infants born preterm. *NeoReviews* 17 (6): e325–e333.

Baars, H. and Ereth, J. (2016). From data warehouses to analytical atoms: the Internet of things as a centrifugal force in business intelligence and analytics. In: *Twenty-Fourth European conference on Information Systems,* 1–18. ECIS.

Bashshur, R.L. and Shannon, G.W. (2009). *History of Telemedicine: Evolution, Context, and Transformation.* New Rochelle, NY: Mary Ann Liebert.

Bloom, D. E., & Canning, D. (2004). Global Demographic Change: Dimensions and Economic Significance. NBERWorking Paper No.W10817 (19 October).

Brown, C. (2016). Targeted therapy: an elusive cancer target. *Nature* 537 (7620): S106.

Burkom, H.S. (2016). The role and functional components of statistical alerting methods for biosurveillance. In: *Disease Surveillance: Technological Contributions to Global Health Security* (eds. D.L. Blazes and S.H. Lewis), 55. CRC Press.

Cameron, O., Al-Himdani, S., and Oliver, D.W. (2017). Not a plastic surgeon's best friend: dog bites an increasing burden on UK plastic surgery services. *Journal of Plastic, Reconstructive & Aesthetic Surgery* 70 (4): 556–557.

Chan, J.F., Choi, G.K., Yip, C.C. et al. (2016). Zika fever and congenital Zika syndrome: an unexpected emerging arboviral disease. *Journal of Infection* 72 (5): 507–524.

Charlton, C.L., Babady, E., Ginocchio, C.C. et al. (2018). Practical guidance for clinical microbiology laboratories: viruses causing acute respiratory tract infections. *Clinical Microbiology Reviews* 32 (1): e00042–e00018.

Davies, B. (2000). A review of robotics in surgery. *Proceedings of the Institution of Mechanical Engineers, Part H: Journal of Engineering in Medicine* 214 (1): 129–140.

Dey, N., Ashour, A.S., Shi, F. et al. (2018). Medical cyber-physical systems: a survey. *Journal of Medical Systems* 42 (4): 74.

Donati, A.R., Shokur, S., Morya, E. et al. (2016). Long-term training with a brain-machine interface-based gait protocol induces partial neurological recovery in paraplegic patients. *Scientific Reports* 6: 30383.

English, J., Chang, C.Y., Tardella, N., and Hu, J. (2005). A vision-based surgical tool tracking approach for untethered surgery simulation and training. In: *Medicine Meets Virtual Reality 13: The Magical Next Becomes the Medical Now* (eds. J.D.Westwood, R.S. Haluck, H.M. Hoffman, et al.), 126–132. IOS Press.

Faverjon, C. and Berezowski, J. (2018). Choosing the best algorithm for event detection based on the intended application: a conceptual framework for syndromic surveillance. *Journal of Biomedical Informatics* 85: 126–135.

Gardy, J.L. and Loman, N.J. (2018). Towards a genomics-informed, real-time, global pathogen surveillance system. *Nature Reviews Genetics* 19 (1): 9.

Garner, D. and Kathariou, S. (2016). Fresh produce-associated listeriosis outbreaks, sources of concern, teachable moments, and insights. *Journal of Food Protection* 79 (2): 337–344.

Gu, L., Zeng, D., Guo, S. et al. (2015). Cost efficient resource management in fog computing supported medical cyber-physical system. *IEEE Transactions on Emerging Topics in Computing* 5 (1): 108–119.

Hughes, S.L., Morbey, R.A., Elliot, A.J. et al. (2019). Monitoring telehealth vomiting calls as a potential public health early warning system for seasonal norovirus activity in Ontario, Canada. *Epidemiology & Infection* 147: e112.

Jones, R.M. and Brosseau, L.M. (2015). Aerosol transmission of infectious disease. *Journal of Occupational and Environmental Medicine* 57 (5): 501–508.

Kao, H.Y., Yu, M.C., Masud, M. et al. (2016). Design and evaluation of hospital-based business intelligence system (HBIS): a foundation for design science research methodology. *Computers in Human Behavior* 62: 495–505.

Kasemsap, K. (2018). The role of medical tourism in emerging markets. In: *Medical Tourism:*

Breakthroughs in Research and Practice, 211–231. IGI Global.

Kukulska-Hulme, A. and Traxler, J. (2005). Mobile Learning: A Handbook for Educators and Trainers. Routledge.

Laursen, G.H. and Thorlund, J. (2016). *Business Analytics for Managers: Taking Business Intelligence Beyond Reporting.*Wiley.

Lennox, A. and Petersen, S. (1998). Development and evaluation of a community based, multiagency course for medical students: descriptive survey. *British Medical Journal* 316 (7131): 596–599.

Lewis, S.H., Burkom, H.S., Babin, S., and Blazes, D.L. (2016). Promising advances in surveillance technology for global health security. In: *Disease Surveillance: Technological Contributions to Global Health Security* (eds. D.L. Blazes and S.H. Lewis), 179. Boca Raton, FL: CRC Press.

Lin, P.S., Kung, Y.H., and Clayton, M. (2016). Spatial scan statistics for detection of multiple clusters with arbitrary shapes. *Biometrics* 72 (4): 1226–1234.

Lobo, M.A., Koshy, J., Hall, M.L. et al. (2016). Playskin lift: development and initial testing of an exoskeletal garment to assist upper extremity mobility and function. *Physical Therapy* 96 (3): 390–399.

Mannini, A., Martinez-Manzanera, O., Lawerman, T.F. et al. (2017). Automatic classification of gait in children with early-onset ataxia or developmental coordination disorder and controls using inertial sensors. *Gait & Posture* 52: 287–292.

Mosterman, P.J. and Zander, J. (2016). Cyber-physical systems challenges: a needs analysis for collaborating embedded software systems. *Software & Systems Modeling* 15 (1): 5–16.

Mouly, D., Goria, S., Mounié, M. et al. (2018).Waterborne disease outbreak detection: a simulationbased study. *International Journal of Environmental Research and Public Health* 15 (7): 1505.

Noufaily, A., Morbey, R.A., Colón-González, F.J. et al. (2019). Comparison of statistical algorithms for daily Syndromic surveillance aberration detection. *Bioinformatics* 35 (17): 3110–3118.

Ochoa, S.F., Fortino, G., and Di Fatta, G. (2017). Cyber-physical systems, Internet of things and Big Data. Future *Generation Computer Systems* 75: 82–84.

Okamura, A.M. (2004). Methods for haptic feedback in teleoperated robot-assisted surgery. *Industrial Robot: An International Journal* 31 (6): 499–508.

Piazza, M., Casiraghi, L., Skok, M., and Rosa, D. (2017). Massage therapy and quality of life of cancer patient in palliative care: literature review. *Annals of Oncology* 28 (suppl 6): vi.

Roberts, S.L. and Elbe, S. (2017). Catching the flu: syndromic surveillance, algorithmic governmentality and global health security. *Security Dialogue* 48 (1): 46–62.

Shen, X., Zhou, J., Hamam, A. et al. (2008). Haptic-enabled telementoring surgery simulation. *IEEE Multimedia* 15 (1): 64–76.

Smith, C.M. (1997). Human factors in haptic interfaces. XRDS: *ACM Crossroads* 3 (3): 14–16.

Thomas, M.J., Yoon, P.W., Collins, J.M. et al. (2018). Evaluation of syndromic surveillance systems in 6 US state and local health departments. *Journal of Public HealthManagement and Practice* 24 (3): 235.

Tsakalakis, M. (2015). Design of a novel low-cost, portable, 3D ultrasound system with extended imaging capabilities for point-of-care applications. PhD dissertation.Wright State University.

Tsui, K.L., Chiu,W., Gierlich, P. et al. (2008). A review of healthcare, public health, and syndromic surveillance. *Quality Engineering* 20 (4): 435–450.

Tu, P., Bai, Y., Xu,W. et al. (2017). Digital volume correlation in an environment with intensive salt-and-pepper noise and strong monotonic nonlinear distortion of light intensity. *Optica Applicata* 47 (2): 209–223.

Wang, Y., Doleschel, S.,Wunderlich, R., and Heinen, S. (2016). Evaluation of digital compressed sensing for real-time wireless ECG system with Bluetooth low energy. *Journal of Medical Systems* 40 (7): 170.

Wilmut, K., Gentle, J., and Barnett, A.L. (2017). Gait symmetry in individuals with and without developmental coordination disorder. *Research in Developmental Disabilities* 60: 107–114.

Wong, M., Fong, K., and Yiu, L. (2010). Profile of children with cerebral palsy at the child assessment service. *Child Assessment Service Epidemiology and Research Bulletin* 7: 53–56.

Xia, F.,Wang, L., Zhang, D. et al. (2015). An adaptive MAC protocol for real-time and reliable communications in medical cyber-physical systems. *Telecommunication Systems* 58 (2): 125–138.

Zhou, S.H., Fong, J., Crocher, V. et al. (2016). Learning control in robot-assisted rehabilitation of motor skills: a review. *Journal of Control and Decision* 3 (1): 19–43.